Rachel Aviv

Sich selbst fremd

Wahre Geschichten von psychischen Ausnahmezuständen

Aus dem Englischen von Claudia Voit

Hanser Berlin

Die englische Ausgabe erschien 2022 unter dem Titel
Strangers to Ourselves bei Harvill Secker.

Die Arbeit der Übersetzerin am vorliegenden Text wurde
vom Deutschen Übersetzerfonds gefördert.

1. Auflage 2025

ISBN 978-3-446-27591-1

Umschlaggestaltung: Anzinger und Rasp
nach einem Entwurf von Kishan Rajani
Illustration: © Bridgeman Images
Satz: Sandra Hacke, Dachau
Druck und Bindung: GGP Media GmbH, Pößneck
Printed in Germany

FSC www.fsc.org MIX Papier | Fördert gute Waldnutzung FSC® C014496

Für meine Eltern

Inhalt

Prolog: Rachel

»Jemand Besseres als ich«

In meinem ersten Schuljahr freundete ich mich gleich zu Beginn mit Elizabeth an. Sie war die Älteste in unserer Klasse, aber sie war winzig und hatte dünne, knochige Arme und Beine. Miteinander warm wurden wir beim Spiel Mancala, während wir Murmeln auf ein Holzbrett mit vierzehn flachen Mulden fallen ließen. Anderen Klassenkamerad:innen ging ich aus dem Weg, um bereit zu sein, wann immer Elizabeth mit mir spielen wollte. Und irgendwie wollte sie das immer. Ich hatte das Gefühl, als hätte ich unsere Freundschaft durch meine Willenskraft entstehen lassen.

Ich fragte meine Mutter, warum Elizabeths Zuhause in Bloomfield Hills, einer wohlhabenden Vorstadt von Detroit, ganz anders roch als unseres. Ich war enttäuscht, als ihre Antwort – Waschmittel – so banal ausfiel. Elizabeths Haus war so groß, dass ich überzeugt war, sie würde sich darin verlaufen. Sie hatte ein gelbes Himmelbett, einen begehbaren Kleiderschrank und einen Swimmingpool. Sie zeigte mir, dass ihre blonden Haare noch heller wurden, wenn sie sie bürstete. Im Keller der Familie stand ein Kühlschrank, in dem nichts als Limonade war, und einmal schlug Elizabeth vor, wir sollten unseren Knien Cola zu trinken geben. Das Experiment stellten wir im Auto ihrer Babysitterin an und lachten, als Cola auf die Sitze tropfte. Dass man nur auf eine Art trinken konnte, schien uns unbegreiflich.

Zu Hause tat ich manchmal so, als wäre ich Elizabeth. Ich ging durch Türen und stellte mir vor, ich wüsste nicht, wo sie hinführten. Mir kam es wie Zufall vor, ein Hauch von Pech, dass ich als ich zur Welt gekommen war und nicht als Elizabeth. Ich weiß noch, wie ich einmal verzweifelt aus einem Traum aufwachte: Ich hatte die Chance bekommen, Elizabeth zu werden – dazu musste ich mich im Schulbus nur für den richtigen Platz entscheiden. Überfordert von der Gelegenheit ging ich an dreizehn Reihen vorbei und wählte den falschen.

Ich war gerade sechs geworden, und die Grenzen zwischen Menschen kamen mir durchlässig vor. Im Musikunterricht wurde mir ein Platz zwischen zwei Jungen zugewiesen: Auf der einen Seite saß Sloan, das größte Kind in der ersten Jahrgangsstufe. Seine Nase lief ständig mit grünlichem Rotz. Auf der anderen saß Brent, ein pummeliger Junge, der so schwer atmete, dass ich ab und zu nachsah, ob er eingeschlafen war. Auf mich wirkten ihre körperlichen Merkmale ansteckend. Um mich zu schützen, versuchte ich, genau mittig auf dem Stuhl zu sitzen, von beiden Jungs so weit wie möglich entfernt. Falls ich zu nah an Sloan rückte, würde ich zu groß, dachte ich, nur ein Stückchen Richtung Brent, und ich würde dick werden. Meine ältere Schwester Sari und ich hatten in den Nachrichten einen Beitrag über einen adipösen Mann gesehen, der im Bett einen Herzinfarkt gehabt hatte und mit einem Kran aus der Wohnung geborgen werden musste. Wir versuchten uns auszumalen, wie das konkret abgelaufen war: Mussten die Wände abgerissen werden? Wie war der Mann an der Maschine befestigt worden? Zur Sicherheit hielt ich mich lieber an Sloan.

Beim Mittagessen mussten alle in meiner Klasse wenigstens einen »Probierhappen« von jedem Gericht kosten – eine Nudel, eine einzelne Erbse. Viele Jahre später erzählte mir Ms Calfin, meine damalige Lehrerin: »Du saßt einfach nur da und hast nachdenklich deine Probierhappen angesehen. Ich habe immer gesagt: ›Na los! Wir haben nur zwanzig Minuten! Hopp, hopp!‹ Aber du kamst nur schleppend voran.« Zwei Wochen nach

Schulanfang bat ich nach dem Mittagessen um Erlaubnis, zur Mädchentoilette zu gehen. »Musst du mal?«, fragte Ms Calfin. Sie erzählte mir, ich hätte geantwortet, ich wolle mich bloß im Spiegel ansehen.

Ein paar Tage später rührte ich die kleinen Häppchen, die Ms Calfin mir auf den Teller auftat, gar nicht mehr an. Sie fragte, ob ich stattdessen zur Salatbar gehen wolle, wo ich mir manchmal Croutons holte. Mit einem verstohlenen Grinsen lehnte ich ab. Sie sah mich prüfend an, und ich wusste nicht, wie ich ihren Gesichtsausdruck deuten sollte – es sah aus, als würde sie die Stirn runzeln und gleichzeitig lächeln. Sie versuchte mich einzuschätzen, das spürte ich, und ihre Aufmerksamkeit war aufregend. Ich hatte sie sehr gern, fürchtete aber, dass die Zuneigung nicht auf Gegenseitigkeit beruhte. Mein Eindruck war, dass sie die ausgeglichenen Kinder bevorzugte, deren Mütter sich in der Schule engagierten.

An den zwei darauffolgenden Tagen weigerte ich mich weitestgehend, etwas zu essen oder zu trinken. An meine Beweggründe erinnere ich mich nicht mehr, nur noch an die Reaktionen der Erwachsenen und an ein diffuses Gefühl von Stolz. Inspiriert hatte mich Jom Kippur, der Versöhnungstag, den wir in der Woche zuvor begangen hatten. An diesem Tag war mir zum ersten Mal bewusst geworden, dass man Essen verweigern konnte. Mein Entschluss bewahrte die religiöse Energie des Feiertags, den eine Aura des Martyriums umgab.

Dreimal die Woche besuchte ich eine Schule für hebräische Sprache und Kultur, und ich stellte mir gern vor, eine Art unsichtbaren Draht zu Gott zu haben. Mehrmals täglich betete ich dafür, dass meine Familie gesund blieb, bis wir »siebenundachtzig oder älter« waren, und wiederholte »ich und Mom« mehrere Male, weil mir unser Überleben am wichtigsten erschien. Ich weiß noch, wie ich im Garten hinter dem Haus der Freundin meines Vaters über den Kies ging und mir klar wurde, dass jeder Schritt von Gott vorherbestimmt war. Doch die Erleuchtung wurde von einem starken Bewusstsein für mich selbst begleitet. Ich dachte, ich hätte vielleicht meinen persönlichen Brennender-Dornbusch-Moment erlebt. Mein Wunsch, mich als jemand hervorzutun, der zu einer Offenbarung fähig war, war wichtiger als ihr Inhalt.

Am 30. September 1988 sagte ich meiner Mutter, mir sei so schwindlig, dass ich das Gefühl hätte, jeden Moment gegen eine Wand zu laufen. Drei Tage lang hatte ich kaum etwas gegessen. Sie brachte mich zum Kinderarzt. Später erzählte mir meine Mutter: »Ich dachte mir: ›Sie geben dir wahrscheinlich eine Infusion, und dann nehme ich dich wieder mit nach Hause.‹« Sie beschrieb mich als ausgelassene Sechsjährige, die gern Quatsch machte. Aber Linda, die Freundin meines Vaters, die später meine Stiefmutter werden sollte, erinnerte sich, dass sie noch nie ein so trauriges Kind wie mich erlebt hatte. Wenn sie mir etwas vorschlug, wovon sie dachte, ich würde mich dafür begeistern, antwortete ich oft mit demselben Satz: »Was soll denn daran so toll sein?« Linda fiel mein ungewöhnliches Talent auf, regungslos dazusitzen und lautlos zu weinen, oft am Küchentisch. Mein Vater ermunterte mich immer wieder zum Essen, aber ich weigerte mich, manchmal über eine Stunde lang, bis er schließlich aufgab und mich zur Schule fuhr.

Mein Arzt stellte fest, dass ich im vergangenen Monat vier Pfund abgenommen hatte. Bis vor Kurzem hatte ich mich normal ernährt, schrieb er, »vorwiegend von Pizza, Hühnchen und Frühstücksflocken«. Als »aktuelle Leistungen« listete er »rennen, springen, Rad fahren«. Unter »persönlich/sozial« vermerkte er, dass ich gelangweilt sei. Er riet meiner Mutter, mich ins Kinderkrankenhaus von Michigan in Detroit zu bringen, wo ich wegen »Appetitlosigkeit« eingewiesen wurde. Ein Psychiater dort beschrieb mich als »gut entwickeltes, aber sehr dünnes Mädchen in keiner akuten Notlage«.

Nach einem Gespräch mit meinen Eltern, die sich im Jahr zuvor hatten scheiden lassen und immer noch um das Sorgerecht stritten, notierte ein Arzt im Krankenhaus: »Ihre Mutter berichtet, der Vater mache sich über übergewichtige Menschen lustig, und der Vater bestreitet das nicht.« Mein Vater hingegen vermutete, die Ursache meines Problems liege bei meiner Mutter, die »sich übermäßig viele Gedanken um Lebensmittel« mache. Tatsächlich hamsterte sie so viele Vollkornbrote, dass manchmal, wenn wir den Gefrierschrank öffneten, die Laibe herausfielen, die sie auf den Bauernmärkten rund um Detroit gekauft hatte. Sie hatte dennoch eine relativ normale, wenn auch leidenschaftliche Beziehung zum Essen. Wie viele Frauen in ihrem Alter versuchte sie hin und wieder – mit nachlassender Überzeugung –, Diät zu halten.

In der Woche bevor ich ins Krankenhaus eingeliefert wurde, hatte meine Mutter für mich Tagebuch geführt – ich konnte noch nicht schreiben, also diktierte ich, und sie schrieb mit –, aber statt Einblicke in meine seelische Verfassung zu geben, erzählte ich nur chronologisch nach, was ich an dem Tag erlebt hatte, und streute gelegentlich Fragen ein wie: »Wo kommt der Durchfall von Schlangen raus?«, und: »Warum haben Menschen keinen Schwanz?« Meine Mutter, die sich kurz zuvor von ihrem Freund getrennt hatte, führte ebenfalls Tagebuch. In der Woche dokumentierte sie einen Traum – das tat sie immer –, in dem sie einen Gärtner gebeten hatte, unser Haus Stein für Stein auseinanderzunehmen. »Übrig bleibt nichts als Erde und die Fundamentplatte des Hauses«, schrieb sie.

Am ersten Abend im Krankenhaus brachte mir eine Krankenschwester ein Tablett, aber ich weigerte mich zu essen. Meine Mutter hatte Hunger, also aß stattdessen sie. »Die waren richtig sauer auf mich«, erzählte sie mir. »Was ich esse und was du isst, das sollte ich nicht durcheinanderbringen.« Am nächsten Tag bekam ich eine Infusion gegen den Flüssigkeitsmangel.

Aus meiner Krankenakte ergibt sich kein schlüssiges Bild, warum ich weder gegessen noch getrunken habe. Ein Psychologe vermerkte: »Ihre Symptome sind offensichtlich ein Ausdruck der krankhaften Beziehung zwischen Mutter und Vater.« Ein anderer stellte fest: »Rachel versucht, den Blick nach innen zu richten, um ihre starken Gefühle gegenüber der Außenwelt zu verstehen und zu überwinden«, aber kämpft mit einem »verkomplizierten Denkprozess«, was zu einer »selbstverurteilenden Einstellung (d. h. ›Ich muss das Problem sein‹)« führt. Obwohl diese Beschreibung auf so gut wie jeden zutreffen könnte, kamen die Ärzt:innen zu dem Schluss, dass es sich um »einen ungewöhnlichen Fall von Anorexia nervosa« handelte.

Magersucht wurde oft als »Lesestörung«[1] bezeichnet, die durch die unkritische Lektüre von Texten ausgelöst wird, die Dünnsein als Schönheitsideal für Frauen präsentieren. Ich war gerade erst dabei, lesen zu lernen. Von Anorexie hatte ich noch nie etwas gehört. Als mir meine Mutter die Diagnose mitteilte, klang sie für mich wie eine Dinosaurierart. Die japanische Geisteswissenschaftlerin Takayo Mukai, früher selbst anorektisch, berichtet von einem ähnlichen Gefühl der Verwirrung, als sie in den Achtzigerjahren, als Anorexie in Japan noch kaum bekannt war, auf den Begriff stieß: »Das Wort mit acht Buchstaben war nichts als ein leerer Umschlag ohne Briefmarke und Anschrift.«[2]

Mein Vater und Linda gingen in die örtliche Bücherei und lasen das einzige Buch, das sie zu dem Thema finden konnten: *Der goldene Käfig* von Hilde Bruch aus dem Jahr 1978. Die als »Lady Anorexia«[3] bekannte Psychoanalytikerin Hilde Bruch fing in den Sechzigerjahren an, über Magersucht zu schreiben, als die Krankheit noch unbekannt war. Sie stellte die These auf, dass die Neuartigkeit ein wesentliches Element der Erkrankung sei, die sie als »blindwütige Suche nach Identitäts- und Selbstgefühl«[4] bezeichnete. Sie prognostizierte (inkorrekt), die Krankheit werde womöglich seltener auftreten, sobald eine gewisse Anzahl von Mädchen magersüchtig geworden sei, denn dann sei sie nichts Besonderes mehr. »Früher war die Krankheit die Leistung eines einsamen Mädchens, das meint, einen eigenen Weg zum Heil gefunden zu haben«, schreibt sie. »Jede war sozusagen die ursprüngliche Entdeckerin dieses fehlgeleiteten Wegs zur Unabhängigkeit.«[5]

Auch meine Mutter las sich in das Thema ein, vor allem in die psychoanalytische Perspektive, die zu der Zeit am meisten verbreitet war, und verinnerlichte eine damals übliche Interpretation: Die Schuld lag bei der Mutter. »Das ganze Leid habe ich verursacht – auch die ursprüngliche Verletzung«, schrieb sie in ein spiralgebundenes Notizbuch, das sie oft in der Handtasche bei sich trug. Diese Erkenntnis machte sie zu einer persönlichen Anklage gegen sich. »Ich muss mir eingestehen, dass ich dazu neige, gemein zu sein und andere zu verletzen«, schrieb sie. »Was ich meinen Kindern manchmal antue, ist fies – aber ich würde trotzdem sagen, dass ich mir wirklich große Mühe gebe, sie zu beschützen.« Weder meine Schwester noch ich erinnern uns daran, dass sie jemals etwas getan hat, das auch nur im Entferntesten gemein war, aber sie glaubte, was sie aus den Büchern über sich erfuhr. In den Notizen für ein Gespräch mit meinen Ärzt:innen ermahnte sie sich, »demütig« zu sein und nicht zu »behaupten zu wissen, was los ist«.

Das Wort »Anorexie« wirkte so mächtig, dass ich mich nicht traute, es auszusprechen. Ich lernte gerade die Laute von Buchstaben, und Wörter wirkten wie greifbare Gebilde, die ihrer Bedeutung eine konkrete Form verliehen. Die Namen von Lebensmitteln sagte ich nicht, weil sie zu benennen für mich fast aufs

Gleiche hinauskam, wie sie zu essen. »Wenn solche Begriffe in ihrer Gegenwart fielen«, schrieb ein Psychologe, »hielt sie sich die Ohren zu.« Die Zahl »eight« sprach ich nicht aus, weil sie klang wie »ate«. Ich war aufgebracht, als mich eine der Schwestern aus Frustration über meine Sturheit »eine harte Nuss« nannte. Meine Mutter zeigte mehr Feingefühl, und als ich nach der Krankheit meiner Bettnachbarin fragte, ein Mädchen mit Diabetes, vermied sie das Wort »Zucker«. Sie erklärte mir: »Das ist sozusagen das Gegenteil von dem, was du hast.«

Mir wurde ein junger Psychologe zugeteilt, Thomas Koepke, ein fürsorglicher Mann mit leiser Stimme. Seine Fragen beantwortete ich so knapp wie möglich. Ich hatte die diffuse Angst, dass selbst wenn ich schwieg, meine Gedanken mitprotokolliert und aus meinem Hinterkopf gespuckt würden, wie Papier aus einem Drucker. In einer Beurteilung, nach der mir aus heutiger Sicht meine Berufswahl naheliegend erscheint, schrieb ein anderer Psychologe: »So wie Rachel sich verhielt, war sie sich völlig darüber im Klaren, dass sie das Gespräch lenken konnte.«

Koepke sagte meinen Eltern, dass die Ärzt:innen in seinem Team von keinem Kind wussten, das bereits mit sechs Jahren mit Magersucht diagnostiziert worden war. Trotzdem wurde ich aus dem Zimmer, das ich mir mit dem Mädchen mit Diabetes teilte, in den fünften Stock des Krankenhauses verlegt, in dem die Kinder, soweit ich das sehen konnte, nach Hautfarbe getrennt waren. Am Ende des Flurs waren Schwarze Kinder mit Sichelzellenanämie. Auf der Station in der Mitte, in die ich verlegt wurde, waren ein paar *weiße* Mädchen untergebracht, die allesamt älter waren als ich. Wegen der Unterernährung waren das Gesicht und die Arme von einigen von Lanugo bedeckt, dem zarten Haarflaum, der die Haut von Neugeborenen umhüllt. Jeden Morgen wurden wir im Krankenhaushemd mit dem Rücken zur Anzeige gewogen.

Die Mädchen sprachen oft von ihren »Sonderrechten«. Wenn wir das Tablett, das man uns ans Bett brachte, leer aßen und die Schwestern keine größeren Brocken auf unserem Schoß fanden, durften wir unsere Eltern anrufen. Wenn wir an einem Tag zwei Mahlzeiten fertig aßen, durften unsere Eltern uns eine Stunde lang im Krankenhaus besuchen. Die Nahrungsverweigerung hingegen hatte ernste Konsequenzen: Wer zwei Mahlzeiten ausfallen ließ, bekam Bettruhe verordnet. Wenn wir zur Toilette wollten, mussten wir eine Schwester rufen, die unsere »Ausscheidungen« protokollierte. Wir verloren das Recht, fernzusehen oder in das Zimmer zu gehen, in dem die Kinder spielten, die andere Krankheiten hatten. Über jeder Mahlzeit schwebte die Drohung, per Schlauch ernährt zu werden – die Strafe für eine zu große Gewichtsabnahme. Mir war nicht klar, dass der Schlauch in die Nase eingeführt werden würde. Ich stellte ihn mir riesig vor, wie eine röhrenförmige Rutsche, in der ich leben müsste.

Auf der Magersuchtstation bekam ich eine neue Zimmernachbarin, Carrie, eine Zwölfjährige mit strohblondem Haar. Ich fragte sie so oft: »Findest du mich komisch?«, dass sie irgendwann antwortete: »Frag mich noch einmal und ich sage Ja.« Sie kannte sämtliche Krankenschwestern auf unserer Station und war mit anderen Patientinnen befreundet. Sie und ihre Freundin Hava aus dem Zimmer nebenan betrachtete ich als Mentorinnen. Hava war zwölf und wunderschön, sie hatte scharfe Gesichtszüge und lange, braune Haare, die sie nicht bürstete. Sie hatte etwas Wildes, Ungezähmtes an sich, das mich an die Heldinnen aus Büchern über die amerikanische Pionierzeit erinnerte. Über ihren Klinikaufenthalt führte sie detailliert Tagebuch, das von dem Therapiejargon geprägt war, durch den sie sich selbst zu verstehen lernte. Als altkluge Beobachterin ihres Umfelds wurde sie geradezu ekstatisch, als sie mich kennenlernte: »Herrgott noch mal, das Mädchen ist erst 6«, kommentierte sie. »Guckt sie euch an! Lasst sie nur Vertrauen zu einem Erwachsenen fassen und das kindliche Verhalten ausleben, das sich irgendwo in dem angespannten, steifen Körper verbirgt. Ich wette, sie wartet nur darauf, dass ihr jemand eine Hand reicht, an die sie sich klammern kann!«[6]

Vielleicht hatte sich auch Hava zu sehr vom Geiste Jom Kippurs beeinflussen lassen. Sie besuchte eine jüdische Schule und hatte schreckliche Angst – so stand es in ihrem Tagebuch –, nicht »in das Buch des Lebens eingeschrieben« zu werden, das Verzeichnis, in das Gott die Namen derer einträgt, die es verdient haben, ein weiteres Jahr zu leben. Sie warf sich vor, »keinen Zustand heiliger Perfektion zu erreichen«.

Wir hatten noch mehr gemeinsam: Auch Havas Eltern steckten in einer langwierigen, feindseligen Scheidung und machten Witze über dicke Freund:innen der Familie. »Sie haben sich dauernd über die Ornsteins lustig gemacht und sie Oinksteins genannt«, schreibt sie. Auch sie hatte eine Freundin wie Elizabeth: ein Mädchen, das sie nicht nur bewunderte, sondern sein wollte. Wenn sie im Haus ihrer Freundin spielte, stellte sie sich gern vor, sie würde dort wohnen und nie mehr nach Hause gehen, heißt es in ihrem Tagebuch. Ihre Handschrift war meiner so ähnlich, dass ich vor Kurzem, als ich bestimmte Passagen las, einen Moment lang verwirrt war und dachte, ich würde meine eigenen Sätze lesen.

Als ich Hava kennenlernte, war sie schon fast fünf Monate im Krankenhaus. Ihre Mutter Gail besuchte Havas sechste Klasse und versuchte, ihnen die lange Abwesenheit zu erklären. »Hava ist zwar sehr dünn«, sagte sie Havas Mitschüler:innen, »denkt aber, sie wäre sehr dick.«

Hava, die siebzig Pfund wog, schien unschlüssig, ob sich ihr sozialer Status durch die Erklärung der Mutter gebessert hatte. In ihrem Tagebuch zählt sie auf: »Was ich gern an mir mögen würde«, darunter »meine Persönlichkeit«, »meine Intelligenz – meine Noten« und »meine Gefühle«. Sie hatte Träume, in denen sie ihre »Mitschülerinnen anflehte. Und auf einmal haben sie mich vollkommen akzeptiert und verstanden.«

Im Spielzimmer, in dem sich alle um das einzige Pac-Man zankten, freundete sich Hava mit einem dreizehnjährigen Mädchen an, das Zwillinge erwartete. Als Hava sich über die strengen Essensregeln auf der Magersuchtstation beschwerte, merkte die Mutter des schwangeren Mädchens beiläufig an, Hava könne durch Sport Kalorien verbrennen. »Sie hat mich auf die Idee gebracht, heute Abend Hampelmänner zu machen«, schreibt Hava.

Ich bewunderte Havas und Carries Freundschaft, die durch ihre gemeinsamen Ziele gefestigt wurde. »Carrie und ich verglichen unsere Knochen, Haut, Gesichtsfarbe und wie dünn wir waren«, schreibt Hava. »Ich weiß nicht, was ich tun würde, wenn Carrie nicht hier wäre!« Zyklen der Gewichtsabnahme und -zunahme schienen sie gemeinsam zu durchlaufen. Solange es aufwärtsging, erlaubten ihnen die Schwestern, die Entbindungsstation zu besuchen, wo sie die Neugeborenen ansahen. In manchen Babys »steckten Nadeln und alles Mögliche, und das hat mich wirklich dankbar gemacht«, schreibt Hava. »Ich wünschte nur, es wäre leichter, eine Mahlzeit zu sich zu nehmen, ohne sich schuldig zu fühlen.« Wenn die Krankenschwestern nicht zusahen, gingen Hava und Carrie im Flur auf und ab, bis Hava kaum noch Luft bekam. Sie meldeten sich freiwillig, um den anderen Kindern beim Mittagessen die Tabletts zu bringen – »das war meine tägliche Sporteinheit«, schreibt Hava.

Mir war der Zusammenhang zwischen Sport und Körpergewicht noch nicht bewusst, aber ich fing an, abends mit Carrie und Hava Hampelmänner zu machen. Ich erlaubte mir nicht mehr, mich hinzusetzen, um keine »Couch-Potato« zu sein – ein Begriff, den ich von ihnen gelernt hatte. Auf der Magersuchtstation schoben die Krankenschwestern einen Wagen mit Jugendromanen von Zimmer zu Zimmer. Nach meiner Ankunft legten sie auch Bücher für Jüngere dazu, darunter »Geschichten aus dem Bärenland«, die Clifford-Bücher, die Reihe »Unsere kleinen Damen und Herren«, einschließlich *Unser Herr Stark*, ein Buch über einen Mann, der zum Frühstück acht pochierte Eier aß, was mir ungeheuerlich vorkam. In meinem Krankenhauszimmer stehend lernte ich lesen. Wenn Schwestern ins Zimmer kamen, probierte ich meine neue Fähigkeit aus, indem ich die fünf oder sechs Buchstaben auf ihren Namensschildern aneinanderreihte.

Die älteren Mädchen sahen in mir wohl eine Art Maskottchen, einen Magersuchtslehrling. Meine Vorstellungen von Essen und Körpern waren noch fantasievoller als ihre. Ich aß lieber einen Bagel als eine kleine Schüssel Cheerios – besser ein großes O als dreihundert winzig kleine Os. Als Hava und Carrie mich zusehen ließen, wie sie Go Fish spielten, wollte ich wissen (aber schämte mich zu fragen), welche Art Fisch sie meinten: Fische im Meer? Oder gekocht auf dem Teller? Mir war nicht klar, dass aus den Fischen im Meer die gekochten auf dem Teller wurden, und falls sie Letztere meinten, wollte ich nichts mit dem Spiel zu tun haben.

Ich konnte nicht mit Hava und Carrie mithalten, die nicht nur in Pfund über ihr Gewicht sprachen, sondern auch in Unzen. Anorexie gilt zwar als Lesestörung, aber vielleicht geht es mindestens genauso viel um Mathematik. Die japanische Gelehrte Mukai erinnert sich daran, dass sie mit der Magersucht in eine »›digitalisierte‹ Welt« eintauchte, »in der alles in Bezug zu Metern, Zentimetern, Kilogramm, Kalorien, Zeiten und so weiter begriffen wurde«.[7] Sie schreibt: »Ich teilte nicht mehr die Kultur, die gesellschaftliche Wirklichkeit, nicht einmal mehr die Sprache mit anderen. Ich lebte in einer abgeschotteten Realität, in der für mich alles logisch war, aber eben nur für mich.«

Mir fehlten die für die Krankheit nötigen Mathekenntnisse, aber mich faszinierte, dass Hava und Carrie sich ein neues Wertesystem zu eigen gemacht hatten, eine fremdartige Methode, mit der sie ihre körperlichen Empfindungen interpretierten und ihren Wert bestimmten. Immer wenn eine neue Patientin auf unsere Station kam, notierte Hava deren Größe und Gewicht in ihrem Tagebuch. »Ich muss mein Bedürfnis nach Essen aussitzen und das Hochgefühl nach dem Erfolg auskosten«, schreibt Hava. »Das Hochgefühl ist einfach traumhaft.« Es war, als würde sie ihren Körper für einen höheren Zweck drillen, den sie nicht verriet.

In ihrem 1995 erschienenen Essay *The Ascetic Anorexic* stellt die Anthropologin Nonja Peters, die selbst anorektisch war, die These auf, dass die Krankheit in verschiedenen Phasen verläuft[8]: Anfangs wird die Magersüchtige von denselben kulturellen Zwängen angetrieben, die viele Frauen zu Diäten animieren. Als Auslöser reicht eine banale Bemerkung. Mukai beschloss, Diät zu halten, nachdem sie ihre Mutter gefragt hatte, ob sie, wenn sie groß sei, auch so dick werde wie ihre Großmutter. »Ja, vielleicht«[9], lautete die Antwort. Mukai ließ das nicht mehr los, obwohl ihr nicht entgangen war, dass ihre Mutter »lachte. Sie machte einen Witz. Das wusste ich.« Havas Tagebuch zufolge war es für sie ein Wendepunkt, als eine Freundin ihre Figur als »durchschnittlich« bezeichnete. Havas Eltern flehten sie an, nicht auf ihre Freundinnen zu hören, aber Hava schreibt: »Wenn sie mich dick finden, dann bin ich dick.«

Letztendlich entwickelt ein spontaner Entschluss eine Eigendynamik, die immer schwerer aufzuhalten ist. »Sobald der Weg der Askese einmal beschritten wird, führt das asketische Verhalten zu asketischer Motivation – und nicht umgekehrt«[10], so Peters.

Einige Forschende haben sich eingehend mit den Parallelen zwischen Anorexia nervosa und Anorexia mirabilis befasst, einer Praxis des Hungerns im Mittelalter, durch die religiöse junge Frauen ihre Seelen aus dem Körper befreien und eins mit dem Leiden Jesu werden wollten. Ihre Appetitlosigkeit galt als Wunder. Ihre Körper wurden zu so mächtigen Symbolen für Glaube und Reinheit, dass es ihnen schwerfiel, wieder mit dem Essen anzufangen, selbst wenn ihr Leben in Gefahr war.

Der Historiker Rudolph Bell bezeichnete diesen Zustand als »heilige Magersucht«[11] und betrachtete ihn als Symptom einer Krankheit, an der die Frauen litten. Aber auch der umgekehrte Fall scheint zuzutreffen: Anorexie kann sich wie eine spirituelle Handlung anfühlen, eine verdrehte Art und Weise, zu einem edleren Selbst zu finden. Dem französischen Philosophen René Girard zufolge ist der Ursprung der Anorexie »nicht das Begehren, ein Heiliger zu sein, sondern das Begehren, als Heiliger zu gelten«.[12] Er schreibt: »Es ist zutiefst ironisch, daß der Prozeß der Religionszerschlagung so viele Karikaturen von Religion hervorbringt.«[13] Sobald die Weichen einmal gestellt sind, lassen sich die Rahmenbedingungen nur schwer verändern. In einem Tagebuch, das ich in der zweiten Klasse geführt habe, steht: »Ich hatte was das war eine Krankeit die heist Anexorea.« Ich erklärte: »Ich hatte Anexorea weil ich jemand Besseres als ich sein will.«

Zwölf Tage lang sah ich meine Eltern nicht. Einmal kam meine Mutter ins Krankenhaus, um mir einen Schlafanzug vorbeizubringen, nachdem ich den anderen durchgeblutet hatte, weil mir die Infusionsnadel aus dem Arm gerutscht war. Mir war Bettruhe verordnet worden, aber als ich die Stimme meiner Mutter hörte, lief ich aus dem Zimmer und rannte durch den Flur auf sie zu. Wir weinten beide, aber als ich fast bei ihr war, hielten mich die Krankenschwestern zurück.

Dreimal täglich saß eine Krankenschwester dreißig Minuten lang neben mir, während ich meinen Teller ansah und kaum mehr als ein paar Bissen aß. Jedes Tablett hatte dreihundert Kalorien. Nachdem abgeräumt worden war, wurde ich noch eine dreiviertel Stunde lang überwacht, um sicherzustellen, dass ich mich nicht erbrach. Mir war bis dahin nicht einmal bewusst gewesen, dass es körperlich möglich war, sich absichtlich zu übergeben.

Nach knapp zwei Wochen aß ich das komplette Frühstück und Mittagessen. Mir schmeckte, was serviert wurde, Makkaroni mit Käse, und ich merkte gar nicht, wie sich der Teller leerte. »Irgendwie freue ich mich auf die Mahlzeiten, weil ich mich dann manchmal selbst vergesse und anfange, das Essen zu genießen«, schreibt Hava in ihrem Tagebuch. Vielleicht hatte mich die gleiche ungewollte Freude gepackt. Die Krankenschwester, die meine Mahlzeiten überwacht hatte, gratulierte mir und sagte, ich hätte mir ein Sonderrecht verdient: Ich durfte meine Eltern anrufen. Ich erinnere mich noch, wie ich zum Telefon neben meinem Bett ging und die Nummer meiner Mutter wählte. Als ich ihre Stimme hörte, war ich so erleichtert, dass ich kein Wort herausbrachte. Ich lachte nur.

Als meine Eltern mich besuchten, stellten sie entsetzt fest, dass ich mir ein Repertoire anorektischer Verhaltensweisen angeeignet hatte. Abgesehen von den Hampelmännern weigerte ich mich auch, zu sitzen oder mich vor meiner Schlafenszeit um 21 Uhr hinzulegen. Auch meine Schwester, die mich schließlich ebenfalls besuchen durfte, spürte die Anziehungskraft meiner neuen Freundinnen. »Ich war ein bisschen in Carrie verknallt«, erzählte sie mir Jahre später. »Sie war sehr hübsch und cool, und ich weiß noch, dass sie schöne, glatte Haare hatte.« Sie fügte hinzu: »Die Mädchen haben sich um dich gekümmert.«

Meine Eltern waren wütend, dass ich unter dem Einfluss der älteren, in der Krankheit bewanderten Mädchen stand. »Davor war das reine Kopfsache – es hat sich nur in dir drin abgespielt«, erzählte mir meine Stiefmutter. »Du hast keine Zeitschriften gelesen und hattest keine Vorstellung davon, wie ein idealer schlanker Mensch aussehen sollte.« Meine Mutter sagte: »Ich glaube nicht, dass du das Konzept ›schlank‹ überhaupt verstanden hattest. Ich glaube, du wolltest nur nicht, dass dein Bauch vorstand – so wie alle Kinderbäuche es tun.«

Mein Vater war der Einzige, der die Diagnose nicht akzeptierte. »Von klein auf kam von dir ständig: ›Du hast mir gar nichts zu sagen‹«, erzählte er. »Mit dieser Einstellung hast du dich auch an den Tisch gesetzt.« In einem »Fragebogen zur Einstellung zum Essen«, den mein Vater ausfüllen sollte, lautete ein Punkt: »Mein Teenager denkt beim Sport an den Kalorienverbrauch.« Mein Vater strich »Teenager« durch und schrieb an den Rand: »Wusste vorher gar nichts von Kalorien, jetzt schon.«

Sobald meine Eltern zu Besuch kommen durften, schien der Bann gebrochen zu sein. Ich hatte ein neues Ziel. Ab sofort aß ich mein Tablett leer, um sie weiterhin sehen zu können. Solange ich meine Portionen aufaß, durften mich mein Vater und meine Mutter jeden Tag getrennt voneinander für jeweils eine halbe Stunde besuchen.

Das Fensterbrett in meinem Zimmer füllte sich mit Figuren aus der Fernsehserie *Pee-wee's Playhouse*, die meine Schwester und ich jedes Wochenende angesehen hatten. Fast bei jedem Besuch brachte mir mein Vater eine neue mit: Chairry, den Sessel; Reba, die Postbotin; Miss Yvonne, die Pee-wee die »schönste Frau in Puppetland« nannte. Dank Carrie und Hava verstand ich jetzt, dass Fernsehen etwas für Couch-Potatos war, und gönnte mir diesen Luxus nicht mehr. Aber wenn mein Vater mich besuchte, erlaubte ich mir, ihm dabei zuzusehen, wie er auf meiner Bettkante sitzend, in jeder Hand eine Figur, die Serie mit einer hohen, nasalen Stimme nachspielte.

Fünfzig Pfund musste ich wiegen, um aus dem Krankenhaus entlassen zu werden – neun Pfund mehr als bei der Einweisung. Nachts ging ich zum Schwesternzimmer und bat um kleine Packungen gezuckerte Cornflakes. Wenn ich in der Nase bohrte, steckte ich die Popel wieder zurück, um kein zusätzliches Gewicht zu verlieren. »Am zwölften Tag der stationären Behandlung begann Rachel, 900 Kalorien zu essen, und steigerte ihre Zufuhr allmählich so weit, dass sie ohne größere Probleme über 1800 Kalorien am Tag zu sich nehmen konnte«, schrieb Koepke.

Meine Schwester erzählte, bis zu ihrem letzten Besuch im Krankenhaus »hatten die dich dermaßen gemästet, dass es aussah, als würde dein Sweatshirt in der Hose stecken – es war bloß dein Körper, aber irgendwie sah er aus wie zusätzliche Stofflagen.« Auch Carrie hatte so viel zugenommen, dass sie sich auf ihre Rückkehr nach Hause vorbereiten durfte. Havas Genesung verlief stockender. »Nach dem Essen fühle ich mich so verrückt und komisch – aber das kann doch niemand verstehen, wenn ich es selbst nicht einmal erklären kann«, schreibt sie. »Ich wünschte, jemand könnte mir helfen und einfach meine Meinungen zu allem ändern.«

Am 9. November 1988, sechs Wochen nach meiner Einlieferung, wurde ich aus dem Krankenhaus entlassen. Koepke schien meiner Aussicht auf Heilung pessimistisch gegenüberzustehen. »Angesichts der starken Feindseligkeit« – zwischen meinen Eltern – »und der Schwere der Krankheit sind wir mit der Prognose äußerst zurückhaltend«, schrieb er. Sein Team und er waren der Meinung, eine psychiatrische Klinik sei »eine angemessene

Unterbringung für Rachel«. Aber er vermerkte, dass meine Eltern beschlossen hatten, auf »diese Empfehlung vorerst« nicht zu reagieren. Meine Mutter war von dem Vorschlag entsetzt. »Ich hatte Angst, wenn du erst einmal in einer psychiatrischen Einrichtung drin wärst, wäre es sehr schwer, dich wieder aus diesem System herauszubekommen«, erzählte sie mir.

Am Tag nach meiner Entlassung ging ich wieder zur Schule. Ich fragte meine Mutter, ob ich der Klasse erzählen dürfte, ich sei wegen einer Lungenentzündung im Krankenhaus gewesen, aber sie erlaubte mir nicht zu lügen. Am ersten Tag kam meine Mutter mit ins Klassenzimmer, und wir erklärten den anderen Kindern, die im Kreis auf dem Teppich saßen, dass ich im Krankenhaus gewesen war. »Das war kein langes Gespräch«, sagte meine Mutter. »Niemand deutete an, dass du anders oder psychisch krank seist. Wahrscheinlich haben die Kinder das als krank im körperlichen Sinne verstanden. Und dein Körper hatte ja tatsächlich Nahrung nötig.«

Aus Angst, eine Couch-Potato zu sein, weigerte ich mich, an meinem Platz oder beim Morgenkreis auf dem Teppich zu sitzen. Bei Ms Calfin durfte ich stehen. »Du standest immer so da: Einen Arm hast du seitlich runterhängen lassen, und mit der anderen Hand hast du deinen Ellbogen gehalten«, erzählte mir Elizabeth, die heute Eheberaterin ist. Ab und zu forderte mich jemand auf, einen Schritt beiseite zu gehen, wenn ich den Blick auf die Tafel versperrte, und ich weiß noch, dass ich dachte, eigentlich stehe ich gar nicht im Weg – sie wollen nur die Aufmerksamkeit auf mein ungewöhnliches Verhalten lenken. Aber soweit ich mich erinnere, hat sich nie jemand über mich lustig gemacht, und nach einem Monat fing ich wieder an, mich wie alle anderen Kinder hinzusetzen. »Du hast dich einfach wieder nahtlos in die Gruppe eingefügt«, sagte Ms Calfin und ergänzte: »Ich wollte nur, dass du wieder das Gefühl hast, dazuzugehören.« Im Frühjahr vermerkte ein Psychologe, dass meine Symptome verschwunden seien. Die Anorexie, schloss er, war eine »Bewältigungsstrategie, um mit dem Druck umzugehen, den sie empfunden hat«.

Elizabeth und ich spielten wieder Mancala. Schon bald nannten wir uns beste Freundinnen. Sie lud mich oft ein, bei ihr zu übernachten, und wir gründeten in ihrem begehbaren Kleiderschrank einen »New Kids on the Block«-Club. In meiner Erinnerung verschmilzt Hava mit Elizabeth: Beide trugen Nachthemden aus seidigem Stoff, waren dünn und zerbrechlich, und meine Mutter nannte sie »engelsgleich«. »Ich will Elizabith sein«, schrieb ich in mein Tagebuch. »Ich wil ein gröseres Haus. Ich wil das alle mich mögen.«

Ich war in der fünften Klasse, als meine Mutter mir erzählte, sie habe in der Stadtmitte von Birmingham, wo wir wohnten, ein Mädchen in Tarnhose, das aussah wie Carrie, eine Mülltonne durchwühlen sehen. Carries Nachnamen habe ich nicht herausfinden können – auch unsere Ärzt:innen erinnern sich nicht mehr –, daher konnte ich nie verifizieren, ob das wirklich sie gewesen war. Von Hava hörte ich noch ein paar weitere Jahre lang nichts, bis in einem Artikel in *The Detroit News* über sie berichtet wurde. In dem Beitrag ging es darum, frühe Anzeichen psychischer Erkrankungen bei Jugendlichen zu erkennen. Eine Fotografie zeigte sie an einem See stehend, die Haare reichten ihr bis zur Taille. Sie war immer noch schön, aber sie sah ein wenig mitgenommen aus. Dem Artikel zufolge war sie während ihrer Jugend und als junge Erwachsene immer wieder in psychiatrischen Kliniken gewesen. Sie hatte die Highschool abbrechen müssen. Ihre Essstörung betrachtete sie als das große Kernthema ihres Lebens.

***

Vor einigen Jahren bin ich für einen Bericht über eine als »Resignationssyndrom«[14] bekannte Krankheit nach Schweden gereist. Hunderte Kinder aus Nachfolgestaaten Jugoslawiens und der Sowjetunion, deren Asylanträge abgelehnt worden waren, lagen krank im Bett. Sie weigerten sich, zu essen. Sie sprachen nicht mehr. Irgendwann verloren sie allem Anschein nach die Fähigkeit, sich zu bewegen. Viele mussten künstlich ernährt werden. Einige verfielen allmählich in einen komaähnlichen Zustand. Ein Junge erzählte mir, er habe sich während der Monate im Bett gefühlt, als läge er tief im Ozean in einer Glasbox mit zerbrechlichen Wänden. Etwas zu sagen oder sich zu bewegen, hätte eine Erschütterung erzeugt und das Glas wäre zersprungen. »Das Wasser würde hereinströmen und mich töten«, sagte er.

Psychiater:innen vermuteten hinter dem Leiden eine Reaktion sowohl auf den migrationsbedingten Stress als auch auf das Trauma in den Ländern, aus denen die Familien der Kinder geflüchtet waren. Was sie nicht verstanden, war, warum die Krankheit nur in Schweden auftauchte und in keinem der nordischen Nachbarländer, in die Geflüchtete aus denselben Staaten umgesiedelt waren. Als ich die Familien interviewte, fand ich heraus, dass viele Kinder, bei denen das Resignationssyndrom diagnostiziert worden war, jemanden gekannt hatten, der ebenfalls daran litt. In der schwedischen Presse wurde unterstellt, die Kinder würden simulieren, vor allem, nachdem Schweden das Resignationssyndrom als Grundlage für eine Aufenthaltserlaubnis anerkannt hatte. Aber als ich die Kinder kennenlernte, war ich mir sicher, dass sie die Krankheit nicht vortäuschten. Es dauerte Wochen, manchmal Monate, bis sie aus dem nahezu katatonischen Zustand wieder aufwachten, selbst nachdem ihre Familien erfahren hatten, dass sie in Schweden bleiben durften. Was als Protest anfing, entwickelte offenbar eine Eigendynamik. Die Kinder waren zu Märtyrer:innen geworden, eine anfangs scheinbar befreiende Rolle, die sie mit der Zeit jedoch kaputtmachte.

Die Gespräche mit den Familien und Ärzt:innen in Schweden ließen mich die Erfahrungen mit Anorexie in meiner Kindheit reflektieren. Etwas an den schweigenden, fastenden Kindern in Schweden kam mir vertraut vor. Ein Kind, von Natur aus solipsistisch, hat nur begrenzte Möglichkeiten, seine Verzweiflung zu kommunizieren. Das Drehbuch, dem der Ausdruck von Leid folgt, ist kulturell geprägt. Sowohl bei der Anorexie als auch beim Resignationssyndrom drücken Kinder Wut und ein Gefühl der Machtlosigkeit durch Nahrungsverweigerung aus, eine der wenigen ihnen zur Verfügung stehenden Protestformen. Ihnen wird von Fachkräften erklärt, dass ihr Verhalten ein bekanntes Muster darstelle, für das es eine Bezeichnung gebe. Daraufhin passen die Kinder ihr Verhalten, sowohl bewusst als auch unbewusst, der ihnen gestellten Diagnose an. Mit der Zeit wird ein bewusstes Muster zunehmend unfreiwillig und zu einem gefestigten Verhalten.

Mit dem Begriff »Loopingeffekt«[15] beschreibt der Philosoph Ian Hacking, wie Menschen sich in selbst erfüllenden Prophezeiungen über Krankheiten verfangen. Eine neue Diagnose kann »den Möglichkeitsraum für die eigene Persönlichkeit«[16] verändern, schreibt er. »Wir erfinden unser Selbst im Rahmen unserer eigenen wissenschaftlichen Vorstellung davon, welche Art von Mensch wir werden können.«[17] In einem Essay über die Kinder in Schweden, denen das Resignationssyndrom diagnostiziert wurde, verweist Hacking auf die Pascal'sche Wette: Um nicht die ewige Verdammnis zu riskieren, sollten wir uns so verhalten, als wäre Gott real, auch wenn wir keinen Beweis für seine Existenz haben. Im Laufe der Zeit verinnerlichen wir vielleicht den Glauben, den wir vorgetäuscht haben – unser Glaube wird aufrichtig. Hacking stellt die These auf, dass bei einigen Krankheiten ein ähnlicher Prozess abläuft. Wir finden Möglichkeiten, unser Leid durch Nachahmung auszudrücken, bis wir schließlich »einen neuen seelischen Zustand ›erlernt‹ oder – besser gesagt – uns ›angeeignet‹ haben«.[18]

Mit sechs Jahren erschien es mir noch möglich, durch reine Willenskraft jemand anderes zu werden. Wäre ich länger im Krankenhaus geblieben oder an eine mir weniger wohlgesinnte Schule zurückgekehrt, hätte ich womöglich Havas Weg eingeschlagen. »Etiketten sind gar nicht so schlimm«, steht in ihrem Tagebuch. »Sie geben einem wenigstens einen Titel, dem man gerecht werden muss … und eine Identität!!!!«

Meine Stiefmutter, die am praktischsten veranlagte Person in der Familie, erzählte mir einmal, sie habe früher daran gezweifelt, ob ich das Erwachsenenalter erreichen würde. Tatsächlich habe ich gewisse Eigenschaften, die mich für grundloses Fasten anfällig machen, wie das nicht greifbare Gefühl, Selbstbeherrschung sei ein moralischer Wert an sich. Andererseits frage ich mich auch, ob ich überhaupt jemals anorektisch war. Dem Schlankheitsideal nur wenig ausgesetzt gewesen zu sein, hatte vielleicht verhindert, dass mein Wunsch danach größer wurde. In den Worten der Historikerin Joan Jacobs Brumberg, die wortgewandt über die Entstehungsgeschichte von Essstörungen geschrieben hat: Ich wurde für die Anorexie »rekrutiert«[19], aber die Krankheit wurde für mich nie zu einer »Karriere«[20]. Sie hat mir nicht die Sprache zur Verfügung gestellt, durch die ich mich zu verstehen gelernt habe.

Weil ich das Gefühl habe, nur knapp entkommen zu sein, achte ich besonders auf die Zeitfenster in den frühen Stadien einer Krankheit, wenn sie einen zwar vollständig einnimmt und außer Gefecht setzt, aber noch nicht die eigene Identität und soziale Welt umgestaltet hat. Psychische Erkrankungen gelten oft als hartnäckige, chronische Kräfte, die die Kontrolle über unser Leben übernehmen, aber ich frage mich, inwiefern die Geschichten, die wir – vor allem zu Beginn – über sie erzählen, ihren Verlauf mitbestimmen können. Betroffene können sich durch diese Geschichten befreit fühlen, aber sich auch in ihnen verlieren.

In der Psychiatrie wird der Begriff »Einsicht« verwendet – ein in dieser Disziplin zentrales, fast schon magisches Wort –, um den Wahrheitsgehalt der Geschichten zu beurteilen, die Menschen darüber erzählen, was mit ihrer Psyche passiert. In einem bedeutenden Aufsatz, der 1934 im *British Journal of Medical Psychology* erschien, definierte der Psychiater Aubrey Lewis »Einsicht« als die »korrekte Einstellung gegenüber krankhaften Veränderungen in einem selbst«.[21] Eine Patientin mit der »korrekten Einstellung« erkennt beispielsweise, dass nicht auf einmal die Geister von Verstorbenen zu ihr sprechen, sondern dass die Stimmen Symptome sind, die durch Medikamente zum Schweigen gebracht werden können. Bei jeder Einweisung in eine psychiatrische Klinik wird die Krankheitseinsicht beurteilt, sie spielt eine große Rolle bei der Entscheidung, ob eine Person gegen ihren eigenen Willen behandelt werden sollte. Weitgehend außer Acht gelassen wird jedoch die Frage, inwiefern die »korrekte Einstellung« von Kultur, *race*, ethnischer Zugehörigkeit und religiösen Überzeugungen beeinflusst wird. Studien zufolge wird People of Color häufiger »mangelnde Einsicht«[22] zugeschrieben als *weißen* Menschen, vielleicht, weil ihre Art, ihr Leiden zum Ausdruck zu bringen, den Ärzt:innen nicht vertraut ist, oder weil sie weniger Grund dazu haben, ärztlichen Aussagen zu glauben. In aller Deutlichkeit: Die Einsicht misst, inwieweit ein:e Patient:in der ärztlichen Interpretation zustimmt.

Vor fünfzig Jahren, am Höhepunkt der Psychoanalyse, stellte die Einsicht eine Art Offenbarung dar: Unterbewusste Wünsche und Konflikte wurden an die Oberfläche geholt. Eine Patientin besaß zum Beispiel Einsicht, wenn sie den verdrängten Hass auf ihren Vater erkennen konnte und verstand, inwiefern diese verbotene Emotion ihre Persönlichkeit geprägt hatte. Doch schließlich stellte sich heraus, dass die Einsicht in zwischenmenschliche Konflikte zwar intellektuell reizvoll war, aber keine Heilung bot.

Als in den Achtzigern und Neunzigern zunehmend biomedizinische Erklärungen für Krankheiten herangezogen wurden, rückte die Methode der Einsicht immer mehr in den Hintergrund. Die »korrekte Einstellung« basierte nun auf einem neuen Wissensstand: Patient:innen zeigten Einsicht, wenn sie verstanden hatten, dass ihre Störungen auf Erkrankungen des Gehirns zurückzuführen waren. Der biomedizinische Ansatz löste ein ethisches Problem – nämlich, dass man den Erkrankten und ihren Familien die Schuld gab – und wurde für das Potenzial gefeiert, Stigmatisierung zu verringern. Laut dem ersten, 1999 veröffentlichten Bericht zum Thema psychische Gesundheit des Surgeon Generals, des Leiters der US-amerikanischen Bundesgesundheitsbehörde, beruhte die Stigmatisierung auf der »irrigen Trennung von Leib und Seele, wie erstmals von Descartes dargelegt«[23]. Bei einer Pressekonferenz verkündete der Surgeon General, es gebe »keine wissenschaftliche Grundlage dafür, zwischen psychischen Erkrankungen und anderen Krankheitsformen zu unterscheiden«.[24]

Dennoch konnte in der Praxis die Stigmatisierung durch das biomedizinische Modell nicht abgebaut werden. Studien zeigen, dass Menschen, die psychische Erkrankungen als biologisch oder genetisch bedingt betrachten, sie mit geringerer Wahrscheinlichkeit einer Charakterschwäche zuschreiben oder strafend reagieren, und dass sie die Krankheit von jemandem eher als außerhalb seiner Kontrolle, entfremdend und gefährlich auffassen.[25] Die Erkrankung erscheint unerbittlich – wie ein Blitz, der sich nicht ableiten lässt. In ihrer autobiografischen Erzählung *The Center Cannot Hold* schreibt Elyn Saks, Professorin für Jura, Psychologie und Psychiatrie an der University of Southern California, dass sie nach der Schizophreniediagnose das Gefühl hatte, als hätte man »mir gesagt, dass, was auch immer in meinem Kopf falsch lief, dauerhaft und allem Anschein nach irreparabel sei. Wiederholt stieß ich auf Wörter wie ›schwächend‹, ›rätselhaft‹, ›chronisch‹, ›katastrophal‹, ›verheerend‹ und ›Verlust‹. Bis an mein Lebensende. *Bis an mein Lebensende.*«[26]

Hava hatte eine ausgezeichnete Einsicht in ihre Krankheit – in ihrem Tagebuch nahm sie oft Bezug auf ihr »chemisches Ungleichgewicht« –, ich hingegen, im Alter von sechs Jahren, hatte praktisch gar keine. Als ich wieder zu essen anfing, kam mir das wie eine beliebige Entscheidung vor. Vielleicht war mein Entschluss aber deshalb möglich, weil die Erklärungen der Ärzt:innen kaum eine Bedeutung für mich hatten. Welche Rolle die Erkrankung in meinem Leben spielen würde, war noch nicht auserzählt. Es gibt Geschichten, die uns befreien, und Geschichten, die uns gefangen nehmen,[27] und inmitten einer Krankheit kann es sehr schwer sein, beides auseinanderzuhalten.

In der Psychiatrie ist erstaunlich wenig darüber bekannt, warum manche Menschen mit psychischen Erkrankungen wieder gesund werden und andere mit derselben Diagnose eine »Krankheitskarriere« einschlagen. Ich denke, um diese Frage beantworten zu können, müssen wir einen genaueren Blick auf den Unterschied zwischen psychiatrischen Erklärungsmodellen und den Geschichten werfen, durch die Menschen selbst einen Sinn in ihrer Krankheit sehen. Auch wenn Fragen der Interpretation nicht so wichtig sind, wie eine wirksame Behandlung zu finden, verändern diese Geschichten dennoch manchmal das Leben von Menschen auf unvorhersehbare Weise und wirken sich enorm auf das Selbstbild aus – und auf den Wunsch, überhaupt behandelt zu werden.

***

Fallstudien haben mich schon immer gereizt, obwohl es mich stört, dass sie nur die abgeschlossene Welt eines Menschen und eine einzelne Erklärung repräsentieren. Ich frage mich, ob wir, die wir über psychische Erkrankungen schreiben, uns zu häufig von der Psychiatrie haben inspirieren lassen. Geschichten über psychische Störungen sind oft höchst individuell; die Symptomatik entsteht von innen heraus, und so wird sie auch ertragen. Doch diese Geschichten berücksichtigen nicht, wo und wie Menschen leben und inwiefern ihre Identität mit der Zeit widerspiegelt, wie andere sie sehen. Unsere Krankheiten sitzen nicht nur in unserem Kopf, sondern werden auch durch unsere Beziehungen und unser Umfeld geformt und aufrechterhalten. Für Menschen mit psychischen Erkrankungen mag ein rein psychiatrisches Modell der Seele überlebenswichtig sein. Dennoch soll der Titel dieses Buchs – *Sich selbst fremd*, eine Formulierung aus Havas Tagebuch – daran erinnern, dass uns dieser Deutungsrahmen auch von den vielen Verständnisebenen entfremden kann, die insbesondere in Krankheits- und Krisenzeiten für ein kontinuierliches Selbstkonzept notwendig sind.

In einem Essay mit dem Titel *The Hidden Self* schreibt William James: »[D]as Ideal jeder Wissenschaft ist das eines abgeschlossenen und vollständigen Systems der Wahrheit.«[28] In der Wissenschaft werde dieses Ziel weitgehend erreicht, indem der, wie er ihn nennt, »nicht klassifizierte Rest« vernachlässigt werde – also jene Symptome und Erfahrungen, die nicht »genau diese Idealform tragen«. In diesem Buch geht es um Menschen, deren Kampf mit psychischen Erkrankungen außerhalb dieses »abgeschlossenen und vollständigen Systems der Wahrheit«

stattfindet. Ihre Leben spielen sich zu verschiedenen Zeiten in unterschiedlichen Kulturen ab, aber haben auch einen gemeinsamen Schauplatz: die psychische Peripherie, die äußeren Grenzen menschlicher Erfahrungen, an denen Sprache in der Regel scheitert. Ich habe Personen ausgewählt, die das Gefühl der Nicht kommunizierbarkeit durchs Schreiben zu überwinden versucht haben; dieses Buch schöpft nicht nur aus Gesprächen mit ihnen, sondern auch aus ihren Tagebüchern, Briefen, unveröffentlichten Memoiren, Gedichten und Gebeten. Sie haben die Möglichkeiten, sich mithilfe psychiatrischer Methoden selbst zu verstehen, ausgeschöpft und sind an ihre Grenzen gestoßen, sie suchen nach dem richtigen Erklärungsrahmen - chemisch, existenziell, kulturell, wirtschaftlich, politisch -, um das Selbst in der Welt zu begreifen. Diese verschiedenen Erklärungen schließen sich nicht gegenseitig aus - manchmal können sie alle gleichzeitig zutreffen.

Hin und wieder habe ich darüber nachgedacht, das ganze Buch nur einem der Leben zu widmen, über die ich hier schreibe, aber ich wollte hervorheben, wie vielfältig die Erfahrungen mit psychischen Erkrankungen sind und dass die Antworten sich ständig ändern, je nachdem, von welcher Seite die Fragen beleuchtet werden. Das Buch beginnt mit der Geschichte eines Mannes, der zwischen den beiden im zwanzigsten Jahrhundert vorherrschenden Erklärungen für seelische Leiden hin- und hergerissen ist - dem psychodynamischen und dem biochemischen Ansatz. Die anderen Kapitel gehen über diese zwei weit verbreiteten Modelle hinaus: Eine Protagonistin versucht, sich in Bezug zu ihrem Guru und ihren Göttern zu begreifen; eine andere denkt über die rassistische Geschichte ihres Landes und darüber nach, inwiefern ihre Psyche davon geprägt ist; das Leiden einer dritten wurde so sehr entlang psychiatrischer Konzepte definiert, dass sie nicht weiß, wie sie ihr Leiden aus sich selbst heraus erklären soll. Es geht in diesem Buch um fehlende Geschichten, um die Facetten von Identität, die unsere Theorien über die Psyche nicht erfassen können. Wir können nicht die Zeit zurückdrehen und herausfinden, welche grundlegenden Gefühle da waren, bevor eine Geschichte erzählt wurde – als der Angst, Einsamkeit und Orientierungslosigkeit eines Menschen noch kein Name und keine Form verliehen worden war –, und doch suche ich nach der Kluft zwischen einerseits den Erfahrungen der Menschen und andererseits den Geschichten, die ihr Leiden systematisieren und manchmal sogar den Verlauf ihres Lebens bestimmen.

Durch das Schaffen einer gemeinsamen Sprache kann die moderne Psychiatrie die Einsamkeit von Betroffenen lindern, aber womöglich nehmen wir den Einfluss ihrer Erklärungen als gegeben hin, dabei sind sie nicht neutral: Sie ändern, welche Arten von Geschichten über das Selbst als »Einsicht« zählen und wie wir unser Potenzial begreifen. Ray Osheroff, um den es im ersten Kapitel geht, versucht, sich einen Reim auf zwei widersprüchliche Modelle der Seele zu machen, und kann weder anhand des einen noch des anderen sein Leiden entschlüsseln. »Bin ich das wirklich?«, fragt Ray. »Bin ich das nicht? Was bin ich?«

Als ich ein Teenager war, schlug mir meine Mutter, die Englisch an einer Highschool unterrichtete, vor, mit mir gemeinsam ein Buch zu schreiben, in dem wir abwechselnd kapitelweise von meiner Erfahrung als das (soweit wir wussten) landesweit jüngste Kind mit der Diagnose Magersucht berichten würden. Mir war das unangenehm, darum lehnte ich ab. Meine Mutter war überrascht, als ich ihr zwei Jahrzehnte später erzählte, dass ich nun doch über diesen Lebensabschnitt geschrieben hatte. Ich selbst bin überrascht, wie sehr mich diese Erfahrung intellektuell eingenommen hat. Ein Abgrund tut sich vor mir auf, wenn ich an das Leben denke, das ich jetzt führe, und wie leicht es anders hätte verlaufen können, wie das von Hava, auf deren Geschichte ich im Epilog zurückkommen werde. Die Grenze zwischen der psychischen Peripherie und einem Schauplatz, den wir als normal bezeichnen würden, ist durchlässig – eine Tatsache, die mich sowohl quält als auch hoffnungsvoll stimmt. Die Erkenntnis, wie knapp wir einem völlig anderen Leben entgehen, oder es verfehlen, ist erschreckend.

Ray

»Bin ich das wirklich?
Bin ich das nicht? Was bin ich?«

Raphael »Ray« Osheroff ging im Jahr 1979 jeden Tag acht Stunden lang spazieren. Schnaufend marschierte er durch die Flure der Chestnut Lodge, eines der exklusivsten Krankenhäuser im Land. »Wie viele Kilometer werden es heute, Ray?«, fragte ihn eine Krankenschwester.[1] Nach eigener Einschätzung legte er täglich knapp dreißig Kilometer zurück, in Pantoffeln. Eine andere Krankenschwester notierte, er sei oft mit jemandem zusammengestoßen, aber nehme »die Berührung anscheinend nicht einmal wahr«.

Während seiner Spaziergänge erinnerte sich Ray, der einen Schnurrbart und dichtes, schwarzes Haar hatte, an die Luxusreisen mit seiner Frau, die ebenfalls Ärztin war. Sie lebten in Northern Virginia und gingen so häufig essen, dass man sie in ihren Stammlokalen auf Anhieb erkannte. Sie waren das beliebteste Medizinerpaar im Großraum Washington, befand Ray. Die ständige Bewegung seiner Beine wurde zur »Selbsthypnose-Strategie, bei der ich mich auf das Leben konzentrierte, das ich einst geführt hatte«, schreibt Ray in seinen unveröffentlichten Memoiren.[2] Er bekam so viele Blasen, dass Pfleger der Lodge ihn zur Fußpflege brachten. Seine Zehen waren dunkel verfärbt vor Schwielen.

In Rays Krankenakte steht ein Eintrag seines Psychiaters Manuel Ross, dem zufolge Ray »an einer Art der Melancholie – nicht Trauer« litt, womit er sich auf Freuds 1917 veröffentlichten Aufsatz *Trauer und Melancholie* bezog. Darin vertritt Freud die

These, Melancholie entstehe, wenn ein Patient etwas oder jemanden betrauere, aber er »nicht deutlich erkennen kann, was verloren wurde«. Der einundvierzigjährige Nephrologe Ray hatte ein florierendes Dialyseunternehmen gegründet, aber die Geschäfte waren ins Stocken geraten und seine Fehlentscheidungen ließen ihn nicht mehr los. Ross kam zu dem Schluss, dass Ray durch das obsessive Bereuen an einem Verlust festhielt, den er nicht zu benennen imstande war: die Vorstellung von einem alternativen Leben, in dem »er ein bedeutender Mann hätte sein können«. Ray grübelte viel über die Einzelheiten seines Ruins nach, weil er sich noch immer der Realität verschloss und sich an eine idealisierte Version von sich selbst klammerte.

Oft rief Ray von einem Telefon im Flur der Lodge aus seinen Kollegen Robert Greenspan an, der in Rays Abwesenheit dessen Unternehmen leitete, und sprach mit ihm über die Entscheidungen, wegen deren er sich Vorwürfe machte. Manchmal hörte Greenspan im Hintergrund andere Patient:innen in »sonderbaren Tönen« schreien. Ein junger Mann, der durch die Flure irrte, wiederholte: »Hyperraum, Hyperraum, Hyperraum.« Greenspan, der wissen wollte, warum sich Rays Zustand offenbar verschlechterte, rief eine Sozialarbeiterin in der Lodge an. Diese erklärte, Ray »werde es zunächst schlechter gehen und das gehöre zur Therapie dazu. Seine Persönlichkeit müsse umstrukturiert werden. Dafür sei es vonnöten, etwas einzureißen und neu aufzubauen.«

Nach einem halben Jahr in der Lodge besuchte Rays Mutter Julia ihn zum ersten Mal. Bei seinem Anblick erschrak sie. Die Haare reichten ihm bis zur Schulter. Seine Hose hielt er mit dem Gürtel seines Bademantels zusammen, da er über vierzig Pfund abgenommen hatte. Früher war Ray ein leidenschaftlicher Leser gewesen, aber inzwischen schlug er kein einziges Buch mehr auf. Außerdem war er Musiker – er war Mitglied in einer Jazzband und spielte Banjo, Trompete, Klarinette, Klavier, Schlagzeug und Posaune – und hatte zwar Notenblätter eingepackt, aber so gut wie nie einen Blick darauf geworfen. Als eine Krankenschwester ihn Dr. Osheroff nannte, korrigierte er sie: »*Mr* Osheroff.«

Julia bat die Psychiater:innen in der Lodge, ihrem Sohn Antidepressiva zu verschreiben. Damals war der Einsatz von Psychopharmaka noch so unüblich, dass die Prämisse dieser Behandlungsform – geheilt zu werden ohne Einsicht in das, was schiefgegangen war – als kontraintuitiv oder gar billig galt. Medikamente »mögen vielleicht die Symptome lindern«, räumte Rays Psychiater Ross ein, »aber das ist nichts Verlässliches, nichts, bei dem er sagen könnte: ›Hey, ich bin ein besserer Mensch. Ich kann Gefühle zulassen.‹« Ross war der Ansicht, Ray suche bloß ein Medikament, das ihm »seinen früheren Status zurückbrachte«, eine Errungenschaft, die Ross zufolge ohnehin immer eine Illusion gewesen war.

Es gab eine Zeit, da hatte die Lodge das Flair einer Südstaaten-Plantage gehabt. Das Hauptgebäude, ein herrschaftliches Backsteinhaus, war das ehemalige Woodlawn Hotel, das schickste Resort in Rockville, Maryland, das gut betuchte Gäste aus dem dreißig Kilometer entfernten Washington, D. C., empfing. Das im French-Revival-Stil erbaute Haus hatte ein schiefergedecktes Mansarddach, sechs Schornsteine und etwa achtzig weiß gerahmte Fenster. Um das Gebäude herum verteilt standen auf rund vierzig Hektar Grund im Schatten von zwanzig Meter hohen Bäumen Bungalows im Kolonialstil.

Die Lodge wurde 1910 von einem Arzt namens Ernest Bullard gegründet[3], zwanzig Jahre später übernahm sein Sohn Dexter das Familienunternehmen und machte daraus eine Einrichtung, in der Ärzt:innen meinten, endlich die Geheimnisse der Seele entschlüsseln zu können. Dexter war im ersten Stock des Krankenhauses aufgewachsen und hatte mit den Patient:innen Krocket und Baseball gespielt. »Den Psychotiker kannte ich als Menschen, lange bevor mir das Wort ›Patient‹ überhaupt ein Begriff war«[4], sagte er. Die Vorstellung, dass man Patient:innen nicht mit Empathie begegnen könne, »wurde einfach nie Teil unserer Erfahrung«. Er empfand es als frustrierend, wenn man sie »mit Etiketten versah und ins Regal einsortierte«.

Nachdem Dexter in der väterlichen Bibliothek Freud gelesen hatte, fasste er den Entschluss, die Chestnut Lodge werde etwas leisten, das bislang kein anderes amerikanisches Krankenhaus geleistet hatte: alle Patient:innen zu psychoanalysieren, egal wie weit sie der Realität entrückt waren (vorausgesetzt, sie konnten sich die Behandlung leisten). Die Lodge werde »alle therapeutischen Hebel in Bewegung setzen«[5]. Sein Ziel war es, eine Einrichtung nach dem Vorbild einer Psychoanalysepraxis zu schaffen.[6] »Noch wissen wir nicht genug, um sagen zu können, warum Patienten krank bleiben«[7], sagte er 1954 zu einem Kollegen. »Solange wir das nicht wissen, steht es uns nicht zu, sie als chronisch krank zu bezeichnen.«

Sämtliche Gespräche und Aktivitäten der Lodge hatten dasselbe Ziel: *Verstehen.* »Kein in der Klinik verwendetes Wort ist stärker mit emotionaler Bedeutung aufgeladen oder hat eine schwerer greifbare, kognitive Tragweite«[8], schreiben der Psychiater Alfred Stanton und der Soziologe Morris Schwartz in *The Mental Hospital*, einer 1954 veröffentlichten Studie über die Lodge. Die Hoffnung, durch Einsicht in zwischenmenschliche Beziehungen »wieder gesund zu werden«[9], wurde beinahe zu einer eigenen Religion erhoben. »Was in der Klinik stattfand«, so die Autoren, »war eine Art kollektive Evaluation, der zufolge eine Neurose oder Krankheit das Böse und geistige Gesundheit das ultimative Gute war.«[10]

In anderen Krankenhäusern wurden Patient:innen mit Barbituraten, also Beruhigungsmitteln, sowie Elektrokonvulsionstherapien und Lobotomien behandelt. Dexter hingegen war der Ansicht, dass »Pharmakologie in der Psychiatrie nichts zu suchen hat«.[11] Als einer von Dexters Kolleg:innen auf einem Ärztekongress berichtete, er habe an einer Patientin eine Lobotomie vorgenommen und sie innerhalb von zehn Tagen geheilt, erhob Dexter Einspruch gegen diesen Behandlungsansatz, für den keinerlei Selbsterkenntnis nötig war. »Das können Sie so nicht behaupten!«[12], rief er.

Die »Königin der Chestnut Lodge«[13], wie sie genannt wurde, war Frieda Fromm-Reichmann, Mitgründerin des Frankfurter Instituts für Psychoanalyse, die auf dem Gelände der Lodge in einem eigens für sie gebauten Cottage lebte. Manchmal lud sie ihre Patient:innen zum Mittagessen in einen Landgasthof ein oder besuchte mit ihnen eine Kunstgalerie oder ein Konzert. Häufig ahmte sie ihre Körperhaltung nach, um sich besser in ihre Perspektive hineinzuversetzen. Die Sätze »Das wissen wir« und »Ich bin hier« – zum richtigen Zeitpunkt und in einem einfühlsamen Ton geäußert – könnten »die trostlose Erfahrung von ›niemand weiß das außer mir‹ ersetzen«[14], schreibt sie.

Fromm-Reichmann zufolge gehöre »Einsamkeit zu den psychologischen Erscheinungen (…), die am wenigsten untersucht und begrifflich erfaßt worden sind. In den meisten psychiatrischen Lehrbüchern wird sie noch nicht einmal erwähnt«[15] – ein Geisteszustand, bei dem »die Tatsache, dass man früher Menschen in seinem Leben hatte, mehr oder weniger in Vergessenheit geraten ist, und die Vorstellung, dass es in der Zukunft noch einmal zwischenmenschliche Beziehungen geben wird, außerhalb des eigenen Erwartungshorizonts liegt«.[16] Einsamkeit sei eine so ernste Bedrohung, dass Psychiater:innen das Thema aus Angst vor Ansteckung vermeiden würden. Die Erfahrung sei kaum in Worte zu fassen; es sei eine Art »nackte Existenz«.[17]

Fromm-Reichmann und andere Analytikerinnen in der Lodge wurden als »Ersatzmütter«[18] bezeichnet; jüngere Therapeut:innen buhlten um ihre Aufmerksamkeit und interpretierten dieses Verhalten als Aufarbeitung von Geschwisterrivalitäten. Die Ärzt:innen, die alle selbst eine Psychoanalyse durchlaufen hatten, fühlten sich in den Bullard-Haushalt aufgenommen – sie waren, wie eine Psychiaterin es ausdrückte, »Teil einer dysfunktionalen Familie«.[19] Wenn Patient:innen durch den Flur zu ihren Terminen gingen, riefen die anderen ihnen zu: »Viel Spaß bei der Sitzung!«[20] Der ehemalige Präsident der American Psychiatric Association, Alan Stone, nannte die Lodge »das aufgeklärteste Krankenhaus in Nordamerika«. Mir gegenüber sagte er: »Es war wie Walhalla, das Domizil der Götter.«

Damals schien der Glaube an das Potenzial von Psychologie und Psychiatrie grenzenlos. Die wissenschaftlichen Disziplinen der Psychologie boten einen neuen Denkrahmen, mit dem sich die Gesellschaft begreifen ließ. »Die Welt war krank, und ihre Leiden waren hauptsächlich auf die Perversion des Menschen zurückzuführen, auf seine Unfähigkeit, in Frieden mit sich zu leben«[21], erklärte der erste Generaldirektor der Weltgesundheitsorganisation – ein Psychiater. Nach dem Krieg richtete Präsident Truman auf der Tagung der American Psychiatric Association 1948 ein Grußwort an die Teilnehmenden: »Die wichtigste Voraussetzung für den Frieden, der in den Köpfen und Herzen von uns allen an erster Stelle steht, muss ein gesunder Verstand sein.«[22] Im Krieg gehe es nicht nur um Macht oder Ressourcen – er entstehe durch Unsicherheit, Neurosen und andere seelische Verletzungen. Der Psychologe Abraham Maslow sagte: »Die Welt wird von Psychologen gerettet werden – in einem ganz weit gefassten Sinn – oder überhaupt nicht.«[23]

Die Chestnut Lodge verkörperte das utopische Versprechen der Psychiatrie, doch die Geschichte, die die Einrichtung über sich selbst erzählte, konnte den Anforderungen eines Patienten wie Ray nicht gerecht werden. 1982 verklagte Ray die Chestnut Lodge wegen der ausgebliebenen Heilung. In dem Rechtsstreit stießen die beiden im zwanzigsten Jahrhundert vorherrschenden Erklärungen für seelische Leiden aufeinander. Der Psychiater Peter Kramer, Autor des bahnbrechenden Buchs *Listening to Prozac*, verglich die Bedeutung des Falls mit der von *Roe v. Wade.*[24] In den Worten der *Psychiatric Times*: Der Fall sorgte für einen »Showdown zwischen zwei Wissensformen«.[25]

Vor der Einweisung in die Lodge war Ray der typische charismatische, überarbeitete Arzt gewesen, den wir mit dem amerikanischen Traum assoziieren. Er hatte drei Dialysezentren in Northern Virginia gegründet und war sich sicher, dass etwas zum Greifen nah war, etwas »für mich völlig Neues, das ich noch nie zuvor hatte, und zwar die klare, deutliche Aussicht auf Erfolg«, schreibt er in seinen Memoiren. Er liebte das Telefon, denn sein Klingeln signalisierte neue Patient:innen, mehr Umsatz – das Gefühl, unerlässlich und begehrt zu sein. Im Wartezimmer seiner Praxis stellte er gepolsterte Kinositze auf. Er freundete sich mit seinen Patient:innen an, kaufte ihnen Klimaanlagen, bezahlte ihre Miete oder kam für ihre Beerdigung auf. Einem Patienten, der erst kurz zuvor eingewandert war, kaufte er ein eigenes Taxi.

Aber seine »Energie schien sich so sehr auf Ausbildung und Karriere zu konzentrieren«, heißt es in seinen Memoiren, dass er seine Ehefrau und die beiden kleinen gemeinsamen Söhne vernachlässigte. Schließlich reichte seine Frau die Scheidung ein. Ray war schnell darüber hinweg und verliebte sich in eine bezaubernde, ehrgeizige Medizinstudentin namens Joy. Manchmal nahm er sie zu geschäftlichen Besprechungen mit, und unter dem Tisch hielten sie Händchen. Ray und Joy heirateten 1974. »Das Leben war ein einziger Höhenflug«, schreibt er.

Aber nach der Hochzeit verlor er an Schwung. Er ließ seine Ex-Frau mit den Söhnen für ein Jahr nach Luxemburg ziehen und bereute diese Entscheidung sofort. Sein Vater, Inhaber eines Feinkostladens in der Bronx, hatte sich durch Vernachlässigung und Abwesenheit ausgezeichnet – und war jung gestorben –, und Ray fürchtete, das Gefühl des Verlassenwerdens an seine Söhne weiterzugeben. Er konnte sich nicht mehr »mit der mystischen Vorstellung trösten, dass die Verarbeitung meiner Kindheit möglich sei«, indem er der »gute Vater war, den ich verloren hatte«.

Ray drehte sich gedanklich im Kreis. Um miteinander zu sprechen, so seine Sekretärin Dotty, »sind wir um den Block gegangen, immer und immer wieder«.[26] Er wiederholte sich so sehr, dass er die Leute allmählich langweilte. Beim Essen konnte er nicht lang genug stillsitzen. »Er nahm immer nur ein paar Happen zu sich, dann stand er auf und ging zur Herrentoilette oder nach draußen«, erzählte Dotty.

Keine zwei Jahre nach der Hochzeit bekam Joy ein Kind, aber Ray hatte sich dermaßen distanziert – er schien sich nur noch für die Vergangenheit zu interessieren –, dass er sich verhielt, als wäre das Baby nicht seins. Dem Konkurrenzdruck in der Dialysebranche fühlte er sich immer weniger gewachsen, und er verkaufte einige seiner Anteile an ein größeres Dialyseunternehmen. Obwohl er weiterhin eine Führungsposition innehatte und fünfunddreißig Mitarbeiter:innen beschäftigte, war er einmal mehr davon überzeugt, die falsche Entscheidung getroffen zu haben. »Ich ging nach draußen und setzte mich ins Auto, und mir wurde klar, dass aus mir ein Stück Holz geworden war«, schrieb Ray nach Abschluss des Verkaufs. Die Luft fühlte sich schwer an, wie giftiges Gas.

Im selben Jahr stieß Ray in einer Drogerie auf das 1974 erschienene Buch *From Sad to Glad*, in dem Nathan Kline, einer der bedeutendsten Psychiater Amerikas, Depressionen auf »eine Störung der biochemischen Gezeitenströme, die im Körper hin- und herfließen«[27], zurückführt. Warum seine Patient:innen krank geworden waren, interessierte Kline nicht. »Versuchen Sie nicht, den Ursachen auf den Grund zu gehen«[28], riet er seinen Patient:innen. Auf dem Titelbild des Buchs stand das Motto: »Depression: Sie können sie ohne Psychoanalyse besiegen!«

Berühmt geworden war Kline durch seine Forschung am Tuberkulosemedikament Iproniazid, dessen unvorhergesehene Nebenwirkung war, dass es den Behandelten nach der Einnahme zu gut ging. Sie wurden unvorsichtig und überanstrengten sich. Patient:innen, die in einem Sanatorium auf Long Island damit behandelt wurden, fühlten sich so unbeschwert, dass sie auf den Fluren tanzten. Ein 1953 in der *Associated Press* veröffentlichtes Foto zeigt Patientinnen in einem Halbkreis, die lange, gemusterte Röcke tragen, benommen, aber zufrieden aussehen, lächeln und in die Hände klatschen.[29] Später erzählte eine Frau ihrem Psychiater, sie habe nur einmal im Leben Glück empfunden, und zwar als sie während der Heilung von Tuberkulose zu Gott gefunden habe. »Ich brachte es nicht übers Herz, ihr zu sagen, dass ihre transzendente Erfahrung womöglich nichts mit Gott zu tun gehabt hatte, sondern eine biochemische Reaktion auf das Medikament gewesen war«, so ihr Psychiater gegenüber der *New York Times*.[30]

Kline testete Iproniazid an seinen Patient:innen und stellte fest, dass sie kompetenter und munterer wurden. Als er eine junge verheiratete Frau mit dem Medikament behandelte, fing sie an, »sich effizient um den Haushalt zu kümmern und nebenbei ein Vollzeitstudium zu absolvieren«.[31] Als er die Tabletten einer Krankenschwester verschrieb, »veränderte sich sogar ihr

Erscheinungsbild. Der mürrische Blick und die herabhängenden Mundwinkel wichen einem entspannten Lächeln, das sie ganz nebenbei zwanzig Jahre jünger aussehen ließ.« Einem anderen Patienten, einem Künstler, der seit über einem Jahr nicht mehr malen konnte, half Iproniazid aus der Schaffenskrise: »Er produzierte eine Vielzahl von Ölgemälden, Aquarellen und Skizzen, insgesamt mehr als einhundert Bilder«,[32] berichtet Kline.

Einige Jahre zuvor war in einem Labor in Frankreich das Neuroleptikum Thorazine entwickelt worden, und viele Psychiater:innen sahen sich zum ersten Mal mit der Möglichkeit konfrontiert, dass es für die Heilung womöglich doch nicht notwendig war, seine Kindheitskonflikte zu verstehen. Bislang stieß diese Ansicht jedoch auf wenig Resonanz. Kline berichtete, dass Kolleg:innen ihn beiseitenahmen und warnten, er werde sich mit der Behauptung, ein Medikament könne eine Depression lindern, blamieren. »Es gab eine breite, unnachgiebige Front, welche die Meinung vertrat, ein Medikament dieser Art könne es nicht geben.«[33] Dem Neurowissenschaftler Solomon Snyder zufolge galten damals Psychiater:innen, die sich mit biologischer Forschung befassten, »als ein wenig sonderbar«, als litten sie eventuell »unter emotionalen Konflikten, derentwegen sie es vermieden, sich mit ›echten Gefühlen‹ auseinanderzusetzen«.[34]

Doch Kline lieferte eine neue Antwort auf die Frage, welche Arten von Gefühlen »echt« waren. Eines der vorangestellten Zitate in seinem Buch war von Epiktet: »Denn du wurdest nicht geboren, um deprimiert und unglücklich zu sein.«[35] In einem Selbstversuch mit Iproniazid stellte Kline fest, dass das Medikament eine überaus amerikanische Art der Transzendenz hervorrief: Er konnte härter, schneller und länger arbeiten.

Inspiriert von *From Sad to Glad* reiste Ray nach New York, um Klines Praxis aufzusuchen, ein Reihenhaus in der East Sixty-Ninth Street in Manhattan. Ray versprach Joy, er werde nach der Einnahme von Klines Medikamenten »ein neuer Mensch sein«. Im Wartezimmer berichteten Patient:innen von Wunderheilungen. Ihre Verehrung für Kline ging so weit, dass er ihnen geradezu wie »Gott erschien«[36], erinnerte sich ein Kollege. Kline soll in seiner Privatpraxis mehr Depressive behandelt haben als jeder andere Arzt in New York, aber er nahm sich kaum Zeit für sie, und ein Großteil der Arbeit wurde von Assistent:innen erledigt. In einem Artikel in *Proceedings of the American Philosophical Society* prahlte Kline damit, dass es Psychiater:innen nun möglich sei, pro Stunde vier Patient:innen zu behandeln. »Die chemischen Stoffe entfalten ihre Wirkung, wie in allen Bereichen der Medizin, ohne dass der Psychiater zwingend anwesend sein muss.«[37]

Rays Termin dauerte zehn Minuten. Kline verschrieb ihm eine niedrige Dosis des Antidepressivums Sinequan, das kurz nach Iproniazid entwickelt worden war. Ein paar Wochen lang probierte Ray das Medikament aus, aber da keine spürbare Wirkung eintrat, setzte er es wieder ab. Klines Praxis tat er als »Schema-F-Behandlung«[38] ab.

Ray war der Überzeugung, er habe sich sorgfältig ein gutes Leben aufgebaut – eines, das ihm unerreichbar erschienen war, auf das er aber insgeheim einen Anspruch zu haben geglaubt hatte – und es durch eine Reihe impulsiver Entscheidungen weggeworfen. Er schreibt: »Offenbar war ich zu nichts anderem imstande, als nur noch über meine Verluste zu reden, reden, reden.«

Sein Essen empfand er als ungenießbar, als wäre es in Meerwasser eingeweicht worden. Auch an Sex hatte er keinen Spaß mehr. Er konnte sich nur noch »mechanisch beteiligen« ohne »ein Gefühl der Freude oder des Bewegtwerdens«,[39] heißt es in seinen Memoiren.

Früher sahen sich Ray und sein Kollege Greenspan nach der Arbeit in Musikgeschäften um und probierten verschiedene Instrumente aus. Greenspans Frau Bonnie erzählte mir: »Er spielte nicht einfach nur die Noten eines Lieds – er spielte traumhaft schön. Nichts anderes in seinem Leben tat er mit einer solchen Hingabe.« Aber allmählich verlor selbst die Musik ihren Reiz.

Ray fing an, mit Suizid zu drohen. Greenspan und Joy, die angesichts seiner Hilflosigkeit keinen Ausweg mehr wussten, stellten ihm ein Ultimatum: Entweder er ließ sich in ein Krankenhaus einweisen oder Joy würde die Scheidung einreichen und Greenspan die Praxis verlassen. Widerwillig stimmte Ray zu. Seine Entscheidung fiel auf die Chestnut Lodge, die damals unter der Leitung von Dexter jr. stand, dem Enkel des Gründers. Ray kannte die Klinik aus Joanne Greenbergs 1964 veröffentlichtem autobiografischen Bestseller-Roman *Ich hab dir nie einen Rosengarten versprochen*, in dem sie von ihrer Behandlung bei Fromm-Reichmann erzählt. Das Buch ist so etwas wie eine Lobeshymne an die Macht der psychoanalytischen Einsicht. »Es gibt viele Gründe für die Symptome, die Krankheit und die Geheimnisse«, schreibt Greenberg, der Schizophrenie diagnostiziert worden war. »Wenn das nicht so wäre, könnten wir dir eine nette kleine Spritze mit diesem oder jenem Medikament« geben. Aber, so weiter, »diese Symptome setzen sich aus vielerlei Wünschen zusammen und dienen vielen Zwecken, und darum ist es so schmerzhaft, sich von ihnen zu befreien«.[40]

Ray ließ sich von seinem Unternehmen beurlauben und kam am 2. Januar 1979 in die Lodge – zu einer Zeit im Jahr, in der sich nach der Einsamkeit und erzwungenen guten Laune während der Feiertage die psychiatrischen Einweisungen häufen. Es war ein bewölkter, verregneter Tag. Rays Stiefvater fuhr ihn eine mit weißen Steinen gesäumte Straße hinauf, vorbei an Rasenflächen mit Gartenzwergen. Auf dem Parkplatz markierten Holzschilder mit eingeritzter Schrift die jeweiligen Stellplätze der Psychiater:innen, was »an eine Reihe von Kreuzen erinnerte«, wie Ray bemerkte. »Fast wie auf einem Friedhof.« Von außen wirkte das Gebäude herrschaftlich, aber innen war Linoleum verlegt worden und an den Fenstern waren Eisenstangen befestigt. Die Deckenleuchten waren mit Schutzgittern gesichert. Mit lauter, verzweifelter Stimme sagte Ray zu seinem Stiefvater: »Ich möchte hier nicht bleiben.«[41] Aber sein Stiefvater ließ ihn nicht wieder nach Hause fahren.

Rays Bettnachbar, der wegen sexueller Perversionen behandelt wurde, sagte Ray, er habe Glück: Manuel Ross, der Psychoanalytiker, dem Ray zugewiesen worden war, galt als einer der besten der Anstalt. Ross, ein drahtiger Mann mit ergrauendem Schnurrbart und spitzem Haaransatz, arbeitete seit sechzehn Jahren in der Lodge.

In den ersten Therapiewochen versuchte Ross, Ray klarzumachen, dass sein Leben nicht vorbei sei, aber Ray zog sich nur »weiter zurück, wurde distanzierter und wiederholte sich immer mehr«[42], wie Ross später seinen Kolleg:innen erzählte. In der Hoffnung, Ray zu mehr Einsicht zu verhelfen, unterbrach Ross ihn, wenn er in Selbstmitleid versank. »Schluss jetzt mit dem Quatsch!«, sagte er. Als Ray sein Leben als Tragödie bezeichnete, entgegnete Ross: »Nichts davon ist tragisch. Dafür sind Sie nicht Held genug.«

Bei einer Analysesitzung, als Ray allmählich begriff, dass er die Probleme in seinem Leben selbst verursacht hatte, war er »einfach nur zutiefst erschüttert von dem Gedanken, dass es keine äußeren Kräfte waren, sondern etwas in ihm selbst«, so Ross. »Und mit mürrischer Stimme rief er: ›Ich liege in der Mitte zwischen Eros und Thanatos auf meinem Bett und versuche zu entscheiden, ob ich leben oder sterben will.‹«

Zwar gehörte es zur Philosophie der Lodge, dass jede:r Patient:in Verständnis verdiente, aber aus Rays Krankenakte lässt sich herauslesen, dass seine Ärzt:innen ihn nicht mochten. Einige Monate nach seiner Ankunft sagte die Psychologin Rebecca Rieger bei einer Teambesprechung, dass sie nach dem Gespräch mit Ray (der seine Erziehung als ›Karikatur einer jüdischen Einwandererfamilie‹ bezeichnete) pochende Kopfschmerzen gehabt habe. »Ich glaube, nach keinem anderen Patienten war ich so erschöpft wie nach diesem.«[43] Ray war so ruhelos, dass sie während des Rorschachtests neben ihm herlaufen musste.

»Er ist wie zehn Patienten auf einmal«, beklagte sich eine Sozialarbeiterin.

Rieger fragte sich, ob Ray »womöglich unter einem Wahn« litt, denn »ständig sprach er über das Gehirn, als würde er glauben, dass mit seinem im physischen Sinn etwas nicht stimme«.

Der Leiter der Patientenaufnahme Robert Gruber sagte, Ray sei nur in die Lodge gekommen, weil seine Frau ihn dazu gedrängt habe. Gruber war ihr einmal begegnet und fand sie sympathisch. »Wenn sie vernünftig ist«, wird sie die Beziehung »wahrscheinlich nicht weiterführen«, sagte Gruber bei der Besprechung. »Ich denke, worauf ich hinauswill, ist seine destruktive Art und dass er unsere Bereitschaft, für ihn da zu sein, womöglich genauso sabotieren wird, wie er ihre Bereitschaft dazu sabotiert hat.«

Ross stimmte zu. »Er behandelt Frauen, als wären sie Gefäße für seine Ängste, als müssten sie nachsichtig mit ihm sein und ihm immer schön die Hand tätscheln, wenn er leidet. Und dasselbe tut er ja auch mit mir – ›Sie ahnen gar nicht, wie sehr ich leide. Wie können Sie mir das antun?‹« Ross sagte, er habe Ray bereits gewarnt: »Bei Ihrer destruktiven Vorgeschichte werden Sie früher oder später auch versuchen, die Behandlung mit mir zu sabotieren.« Dennoch war Ross zuversichtlich, dass Ray, wenn er »fünf oder zehn Jahre in Behandlung bleibt, durchaus gute Ergebnisse erzielen könnte«.

»Fünf bis zehn Jahre kommen in etwa hin«, bestätigte ein anderer Psychiater.

Der ärztliche Direktor der Klinik sagte, er hoffe, das Personal begegne Ray nicht mit Verachtung. »Ich meine, heute aufgeschnappt zu haben, dass die Leute ihn fast schon als schlechten Menschen sehen, der große Töne spuckt, und dass sie ihn eigentlich weder für besonders wichtig noch für besonders toll halten und ihn zum Teufel wünschen.« Ihm sei Ray »wie ein richtiger kleiner Junge« vorgekommen.

»Ich mag ihn sehr und arbeite gern mit ihm«, stellte Ross klar. »Er ist richtig kreativ. Vielleicht so kreativ, dass man ihn nicht auf eine Diagnose festnageln wird – festnageln kann. Aber manchmal, da sieht es wieder anders aus, dann sagt er zum Beispiel: ›Sie müssen mir sagen, was ich tun soll.‹ Dann antworte ich: ›Ihre Aufgabe ist es vor allem, auf Ihrem Hintern zu sitzen und gar nichts zu tun. Bleiben Sie einfach hier hocken und machen Sie überhaupt nichts. Wir kümmern uns schon um Sie. Rühren Sie sich nicht.‹«

Ein paar Jahre bevor Ray in die Klinik kam, hatte sich Dexter Bullard III, der Urenkel des Lodge-Gründers, im Haus seiner Eltern erhängt. Er war im letzten Schuljahr gewesen und hätte als Nächster das Familienunternehmen weiterführen sollen. Zur Zeit seines Suizids war er in psychoanalytischer Behandlung gewesen. Dexter jr. sagte später einmal: »Hätte ich meinen Sohn zu einem modernen Psychiater geschickt und nicht zu einem Analytiker, der nichts von Medikamenten hält, dann wäre er vielleicht noch am Leben«, so erinnert sich Ann-Louise Silver, eine Psychiaterin der Lodge.

Die Ärzt:innen in der Lodge waren in zwei Lager gespalten:

Dexter jr. gehörte zu denen, die bereit waren, Medikamente in die Behandlung einzubinden, während Ross und andere an der ursprünglichen Vision der Lodge festhalten wollten. Ross war der Ansicht, Ray müsse sich nur mehr Mühe geben, sich selbst zu verstehen, dann würde er auch anfangen zu genesen. Doch nach mehr als einem halben Jahr in der Lodge wurden Rays Verluste immer konkreter. Schon seit Monaten rief Joy ihn nicht mehr zurück, und sie hatte die Scheidung eingereicht. Seine Ex-Frau, die noch immer mit den gemeinsamen Söhnen in Europa lebte, hatte bei einem Gericht beantragt, dass Rays Umgangsrecht eingeschränkt werden sollte. Laut Vertrag würde nach über einem Jahr Abwesenheit in seiner Dialyseklinik ein anderer Direktor eingesetzt werden. So langsam, wie seine Heilung voranging, würde er die Frist kaum einhalten können.

In der Therapie hatte Ray das Gefühl, dass »mir ein Spiegel vorgehalten wurde … ein Spiegel, in dem ich sehen konnte, was ich war«. Von dem Bild, das sich ihm zeigte, war er entsetzt. Er fragte Ross: »Werde ich im Alter jemals meine Kinder um mich haben?« Seinen Memoiren zufolge antwortete Ross: »Sie, als Patriarch? Wie absurd. Völlig absurd. Sie, als Patriarch? Hahaha.«

Von der Lodge desillusioniert beschloss Rays Mutter, ihn ins Silver Hill verlegen zu lassen, einer Klinik in New Canaan, Connecticut, die mit Antidepressiva arbeitete. In Begleitung von zwei Pflegern fuhren ihr Mann und sie Ray am 1. August 1979 zum Flughafen. Dort angekommen weinte seine Mutter leise in ein Taschentuch. Den Pflegern zufolge sprach Ray auch am Flughafen und im Flugzeug von seinen Verlusten, selbst nachdem sein Stiefvater ihn aufgefordert hatte, bis zur Landung zu warten, weil er wegen des Motorenlärms nicht zu verstehen war.

Das von sanften, grünen Hügeln umgebene Gelände von Silver Hill war »elegant und schön gepflegt«, schreibt Ray in seinen Memoiren. Die Patient:innen wohnten in Cottages mit weißen Holzfassaden, mit Wegen aus Steinplatten und Blauregen berankten Spalieren. Laut einem 1964 in *Trends in Psychiatry* veröffentlichten Artikel wurde die Klinik von Geschäftsführer:innen, Chirurg:innen, Künstler:innen und »dem ein oder anderen leistungsschwachen, von Schuld geplagten Studenten aus gutem Hause«[44] aufgesucht, die angehalten wurden, »Gesprächsthemen abseits ihrer Erkrankungen zu finden«. Aber, so der Artikel weiter, »hier und da sieht man gewiss auch anderes: eine attraktive Frau, deren Schönheit durch tick-artiges Augenzucken getrübt wird, einen hochgewachsenen, gutaussehenden jungen Mann, der grundlos in wildes Gelächter ausbricht«.

Im Silver Hill verschrieb Rays neue Psychiaterin Joan Narad ihm gleich zu Beginn zwei Medikamente: Thorazine gegen seine Unruhe und Schlaflosigkeit und Elavil, ein 1960 entdecktes Antidepressivum. Ihr Eindruck von ihm war der eines »verletzlichen Menschen, der sich sehnlichst eine Beziehung zu seinen Söhnen wünschte«.

Am ersten Abend im Silver Hill gab Ray einer Krankenschwester seinen Ehering. »Den brauche ich nicht mehr«, sagte er. Er bezeichnete sich selbst als »Heimatlosen, der nur eine Mutter hat«. Am nächsten Morgen rief er sie an und sagte ihr: »Diese Einrichtung hier und ein Haufen Pillen können auch nichts ändern.« Er hatte das Gefühl, als würde er »ohne bestimmte Richtung im Raum umherschweben«. Manchmal verlor er das Gleichgewicht, und er musste sich an den Möbeln und Wänden festhalten.

Am siebten Tag sagte er den Krankenschwestern, er wolle seinen Namen ändern und irgendwo untertauchen. Am achten Tag: »Ich gebe mir noch ein, zwei Jahre. Hoffentlich sterbe ich schnell im Schlaf an einem Herzinfarkt.«

Nach drei Wochen wachte er morgens auf, setzte sich in einen Sessel und trank eine dampfende Tasse Kaffee. Er las Zeitung. Anschließend rief er seine psychiatrische Pflegehelferin ins Zimmer. »Mit mir passiert etwas«, sagte er. »Es hat sich etwas verändert.« Er empfand eine »schreckliche Traurigkeit«, ein Gefühl, zu dem er, wie ihm bewusst wurde, bislang keinen Zugang gehabt hatte. Seine Söhne hatte er seit fast einem Jahr nicht mehr gesehen, und er fing an zu weinen – zum ersten Mal seit Monaten. Er hatte gedacht, die Trennung von seinen Söhnen bereits betrauert zu haben, aber nun wurde ihm klar, dass das, was er erlebt hatte, nicht annähernd so greifbar war wie Trauer: Es war »emotionale Leere«, schreibt er. »Die vollkommene Abwesenheit von Gefühlen.«

Der erste ausführliche Bericht über eine Patientin, die auf ein Antidepressivum ansprach, wurde 1956 von dem Schweizer Psychiater Roland Kuhn verfasst:

> Seit 3 Tagen ist die Patientin wie umgewandelt. All ihre Getriebenheit und Unruhe ist wie verflogen. Vorgestern hat sie selbst bemerkt, sie sei schon noch durcheinander gewesen, so dumm habe sie noch nie getan. Sie wisse nicht, woher das gekommen sei. Sie sei nur froh, dass es ihr jetzt bessergehe.[45]

Kuhn war Nathan Klines Rivale im Wettlauf um die Entwicklung von Antidepressiva.[46] Mitte der 1950er-Jahre begann Kuhn, der in der Schweiz in einer staatlichen Klinik auf dem Land arbeitete, Experimente mit einem Präparat namens G22355 (später Imipramin genannt) durchzuführen. Er verabreichte es mehreren seiner an Schizophrenie erkrankten Patient:innen aber anstatt sich wie erhofft zu beruhigen, reagierten sie mit Aufregung und Nervosität. Einer brach nachts aus dem Krankenhaus aus und radelte, noch im Nachthemd, laut singend ins Dorf.

Kuhn schlussfolgerte, dass das Medikament Euphorie hervorrief, und testete es stattdessen an depressiven Patient:innen. Nach sechs Tagen stellte er fest, dass sie neue Interessen entwickelten, »während sie vorher immerzu von derselben fixen Idee gequält wurden«.[47] Als er sie nach ihren Sorgen fragte, antworteten sie: »Ich denke nicht mehr daran« oder »Der Gedanke geht mir nicht mal mehr durch den Kopf«.[48] Kuhn hatte den Eindruck, als würde das Medikament »das Wichtigste [...] gänzlich wiederherstellen: die Kraft, zu erleben«.[49]

Kuhn gehörte der phänomenologischen Schule der Psychiatrie an, einer von Philosophen wie Martin Heidegger und Edmund Husserl inspirierten Strömung, die das Ziel hatte, das Erleben psychischer Krankheit für sich betrachtet zu untersuchen – unabhängig von bereits bestehenden Theorien. Statt auf die typischen Anzeichen psychischer Erkrankungen, wie Halluzinationen oder Erschöpfung, konzentrierten sich phänomenologische Psychiater:innen auf Erfahrungen, die schwerer greifbar und nicht so einfach zu benennen waren: wie Kranksein das Gefühl für Raum und Zeit verändert (zum Beispiel, sich darauf verlassen zu können, dass ein Gehweg stabil ist und sich nicht einfach in Luft auflöst). Ihnen ging es weniger ums Erklären, sondern vielmehr ums Beschreiben. Kuhn definierte das methodische Vorgehen als »die Dinge selbst sprechen zu lassen«.[50] »Nur dann«, so Kuhn, könne es »eine echte Beziehung zwischen Patient und Arzt geben, eine Beziehung zwischen zwei Menschen«.

Psychiater:innen, die psychisches Erleben mit Fragebögen maßen und das Seelenleben auf eine Reihe von Symptomen reduzierten, stand Kuhn skeptisch gegenüber. Er kritisierte Nathan Kline dafür, dass er das Gehirn behandelte, als sei es »eine

Maschine, die bloß schneller oder langsamer läuft«.[51] Ein Psychiater müsse verstehen, führt Kuhn aus, dass er es »nicht mit einem in sich geschlossenen, starren Objekt zu tun hat, sondern mit einem Individuum, das ständig in Bewegung ist und sich verändert«.[52] Manchmal stellten seine Patient:innen nach der Einnahme von Medikamenten fest, dass sie schon weitaus länger krank waren, als ihnen bewusst gewesen war; sie fingen an, ihr bisheriges Selbstverständnis zu überdenken.

Doch größeren Anklang fand Kuhns Sichtweise nicht. Nicholas Weiss, Autor einer der wenigen englischsprachigen Abhandlungen über Kuhn, erzählte mir: »In den Anfängen der Psychopharmakologie gab es eine Zeit lang Bemühungen um einen umfassenden Betrachtungsansatz – die Lebenswelt des leidenden Individuums zu untersuchen und inwiefern sie sich durch Psychopharmakologie verändert hat –, aber die amerikanische Mainstream-Medizin hat dem ein Ende gesetzt. Und das wurde als wissenschaftlicher Fortschritt präsentiert.« Die Ärzt:innen kehrten der Erforschung der schlechter messbaren Aspekte menschlicher Erfahrung den Rücken – die Psychiatrie selbst führte also ein Parallelleben.

Mit der Einnahme von Antidepressiva kehrten Rays Sinn für Humor, seine Großzügigkeit und seine Leidenschaft für Literatur und Musik zurück. Eine Krankenschwester notierte, dass er »eine gewisse Wärme und Sensibilität in sich trägt – vor allem seinen Kindern gegenüber«. Seine Psychiaterin Narad sagte: »So langsam zeigte sich ein neuer Mensch.«

Die Dichterin Jane Kenyon berichtet von einer ähnlichen Wandlung. »Ein verbranntes Stück Fleisch / trägt meine Kleidung, spricht / mit meiner Stimme« – so hatte sie sich jahrelang gefühlt. Sie bekam den ärztlichen Rat, ein Antidepressivum auszuprobieren. »Erstaunt / und verbittert wie eine Begnadigte / die zu Unrecht bestraft wurde / kehre ich zu Freunden und Ehe zurück«,[53] schreibt sie. »Was verletzte mich so tief / mein Leben lang bis zu diesem Moment?«

Ray fing an, sich mit einer Patientin in seinem Alter zu treffen. Er fühlte sich wie die Protagonisten im 1962 veröffentlichten Film *David und Lisa*, der die zärtliche Beziehung zwischen zwei Jugendlichen in einer Schule für psychisch Erkrankte erzählt – der eine hat Berührungsängste, die andere spricht nur in Reimen. Als Ray einen Tag Ausgang hatte, fuhr er mit dem Bus ins Stadtzentrum von New Canaan, kaufte eine Flasche Sekt und klopfte bei ihr an. Sie verbrachten die Nacht miteinander. »Der Liebesakt«, schreibt er, »war weniger sexuell oder biologisch, sondern vielmehr ein Akt der Auflehnung, ein Ausstrecken, ein Betasten, ein Wiederansichreißen unseres Menschseins.«

Ray begann, stundenlang in der psychiatrischen Bibliothek der Klinik zu lesen. Besonders bewegte ihn *A Season in Hell*, eine 1975 erschienene autobiografische Erzählung von Percy Knauth, einem ehemaligen Korrespondenten der *New York Times*, der vor der Einnahme von Antidepressiva suizidgefährdet war. »Das Wunder setzte innerhalb einer Woche ein«[54], schreibt Knauth. »Keine Ängste, keine Sorgen, keine Schuldgefühle. An einem grauen Novembertag sah ich aus dem Fenster und dachte: Eine schönere Welt habe ich noch nie gesehen. Seit über einem Jahr ging es mir zum ersten Mal gut!«[55] Und weiter: »Es besteht kaum Zweifel daran, dass ich an einem Noradrenalin-Ungleichgewicht gelitten hatte«[56], eine damalige Theorie für die Ursache einer Depression, die inzwischen weitgehend verworfen wurde.

Die Theorie über das chemische Ungleichgewicht wurde erstmals 1965 von dem Wissenschaftler Joseph Schildkraut vorgestellt, der am National Institute of Mental Health arbeitete. Sein Artikel erschien im *American Journal of Psychiatry* und wurde zu einem der am häufigsten zitierten. Unter Bezugnahme auf klinische Studien zur Wirkung von Antidepressiva auf Tiere und Menschen stellte Schildkraut die These auf, dass die Medikamente die Verfügbarkeit der Neurotransmitter Dopamin, Noradrenalin und Serotonin – die bei der Stimmungsregulation eine Rolle spielen – an Rezeptoren im Gehirn erhöhten. Daraus leitete er umgekehrt ab: Wenn Antidepressiva auf diese Neurotransmitter einwirken, dann wird eine Depression womöglich durch deren Mangel verursacht. Diese Schlussfolgerung stellte er als Hypothese vor – »bestenfalls eine reduktionistische grobe Vereinfachung eines höchst komplexen biologischen Zustands«[57], schreibt er.

Dennoch stellte die Theorie die Weichen für eine neue Art, über das Selbst zu sprechen: Hinter den Stimmungen von Menschen steckten chemische Schwankungen im Gehirn. Durch diesen Deutungsrahmen wurde Selbsterkenntnis neu definiert. »Die neue Denkweise«, so der britische Soziologe Nikolas Rose, »legt nicht nur fest, was als Erklärung gilt, sondern auch, was es zu erklären gibt. Der tiefe psychologische Raum, der sich im zwanzigsten Jahrhundert auftat, ist wieder flacher geworden.« Und weiter: »Das ist ein Wendepunkt in der Ontologie des Menschen – darin, als was für Menschen wir uns begreifen.«[58]

In der Chestnut Lodge hatte es Ray an Einsicht gefehlt, aber im Silver Hill, wo ein anderes Krankheitsmodell vorherrschte, lernte er eifrig alles über sein Leiden. Er begann mit der Arbeit an einer autobiografischen Erzählung über seine Krankheit. Auf eine Manuskriptseite zeichnete er eine kommentierte Skizze seiner Station in der Lodge. »Die Pfeile kennzeichnen den von mir abgeschrittenen Weg«, erklärte er. Zu Recherchezwecken las er medizinische Fachliteratur über Depression, eine Krankheit, die er nun als »bestens heilbar« betrachtete. Für ihn war es eine Erleichterung, dass die letzten zwei Jahre seines Lebens mit einem einzigen Wort erklärt werden konnten.

Nach einem Monat im Silver Hill überdachte Ray den Entschluss, das Dialyseunternehmen aufzugeben. »Eine chemische Veränderung in mir hat mir irgendwie den Willen zu kämpfen verliehen«, schreibt er in seinen Memoiren. Einmal stand er nachts um 2:30 Uhr auf, lief im Zimmer auf und ab, zog sich einen Anzug an und band sich eine Krawatte um. Er fragte eine Pflegehilfskraft: »Sehe ich aus wie ein Arzt?«

Er rief seinen Kollegen Robert Greenspan an, der sein eigenes Gehalt in Rays Abwesenheit verdoppelt hatte, und teilte ihm die Neuigkeit mit: Er war bereit, wieder zur Arbeit zu gehen.[59] Das Unternehmen wollte er nicht mehr verkaufen. Am anderen Ende der Leitung, so Ray, habe er eine »seltsame, merkwürdige zögerliche Stille« wahrgenommen.

***

Nach dreimonatiger Behandlung wurde Ray aus dem Silver Hill entlassen. Seit fast einem Jahr hatte er nicht mehr außerhalb der Mauern einer Einrichtung gelebt. Er kehrte in ein leeres Haus zurück. Joy war bereits mit dem gemeinsamen Sohn ausgezogen und hatte den Großteil der Möbel mitgenommen. Die anderen Söhne waren noch in Europa.

Ohne Bescheid zu sagen, tauchte Ray in seiner Dialyseklinik auf. Die Patient:innen umarmten ihn und schüttelten ihm die Hand; einige Krankenschwestern begrüßten ihn mit Wangenkuss. Aber die neueren Mitarbeiter:innen, die Greenspan in Rays Abwesenheit eingestellt hatte, blieben auf Abstand. Es hatte sich herumgesprochen, dass er in einer Psychiatrie gewesen war. Im Pausenraum bezeichnete die Oberschwester Ray als »Verrückten« und als »inkompetent«.[60] Einer Sekretärin fiel auf, dass er grundlegende Fragen zur Bedienung eines Dialysegeräts stellte. »Die Leute haben mich beiseitegenommen und gefragt: ›Haben

Sie gesehen, was er gemacht hat? Haben Sie das mitbekommen?‹«, sagte Greenspan. »Und ich habe geantwortet: ›Notieren Sie das.‹«

Greenspan passte es nicht, dass Ray die Behandlung in der Lodge nicht abgeschlossen hatte. Seiner Meinung nach war Ray im Silver Hill nur notdürftig »zusammengeflickt« worden. Er kündigte und eröffnete im selben Gebäude eine konkurrierende Praxis. Viele von Rays Patient:innen und Angestellten folgten ihm. In Medizinerkreisen sprach sich Rays Krankheit – und das Zerwürfnis mit Greenspan – herum, und er bekam keine Fälle mehr überwiesen. Manchmal hatte er nicht einmal genug Patient:innen, um einen ganzen Arbeitstag zu füllen. Von seinen Söhnen getrennt und fast ohne Arbeit fühlte Ray sich, als hätte er »die Insignien« verloren, »die mich als Mensch in der Welt identifizieren«.

1980, ein Jahr nach dem Aufenthalt im Silver Hill, las Ray das gesamte *Diagnostische und Statistische Manual Psychischer Störungen*. Gerade war die dritte Ausgabe erschienen. Die ersten beiden waren dünne Broschüren gewesen, die man kaum ernst genommen hatte. Die Diagnosen waren unzuverlässig und variierten je nach Arzt:Ärztin und Kontext. Doch für die neue Ausgabe hatte die American Psychiatric Association einen Ausschuss eingesetzt, der das Handbuch objektiver und universeller gestalten sollte, indem psychoanalytische Erklärungen getilgt wurden, wie zum Beispiel die Ansicht, eine Depression sei eine »übermäßige Reaktion«[61] auf einen »inneren Konflikt«. Nun, da sich Medikamente als wirksam erwiesen hatten – Lithium half bei Manie, Thorazine bei Schizophrenie und Imipramin und andere Medikamente bei Depression –, verloren die Erfahrungen, die zur Erkrankung geführt hatten, an Bedeutung. Psychische Krankheiten wurden anhand dessen, was von außen sichtbar war – einer Liste mit Verhaltenssymptomen –, neu definiert. Der Medical Director der American Psychiatric Association Melvin Sabshin erklärte das neue *DSM* zum Triumph der »Wissenschaft über die Ideologie«.[62]

Dank des Medizinjargons im *DSM-III* fühlte Ray sich weniger isoliert: Seine Verzweiflung war eine Krankheit, die er mit Millionen anderen Menschen teilte. Von dem neuen Blick auf Depressionen beflügelt vereinbarte Ray Termine mit Koryphäen auf dem Gebiet der biologischen Psychiatrie, um ihnen als Recherche für seine Memoiren Fragen zu stellen. Sein Buch nannte er *A Symbolic Death* mit dem Untertitel: *The Untold Story of One of the Most Shameful Scandals in American Psychiatric History (It Happened to Me).*

Doch Ray war frustriert, dass er nicht einmal die »literarische Kunstfertigkeit besaß, um Mitgefühl« für sich »zu wecken«.[63] »Wer will schon eine umgekehrte Horatio-Alger-Geschichte hören?«, fragte er. Im Laufe seines Buchs spricht er sich immer wieder Mut zu. »Du musst diese Geschichte erzählen«, appelliert er an sich selbst. »Du wirst auf offene Ohren stoßen, und zwischen dir als Erzähler und den anderen – den Zuhörern – wird eine Verbundenheit entstehen, ein Gemeinschaftsgefühl, das dich wieder spüren lässt, dass du mit der Menschheit im Gleichschritt gehst.«

Ray schickte eine Fassung des Manuskripts an den Psychiater Gerald Klerman, der vor Kurzem als Leiter der US-Bundesbehörde für Alkohol, Drogenmissbrauch und psychische Gesundheit zurückgetreten war. Klerman hatte sich in einem Text abfällig über etwas geäußert, das er »pharmakologischen Calvinismus«[64] nannte: die Überzeugung, dass »ein Arzneimittel, durch das man sich besser fühlt, entweder auf irgendeine Weise moralisch falsch sei, oder dass man dafür mit Abhängigkeit, Leberschäden, Chromosomenveränderungen oder einer anderen

Form der säkulartheologischen Vergeltung bezahlen müsse«.[65] Ray zufolge soll Klerman gesagt haben, sein Manuskript sei »faszinierend und fesselnd«.

Von Klermans Bestätigung ermutigt fasste Ray den Entschluss, die Chestnut Lodge wegen Behandlungsfehlern und Unterlassung zu verklagen, und machte sich auf die Suche nach Sachverständigen, die für ihn aussagen würden. Er schickte Auszüge aus seinem Manuskript an Frank Ayd, der die erste klinische Studie mit dem Antidepressivum Elavil, das Ray einnahm, durchgeführt hatte. Ayd hatte das Aufkommen der Psychopharmakologie als einen »Segen für die Menschheit«[66] und eine der »wichtigsten und einschneidenden heroischen Entwicklungen in der Geschichte der Medizin«[67] bezeichnet. In seinem 1961 erschienenen Bestseller *Recognizing the Depressed Patient* schreibt Ayd, »ein intellektuelles Verständnis der psychologischen Aspekte der Krankheit bringt keinen Vorteil mit sich«.[68]

Nach dem Treffen mit Ray war Ayd überzeugt, dass er es »mit einem aufrichtigen, ehrlichen Menschen zu tun hatte, der sich nach einer Depression in Remission befand«,[69] und erklärte sich bereit, bei einem Rechtsstreit als Sachverständiger aufzutreten. Kurz darauf reichte Ray mit der Begründung Klage ein, er habe die Praxis, seinen Ruf in der medizinischen Fachwelt und das Sorgerecht für seine Kinder verloren, weil die Lodge seine Depression nicht angemessen behandelt habe. Rays Freund Andy Seewald erzählte mir, Ray habe sich oft mit Ahab aus *Moby-Dick* verglichen. »Die Lodge war sein weißer Wal«, sagte er. »Er war auf der Suche nach dem, was ihn entmannt hatte.«

Laut Alan Stone, dem ehemaligen Präsidenten der American Psychiatric Association, hat kein anderer Rechtsstreit wegen eines psychiatrischen Behandlungsfehlers so viele prominente Sachverständige angezogen wie der von Ray. Der Fall wurde zur

»Brutstätte«, um die herum führende biologisch orientierte Psychiater:innen »ihre Meinung durchzusetzen versuchten«, erzählte er mir.

Neben Klerman und Ayd konnte Ray auch Bernard Carroll für sich gewinnen, einen Psychiatrieprofessor an der Duke University, der einen (heutzutage nicht mehr verwendeten) Test entwickelt hatte, mit dem eine Depression anhand einer Messung der Nebennierenfunktion diagnostiziert wurde. Ray überredete auch den Psychiater Donald Klein, der Mitglied im Ausschuss für das *DSM-III* gewesen war, als Zeuge auszusagen. Klein war der Ansicht, die Psychiater:innen in der Lodge seien, wie viele andere auf dem Fachgebiet, den Anforderungen der Wissenschaft nicht gerecht geworden. »Wenn die Diagnose und Behandlung von Patienten keine angewandte Wissenschaft sind, was sind sie dann?«, fragte er auf einer Tagung. »Eine Kunstform? Ein philosophisches Konstrukt? Ein Ballett?«[70]

Bei einer Anhörung vor einer Schlichtungsstelle, die darüber entscheiden sollte, ob der Fall vor Gericht verhandelt werden würde, versuchten Rays Sachverständige, den neuen Kosmos zu definieren, den die biologische Psychiatrie für sich beansprucht hatte.

»Psychiater sind zu … Ich nenne uns manchmal ›medizinische Intranauten‹«, sagte Ayd.

»Medizinische was?«, fragte ein Anwalt der Lodge.

»Intra-Nauten«, sagte Ayd. »Wir erforschen den inneren Kosmos des Menschen.«

»Sie befinden sich also noch auf zu erforschendem Terrain?«

»Erforschen werden wir sicher noch die nächsten hundert Jahre«, antwortete Ayd. »Und das tun wir auch schon seit rund zweitausend Jahren.«

»Doktor, stimmen Sie dem zu oder nicht?«, fragte ein anderer Anwalt der Lodge. »Ist es nicht so, dass der Vorteil der Psychotherapie darin besteht, Menschen dazu zu bringen, sich mit sich selbst auseinanderzusetzen?«

»Jemanden, der dazu nicht in der nötigen Verfassung ist, dazu zu bringen, sich mit sich selbst auseinanderzusetzen, kann sehr gefährlich sein.«

Während der Anhörung, die sich über zwei Wochen erstreckte, vertrat die Lodge den Standpunkt, Ray versuche seine Depression deshalb zu medikalisieren, weil er jegliche Verantwortung von sich weisen wolle. In einem Gutachten bemerkte Thomas Gutheil, Professor für Psychiatrie in Harvard und einer der sachverständigen Zeug:innen der Lodge, dass die Formulierungen in der Klage, die Ray größtenteils selbst verfasst hatte, Rays Hang zur »Externalisierung« verdeutlichten, »das heißt die Neigung, anderen die Schuld an den eigenen Problemen zu geben«.[71] Gutheil kam zu dem Schluss, dass Rays »Beharren darauf, dass sein Problem biologischer Natur sei, nicht nur unverhältnismäßig ist, sondern mir auch wie ein weiterer Versuch erscheint, das Problem von sich wegzuschieben: Es liegt nicht an mir, sondern an meiner Biologie.«[72]

Die Sachverständigen der Lodge führten Rays Genesung im Silver Hill zumindest teilweise auf die Liebesbeziehung zu einer Patientin zurück, denn dadurch habe sich sein Selbstwertgefühl gebessert.

»Was für eine erniedrigende Bemerkung«,[73] antwortete Ray in seiner Aussage. »Und das verdeutlicht nur wieder die ganzen Zweifel an der Legitimität der Symptomatik und der Krankheit.« Er sagte: »Ich werde nicht abstreiten, dass ich im Leben Schwierigkeiten gehabt habe. Ich habe mich selbst aus der Perspektive eines Mannes betrachtet, der sich inzwischen gut mit Psychiatrie auskennt. Bin ich ein Narzisst? Bin ich das wirklich? Bin ich das nicht? Was bin ich?«

Die Anwält:innen der Lodge versuchten, Rays Darstellung einer Depression mit dem Argument zu zerpflücken, er habe während seiner Zeit dort manchmal sehr wohl Freude gezeigt, zum Beispiel beim Klavierspielen.

»Das rein mechanische Klimpern von Ragtime-Rhythmen auf dem alten, klapprigen Klavier auf der Station war mehr ein Akt der Unruhe denn kreatives, vergnügliches Musizieren«[74], antwortete Ray. »Nur weil ich Tischtennis gespielt oder ein Stück Pizza gegessen, gelächelt oder vielleicht einen Witz gemacht oder einem hübschen Mädchen hinterherguckt habe, heißt das nicht, dass ich auch tatsächlich in der Lage war, angenehme Gefühle aufrechtzuerhalten.« Er fuhr fort: »Ich habe mir immer gesagt: ›Du lebst, aber lebendig bist du nicht.‹«

Manuel Ross' Aussage dauerte über acht Stunden. Er hatte einen Entwurf von Rays Manuskript gelesen und hielt es für ausgeschlossen, dass Antidepressiva Ray geheilt hatten. Er sei noch nicht gesund, denn er klammere sich noch immer an die Vergangenheit. »Das nenne ich Melancholie in dem Sinne, wie sie in dem Aufsatz von 1913 verwendet wird«, sagte er, womit er sich auf Freuds *Trauer und Melancholie* bezog.

Ross sagte, er habe gehofft, dass Ray in der Lodge zu Einsicht gelangen würde. »Das ist die eigentliche Hilfe«, erklärte er, »wenn jemand versteht, was in seinem Leben los ist.« Er wollte, dass Ray sich von seinem Bedürfnis löst, der reichste und mächtigste Topmediziner auf seinem Gebiet zu sein, und sich stattdessen mit einem Leben zufriedengibt, in dem er einer der »Normalsterblichen ist, die sich im Weinberg der Medizin abrackern«.

Rays Anwalt Philip Hirschkop, einer der bekanntesten Anwälte für Bürgerrechte in den Vereinigten Staaten, fragte Ross: »Müssen Sie als Analytiker manchmal in sich gehen und sich vergewissern, dass Sie gerade nicht auf die eigenen Gefühle gegenüber jemandem reagieren?«

»Oh ja«, sagte Ross. »Allerdings.« Er setzte die Brille ab und nahm das Ende des Bügels zwischen die Lippen.

»Als jemand, der seit neunzehn Jahren in der gleichen Position feststeckt, in der Sie mit Ausnahme ihrer Gehaltsstufe in keiner Weise aufgestiegen sind, empfinden Sie da womöglich ein wenig Groll gegenüber diesem Mann, der so viel mehr verdient als Sie und jetzt als Ihr Patient hier ist?«, fragte Hirschkop.

»Das kann schon sein, natürlich«, sagte Ross. »Man muss das mitbedenken, gar keine Frage. Aber das gehört wohl einfach zu der psychologischen Arbeit, die man an sich selbst zu leisten hat. Bin ich neidisch auf mein Gegenüber? Beschreibe ich seinen Größenwahn etwa nur aus Bosheit und Neid? Ich glaube allerdings nicht, dass ich das in diesem Fall getan habe.«

»Könnte man Ihrer Meinung nach den Schluss ziehen, dass es jemandem, der seit neunzehn Jahren in ein und demselben Job festsitzt, womöglich an Ehrgeiz mangelt?«

»Nein, Mr Hirschkop«, antwortete Ross. »Ich mag meine Arbeit. Ich finde sie immer wieder aufs Neue inspirierend.«

Am 23. Dezember 1983 kam die Schlichtungsstelle zu dem Ergebnis, dass die Chestnut Lodge gegen den Behandlungsstandard verstoßen hatte. Der Fall durfte vor Gericht. Joel Paris zufolge, einem Psychiatrieprofessor an der McGill University, wurde »der Ausgang des Osheroff-Falls an jeder psychiatrischen Fakultät Nordamerikas diskutiert«.[75] Die *New York Times* schrieb, der Fall habe »die weit verbreitete und selbst von einigen Ärzten vertretene Auffassung« ins Wanken gebracht, »dass eine chronische Depression keine Krankheit, sondern lediglich eine Charakterschwäche sei«.[76] Nach Ansicht des *Philadelphia Inquirer* könnte der Fall »nachhaltig prägen, wie Psychiatrie in den Vereinigten Staaten praktiziert wird«.[77]

Doch 1987, kurz bevor der Fall vor Gericht verhandelt werden sollte, bot die Chestnut Lodge ihm in einem außergerichtlichen Vergleich 350 000 Dollar an. Zu der Zeit war Ray mit Mauricette zusammen, einer ehemaligen Klassenkameradin aus der Highschool und Witwe eines Psychoanalytikers. Ihr gefiel es nicht, dass Rays Fall einen Keil zwischen die beiden Ansätze der Psychiatrie trieb. »So einfach ist das nicht«, sagte sie mir. »Ein Ansatz ersetzt nicht den anderen.« Ray beschloss, dem Vergleich zuzustimmen und die Sache auf sich beruhen zu lassen.

Die auf dem Gebiet der Psychiatrie wichtigsten Köpfe des Landes betrachteten den Fall weiterhin als endgültige Abrechnung mit der Psychoanalyse. In einem 1990 im *American Journal of Psychiatry* veröffentlichten Aufsatz schrieb Gerald Klerman, einer von Rays sachverständigen Zeug:innen, dass Psychiater:innen verpflichtet seien, den Patient:innen ihre Diagnose mitzuteilen und Behandlungsentscheidungen durch Verweis auf randomisierte Studien zu erläutern. Diese Pflicht, so Klerman, wäre die medizinische Entsprechung zur »Miranda-Vorschrift«[78], also dem Gesetz, das die Polizei verpflichtet, Verdächtige über ihre Rechte zu belehren, damit sie eine bewusste Entscheidung treffen können, bevor sie etwas sagen.

Klerman war ein Anhänger der damals noch jungen Bewegung der evidenzbasierten Medizin, einem Modell, bei dem klinische Entscheidungen zu Behandlungsmethoden anhand von randomisierten Studien getroffen werden. Erstmals skizziert wurde das Konzept 1972 in dem Buch *Effectiveness and Efficiency* des schottischen Epidemiologen Archibald Cochrane, der die Meinung vertrat, wie es in einem Lehrbuch heißt, dass »nichts über eine Behandlung gesagt werden kann, solange nicht mit dem ersten Patienten eine randomisierte wissenschaftliche Studie durchgeführt worden ist«.[79] Innerhalb eines Jahrzehnts etablierten sich randomisierte klinische Studien als zuverlässigste Art der medizinischen Erkenntnis und verdrängten die bislang vorherrschenden Einzelfallstudien. Als der Direktor des Zentrums für evidenzbasierte Medizin in Oxford, England, von der *New York Times* gefragt wurde, inwiefern dieser neue Schwerpunkt die Kunst der Medizin verändern könnte, antwortete er: »Kunst tötet.«[80]

Joan Narad, Rays Ärztin im Silver Hill, sagte mir, es habe sie geschmerzt, welche Schlussfolgerungen aus Rays Geschichte gezogen worden waren. »Der Fall wurde instrumentalisiert, um noch stärker zu polarisieren«, sagte sie. In seinen Memoiren schreibt Ray: »Zwar floriert nach wie vor ein ›Nischenmarkt‹, der sich mit der Bedeutung des weltberühmten Osheroff-Falls auseinandersetzt, aber nicht einem dieser Wissenschaftler kam es in den Sinn, die lebende Primärquelle zu befragen – mich!«

1989 fand auf der Jahrestagung der American Psychiatric Association eine Podiumsdiskussion zu Rays Fall statt, und Ray saß zusammen mit seinem ältesten Sohn Sam, mit dem er wieder Kontakt hatte, im Publikum. Narad, die ebenfalls anwesend war, zeigte Sam Seiten in Rays Krankenakte, auf denen stand, wie sehr sich Ray nach seinen Kindern gesehnt hatte. »Ich habe ihm gesagt: ›Sie sollten wissen, dass Ihr Vater versucht hat, Kontakt zu Ihnen aufzunehmen – er hat Sie geliebt und wollte Sie unbedingt sehen‹«, so Narad.

Aber Sam und sein jüngerer Bruder Joe konnten ihrem Vater nicht verzeihen. Ihrer Meinung nach war sein Leben aus der Bahn geraten, weil er sich an die falschen Erklärungen geklammert hatte. »Mein Vater hatte diese gesellige, geniale, freundliche Seite, aber seine Probleme ist er nie angegangen«, erzählte mir Joe. »Immer wieder kam er mit derselben alten Leier.« Joe war der Ansicht, sein Vater wäre weniger depressiv gewesen, hätte er seinen Kindheitstraum, Musiker zu werden, verwirklichen können, anstatt auf den Wunsch seines Vaters hin Medizin zu studieren. Sam und Joe wollten sich beruflich dem Theater widmen und sahen eine gewisse Ironie darin, als ihr Vater sie drängte, sich für eine respektablere Branche zu entscheiden, wie BWL oder Jura. Joe sagte: »Da ist dieser Mann, der einfach nur Musik machen wollte – nichts anderes –, und er hat zwei Kinder, die nichts anderes wollen, als Theater zu spielen. Er wiederholte die Muster, die er als Kind gelernt hatte.«

Nach Rays Fall bekamen so gut wie alle Patient:innen in der Lodge Medikamente verschrieben. »Wir mussten uns anpassen«, erzählte mir Richard Waugaman, ein Psychiater der Lodge. »Entscheidend war nicht immer, ob dem Patienten damit geholfen wurde, sondern ob sich dadurch eine weitere Klage abwenden ließ.«

Die Ärzt:innen der Lodge waren ernüchtert, als 1984 in den *Archives of General Psychiatry* eine Langzeitstudie mit mehr als vierhundert Patient:innen veröffentlicht wurde, die zwischen 1950 und 1975 in der Lodge behandelt worden waren.[81] Nur bei einer:m von drei schizophrenen Patient:innen konnte eine Heilung oder Besserung beobachtet werden – etwa der gleiche Prozentsatz erholte sich zu dieser Zeit auch durch jede andere Behandlungsform.[82] Was diejenigen, die ein produktives Leben führten, von denjenigen unterschied, die krank blieben, hatte offenbar nichts damit zu tun, was in der Lodge passierte. Auf einem Symposium, an dem fünfhundert Ärzt:innen teilnahmen, verkündete Thomas McGlashan, Mitautor der Studie und Psychiater in der Lodge: »Die Daten sind da. Das Experiment ist gescheitert.«[83]

Die Behandlung der Patient:innen in der Lodge wurde jahrelang von privaten Krankenversicherungen übernommen – manche, die »goldenen Gänse«, wie sie genannt wurden, zahlten aus eigener Tasche –, aber ab den frühen Neunzigerjahren bestimmte allmählich Managed Care die Versicherungsbranche.

Um Kosten einzusparen, verlangten Versicherungen, dass Ärzt:innen Behandlungspläne zum Prüfen vorlegten und Nachweise über messbare Fortschritte erbrachten. Ausführliche, sprachgewandte Berichte über die Konflikte der Patient:innen wurden durch Listen mit Symptomen ersetzt. Um Zusammenarbeit ging es nicht mehr, stattdessen musste die psychiatrische Versorgung wie eine Ware behandelt werden. Die Psychiater:innen der Lodge trafen sich weiterhin zu langen Besprechungen, in denen jede:r Patient:in analysiert wurde, aber Kalyna Bullard, die Schwiegertochter von Dexter jr., die als Chefjustiziarin der Klinik tätig war, erzählte mir: »Sie wurden nicht mehr dafür bezahlt.«

Die Beziehung zwischen Arzt:Ärztin und Patient:in, die in der Lodge als magisches Band – als Heilmittel gegen Einsamkeit – galt, bekam durch den Businessjargon eine neue Gestalt. Psychiater:innen wurden zu »Leistungserbringern« und Patient:innen zu »Endkunden«, deren Leiden mit Diagnosen aus dem *DSM* zusammengefasst wurde. »Geisteskrankheit ist zu einem Industrieprodukt geworden, mit dem zügig, effizient und rational umzugehen ist«,[84] schreibt der Anthropologe Alistair Donald in einem Essay mit dem Titel *The Wal-Marting of American Psychiatry.* »Der Patient aus Fleisch und Blut wurde durch Beschreibungen von Verhaltensweisen ersetzt und ist somit unsichtbar geworden.«[85]

Als die älteren Analytiker:innen in den Ruhestand gingen, stellte die Lodge eine neue Generation von Ärzt:innen und Sozialarbeiter:innen ein, die Medikamenten gegenüber deutlich aufgeschlossener waren. Doch Karen Bartholomew, die ehemalige Leiterin für Soziale Arbeit, erzählte mir, sie habe es als frustrierend empfunden, wenn Angestellte frühere psychiatrische Behandlungsweisen mit den Worten abtaten: »Wir sind jetzt so viel besser.« Ihr zufolge kamen immer mehr Patient:innen in die

Lodge, die »fünf oder sechs verschiedene Medikamente nahmen, und wer kann da noch sagen, was davon auch wirklich wirkt?« Außerdem: »Ich warte schon auf die nächste Trendwende, denn so funktioniert das auch nicht – jedenfalls nicht in diesem Land.«

1995 starb Dexter Bullard jr., und aus der nächsten Generation der Bullards wollte niemand die Leitung der Klinik übernehmen. Sie wurde an eine Non-Profit-Gesundheitsorganisation verkauft, die die Lodge schon bald in den Bankrott trieb. Die Lodge-Psychiaterin Ann-Louise Silver ist der Ansicht, dass der Suizid von Bullards Sohn und die damit einhergehenden Veränderungen – die Umstellung auf Medikamente, das Führungsvakuum – »zum Untergang der Klinik geführt haben«. Während Dexter jr. »um seinen Sohn trauerte«, sagte sie mir, »trauerten viele von uns um die alte Lodge«. In den späten Neunzigern verfielen allmählich die Gebäude der Klinik. Silver erzählte, einer ihrer Patient:innen sei im dritten Stock Honig aufs Gesicht getropft. An der Decke hingen Bienenstöcke.

Am letzten Tag, dem 27. April 2001, waren nur noch acht Patient:innen übrig. Einige Angestellte boten an, auf ihr Gehalt zu verzichten, um die Lodge noch ein wenig länger zu erhalten. Sie überlegten auch, eine Immobilie aus dem 18. Jahrhundert zu kaufen und ein neues Krankenhaus zu gründen, das nach *Ich hab dir nie einen Rosengarten versprochen* Rosegarden Lodge heißen sollte. »Wir unterscheiden uns gar nicht so sehr von unseren Patienten«[86], sagte damals Robert Kurtz, ein Psychiater der Lodge, der *Psychiatric News*. »Wir sind ziemlich stur, idealistisch und unverbesserlich. Wir geben einfach nicht auf!« Doch der Plan wurde nie umgesetzt. »Ein großer, kippender Leuchtturm ist vollends in die Fluten gestürzt«, schreibt Silver.[87]

Rays Psychoanalytiker Manuel Ross arbeitete bis zur Schließung in der Lodge. Christopher Keats, der in den späten Neunzigern ihr psychotherapeutischer Leiter gewesen war, sagte mir, Ross »ist er selbst geblieben: Er hat genauso weitergearbeitet wie zuvor.« Als ich Ross anrief, antwortete er mir, er wolle nicht über Rays Fall reden: »Ich habe nie darüber gesprochen – nicht einmal unter vier Augen. Für mich ist das eine Grundregel der Psychiatrie, genau wie bei Priestern: Nichts dringt nach außen.«

Wie viele Nervenheilanstalten in diesem Land wurde die Lodge einfach verlassen. Eine Lokalzeitung bezeichnete das Anwesen als Treffpunkt für »Geisterjäger«, die von »Geschichten über paranormale Aktivitäten und anderen Spuk«[88] angelockt wurden. Dann, im Sommer 2009, brannte das Hauptgebäude bis auf die Grundmauern nieder, die Ursache ist bis heute unbekannt.

***

2013 stieß ich in der *Psychiatric Times* auf einen kurzen Artikel zum Gedenken an Rays Leben mit dem Titel *A Belated Obituary*[89]. Ray war ein Jahr zuvor gestorben, und sein Tod war unbemerkt geblieben. Bis auf sein Facebook-Profil konnte die Verfasserin kaum persönliche Informationen über ihn finden: Sein Profilbild war das Cover des 1986 erschienenen Psychologiebuchs *Finding Our Fathers: How a Man's Life Is Shaped by His Relationship with His Father.* In psychiatrischen Fachtexten habe ich hin und wieder knappe Verweise auf Rays Fall gefunden (in einem hieß es, Ray sei vor der Depression ein Mann gewesen, der »alles hatte, was sich ein Mensch nur wünschen kann«), und ich fragte mich, wie er sich einen Reim darauf machte, dass sein Leben und Vermächtnis durch das Aufeinanderprallen zweier gegensätzlicher Theorien über seine Psyche bestimmt worden waren. Ich nahm mit Rays ehemaligem Anwalt Philip Hirschkop Kontakt auf, und er lud mich in sein Haus in Lorton, Virginia, ein, wo ich über zehn Kisten mit Rays Akten lesen durfte, die Hirschkop in seiner Garage aufbewahrte. Darin befanden sich neben den Gerichts- und Krankenakten auch mehrere Entwürfe von Rays unveröffentlichten Memoiren. Über dreißig Jahre hinweg hatte er sie überarbeitet. Die Prosa schwankte zwischen Größenwahn und Selbsterniedrigung. »Ich bin zur historischen Persönlichkeit geworden«, schreibt er. »Ich bin der Mann, von dem jeder weiß, aber den niemand kennt.«

Nach der außergerichtlichen Einigung war Ray zusammen mit Mauricette nach Scarsdale, New York, gezogen, doch nach einigen Jahren hatte er das Gefühl, dass die Beziehung »keine Substanz« hatte, und ließ sich erneut scheiden. In einer Manuskriptfassung änderte Ray seine Definition von Depression: »Sie ist keine Störung, sie ist keine Krankheit – sie ist ein Zustand, der keine Nähe zulässt.« Er ging wieder zu einem Psychoanalytiker. Den neuen Therapeuten bezeichnete er als den »guten Vater« (wohingegen Ross, wie er schreibt, der »schlechte« gewesen war). Ray glaubte, wenn er in der Lodge Medikamente bekommen hätte, dann wäre eine Therapie vielleicht nie nötig gewesen, doch jetzt, schreibt er, habe er »das Fundament verloren, auf dem sich etwas aufbauen lässt«.

Nach der gescheiterten Ehe mit Mauricette zog Ray nach Cranford, New Jersey, zu Paula, einer anderen ehemaligen Klassenkameradin aus der Highschool, obwohl er sie geradezu einschläfernd langweilig fand. Ein Jahr lang arbeitete er in der Nähe von Cranford in einer Klinik für Nephrologie, aber wie die Ärzt:innen in der Lodge fühlte auch er sich durch die Vorgaben des Managed-Care-Systems eingeengt: Er wurde zurechtgewiesen, wenn er einem:r Patienten:in mehr als zwanzig Minuten widmete. Nach einem Jahr wurde sein Vertrag nicht verlängert, und er »fing an, sich von einer Einstiegsstelle zur nächsten zu hangeln«, wie er sich in einem Brief ausdrückt. »Können Sie sich vorstellen, wie es ist, sich dafür zu schämen, dass die eigenen Kinder einen so sehen – und Sie vor ihnen davonlaufen möchten?«, schreibt er.

Joe und Sam, Rays ältere zwei Söhne, wurden beide Schauspieler. Wenn Ray sie besuchte, sprach er unablässig davon, wie sein Leben wegen der Chestnut Lodge aus den Fugen geraten war. Er gab ihnen auch neue Fassungen seines Manuskripts zu lesen. »Das Buch, immer nur das Buch«, sagte Joe. »Über etwas anderes wollte er gar nicht mehr reden.« Als Sams erstes Kind zur Welt kam, tauchte Ray mit einer überarbeiteten Version seiner Memoiren auf und schien mehr daran interessiert zu sein, über sein Schreiben zu sprechen, als seine Enkelin kennenzulernen. Sam erzählte, sein Vater habe ihm gesagt: »Das Buch wird die Menschen vom Hocker hauen. Die Geschichte wird sicher verfilmt.« Irgendwann riefen er und Joe ihren Vater nicht mehr zurück. Der Kontakt zu seinem jüngsten Sohn war bereits abgebrochen.

Rays Memoiren schwollen auf fünfhundert Seiten an. Die ersten Entwürfe waren sprachlich durchkomponiert und lebendig gewesen. Aber nach drei Jahrzehnten Überarbeitung hatte der Text etwas Bedrückendes und Unehrliches – es war eine Geschichte der Abrechnung. Die vielleicht einzige Verbesserung war ein Porträt seines Vaters, das in den frühen Fassungen noch nicht vorkommt. Ray verriet nun, dass sein Vater ihn womöglich misshandelt hatte. Der Tod des Vaters wurde zur Schlüsselszene. Als sie sich das letzte Mal sahen, schimpfte Rays Vater ihn, weil er den Müll nicht rausgebracht hatte. »Auf einmal bin ich mir meiner Wut auf ihn bewusst, und nun, da er mich körperlich nicht mehr einschüchtert, kommt mir der flüchtige Gedanke, meinen Vater zu schlagen«, schreibt Ray. »Der verbotene Gedanke, obgleich rasch verdrängt, schockiert mich.« Ohne sich zu verabschieden, lief Ray aus dem Haus. Noch am selben Tag erlag sein

Vater, der fünfundvierzig Jahre alt war, einem Herzinfarkt. Ray musste ihn im Leichenschauhaus identifizieren.

»Worauf also läuft diese Geschichte hinaus?«, fragte Ray. »Was macht mich aus? Wer ist Ray Osheroff jetzt?« Seit dreißig Jahren nahm er Psychopharmaka, aber er fühlte sich nach wie vor wurzellos und allein. »Es liegt eine schmerzhafte Kluft zwischen dem, was ist, und dem, was hätte sein sollen«, schreibt er. Er war ein »ungeheilter Mann«. Zwei verschiedene Geschichten über seine Krankheit, die psychoanalytische und die neurobiologische, hatten ihm nicht gerecht werden können. Jetzt hoffte er, von einer neuen Geschichte gerettet zu werden – von den Memoiren, an denen er arbeitete. Wenn er alles richtig darstellen würde, wenn er nur die richtigen Worte finden würde, könnte er »endlich das Ufer der Heilung erreichen«, schreibt er. »Es wird in deiner persönlichen Tragödie eine Hermeneutik geben. Vielleicht wirst du endlich in der Lage sein, dir ein neues Vermächtnis aufzubauen. Beeil dich! Die Stunde rückt näher!«

In den frühen 2000ern bekam Ray einen Job, bei dem er Menschen, die einen Autounfall hatten, elektrodiagnostisch untersuchte. Durch Messungen von elektrischen Strömen stellte er fest, ob Muskeln und Nerven verletzt waren. Er mochte die Stelle mit guten Absichten angetreten haben, doch schon bald arbeitete er für Kliniken, die verschuldensunabhängige Autoversicherungen ausnutzten, die für medizinische Kosten aufkamen. In manchen Fällen gab es womöglich nicht einmal einen Unfall. In einem aufgezeichneten Gespräch beklagte er sich bei seinem neuen Therapeuten: »Ich erledige unechte Arbeit. Ich erstelle unechte Gutachten für unechte Unfälle.« Er fühlte sich, als wäre er »die Fassade eines Mannes, ein Scheinbild«. Nach der Arbeit ertrug er es nicht, Zeit mit Paula zu verbringen, deren Vorstellung von einem netten Abend, so Ray, eine Dinnerparty mit koscherem chinesischem Essen war. »Ich kann nicht zu ihr nach Hause. ›Was ist denn los, Schatz? Willst du mit mir fernsehen?‹ Ich muss die Zeit mit ihr auf ein Minimum reduzieren.«

Bei unserem Telefonat äußerte Paula sich anerkennend über Rays medizinische Expertise. Sie berichtete, wie beeindruckt ihre Freund:innen davon gewesen waren, dass er zwei Facharztausbildungen abgeschlossen hatte, sowohl für Innere Medizin als auch für Nephrologie, und erzählte mir viermal von einem Krebspatienten, der sich bei Ray in einem Brief dafür bedankt hatte, dass Ray an seinem Bett gesessen hatte. Doch seine berufliche Tätigkeit konnte sie nur vage umreißen. »Er hat eine bestimmte Art von Test durchgeführt«, erzählte sie. »Ärzte, die das nicht selbst tun konnten, haben ihn angerufen und gesagt: ›Wie ich gehört habe, verstehen Sie sich auf diese Tests sehr gut – könnten Sie in meine Praxis in der Bronx kommen?‹«

Anfang 2012 erzählte Ray seinem Freund Andy Seewald, dass sein Bankkonto vom FBI gesperrt worden war. Die US-Staatsanwaltschaft bereitete eine Anklage gegen rund fünfunddreißig Personen wegen organisierten Betrugs von Krankenversicherungen vor, und Ray rechnete damit, schon bald angeklagt zu werden. Kurz zuvor war er wegen eines ähnlichen Falls verklagt worden, weil er Kfz-Versicherungen »vorgetäuschte oder aus medizinischer Sicht unnötige Behandlungen«[90] in Rechnung gestellt hatte, wie es in der Klage heißt. Seewald erzählte, Ray habe ihm gesagt: »Die Schande bringt mich noch ins Grab.«

Ray lud seinen mittleren Sohn Joe, den er seit über zehn Jahren nicht mehr gesehen hatte, zum Abendessen in ein italienisches Restaurant im Theater District in Manhattan ein. Beim Betreten des Restaurants hörte Joe jemanden seinen Namen rufen. »Ich drehte den Kopf und sah meinen Vater an einem runden Tisch mit bestimmt acht, neun Typen sitzen, lauter Russen, die Fotos machten«, sagte Joe. »Da kamen Sprüche wie: ›Wir hätten nie gedacht, dass wir mal den Tag erleben, an dem Dr. Osheroff und sein Sohn wieder zusammenfinden!‹« Ray stand auf und hielt eine Rede. »Alle haben ihre Handys gezückt und meinen Vater gefilmt«, sagte Joe, »und am Ende der Rede drückt mir mein Vater unter Tränen eine alte, abgegriffene Ausgabe von diesem bescheuerten Buch *Finding Our Fathers* in die Hand.« In dem von einem Harvard-Psychologen verfassten Buch geht es darum, wie die »offenen Angelegenheiten«[91] zwischen einem Mann und seinem Vater die Beziehungen eines Mannes vergiften.

Sie fingen an zu essen. »Und mein Vater setzte sich neben mich und erzählte mir wieder die Geschichte von der Chestnut Lodge, als hätte ich sie nicht schon oft genug gehört«, sagte Joe. »Ich war wie erstarrt. Ich habe mich richtig benutzt gefühlt.« Selbst als Ray versuchte, die Beziehung zu kitten, wurden seine Bemühungen, eine emotionale Bindung zu seinem Sohn aufzubauen, von der Geschichte überschattet, die er geradezu zwanghaft immer wieder aufs Neue erzählte.

Kaum einen Monat später fiel Seewald auf, dass Ray, der inzwischen dreiundsiebzig war, ungewöhnlich erschöpft wirkte. »Er hat oft gesagt: ›Ich habe das schreckliche Gefühl, abzubauen. Wenn ich in den Spiegel sehe, komme ich mir gebrechlich vor.‹« Zwei Tage später verpasste Joe, der in Manhattan bei einer Aufführung war, einen Anruf seines Vaters. Nach der Vorstellung hörte er die Mailbox ab: Rays Chauffeur, der ihn durch die Stadt zu den Kliniken fuhr, in denen er die elektrodiagnostischen Tests durchführte, hatte eine Nachricht hinterlassen: Ray war gestorben.

Bei der Beerdigung stellten Sam und Joe fest, dass sich die Geschichte über den Tod ihres Vaters ständig änderte. Manche erzählten, er sei im Büro gestürzt und habe sich an der Schreibtischkante den Kiefer gebrochen. Anderen zufolge habe er einen

Herzinfarkt erlitten. Im *Star-Ledger*, einer Zeitung aus New Jersey, stand, er sei »im Schlaf verschieden«.[92] Paula erzählte mir, er sei in seinem Büro im Bett verstorben, wo er manchmal übernachtete, wenn er es in verschneiten Nächten nicht nach Hause schaffte. »An dem Abend sollte Ray eigentlich heimkommen«, sagte sie, »aber er war sehr, sehr müde.«

Nach der Trauerfeier blieben Sam und Joe lange wach und versuchten, aus den verschiedenen Geschichten schlau zu werden. Sie entwickelten eine eigene Theorie. Sie vermuteten, dass Ray gegen seine Kolleg:innen hatte aussagen wollen. »Ich bin mir ziemlich sicher, dass mein Vater ermordet wurde«, sagte Sam bei unserem ersten Gespräch. Joe erklärt: »Er wollte diese Typen entlarven, und ich glaube, deshalb hat man ihn aus dem Weg geräumt. Aus ihm wurde ein ersetzbarer Krimineller – das ist sein Vermächtnis.«

Niemand sonst, mit dem ich gesprochen habe, glaubt, dass Ray getötet wurde, aber Seewald hielt eine Weile Suizid für denkbar. Auf Rays Sterbeurkunde steht »hypertensive Herzkrankheit«. Im Monat zuvor war er wegen Ohnmachtsanfällen ins Krankenhaus eingeliefert worden.

Ein:e Psychoanalytiker:in würde vielleicht sagen, dass Joe und Sam ihren Vater umgebracht haben, so wie Ray in seinen Memoiren symbolisch seinen Vater tötete, indem er sich nicht, wie es sich gehört hätte, von ihm verabschiedet hatte. Kurz vor seinem Tod hatte Ray Freuds Essays über Dostojewski gelesen, einen seiner Lieblingsautoren. In *Dostojewski und die Vatertötung* schreibt Freud, wenn ein Sohn erfährt, dass sein Vater getötet wurde, sei es »ja gleichgültig, wer die Tat wirklich ausgeführt hat, für die Psychologie kommt es nur darauf an, wer sie in seinem Gefühl gewollt, und als sie geschehen, willkommen geheißen hat«.[93]

Rays Memoiren sind Fragment geblieben, die Seiten verstreut

in den Büros der diversen Schreibkräfte, die bei der Zusammenstellung des Materials geholfen hatten. In den letzten Fassungen sucht Ray nach einer übergeordneten Theorie, die erklärt, warum das Leben, das er sich gewünscht hatte, vierzig Jahre zu früh vorbei gewesen war. Der einen Theorie zufolge war er ein Mann mit einem chemischen Ungleichgewicht. Laut einer anderen war er ein Junge, dem eine Vaterfigur fehlte: »Liegt unter all dem«, schreibt er, »nicht das Motiv des Sohnes auf der Suche nach dem Vater? Nicht der Verlust eines Unternehmens. Der Verlust des Vaters.« Eine dritte Theorie lautete, dass er an einer Art chronischer Einsamkeit litt – einem Zustand, den er, Fromm-Reichmann zitierend, als »eine derart intensive, nicht mitteilbare Erfahrung« bezeichnete, »dass Psychiater sie nur im Sinne der Abwehr beschreiben können, die gegen sie eingesetzt wird«. Aber er spürte auch, dass jede Geschichte, die eine allzu stimmige Erklärung für seine Probleme lieferte, unwahr sein würde, ein Zurückweichen vor der Ungewissheit. »Am Lebensende, nachdem ich alles verloren habe«, schreibt er, »bin ich vielleicht nichts als ein vertrocknetes Herbstblatt, das im rauen Oktoberwind davonweht.«

Bapu

»Ist diese Krise, die ich
durchmachen muss, der Weg
zur vollkommenen Hingabe?«

Darüber, dass vor Bapus Hochzeit keine Astrolog:innen zurate gezogen wurden, sprach ihre Familie nur hinter vorgehaltener Hand. Bapus Schwestern hatten ihre Horoskope mit denen ihrer Bräutigame abgeglichen, um sicherzustellen, dass sie zusammenpassten. Aber Bapu war eine weniger attraktive Heiratskandidatin. Als Kind war sie an Polio erkrankt, und seitdem hinkte sie. Auf einem Foto, das 1960 an heiratswillige Männer verschickt wurde, trägt Bapu das schwarze Haar zu einem Zopf geflochten, der ihr bis zur Taille reicht, und sitzt, ein Buch lesend, so auf einem Holzstuhl, dass der orthopädische Schuh nicht zu sehen ist. Bapu konnte es sich nicht leisten, wählerisch zu sein.

Ihre Familie gehörte der höchsten indischen Kaste an, den Brahmanen, die als spirituell reiner gelten als der Rest der Bevölkerung. In der Hoffnung, Bapu würde dadurch gefragter werden, hatte ihr Vater, ein Geschäftsmann und angesehener Musikkritiker, ihr in einem schicken Viertel im südindischen Chennai ein stattliches Haus im Kolonialstil gekauft. Es hatte Flügeltüren mit Sprossen, eine Brüstung mit roten Ziegeln, eine ausgedehnte Veranda und einen umfriedeten Garten. Umgeben von Palmen, Flammen- und Mangobäumen stand es auf knapp einem halben Hektar Land. Vor dem Kauf konsultierte ihr Vater einen Priester, der sich mit *vastu shastra* (der »Wissenschaft der Architektur«) auskannte und warnte, dass das Anwesen für eine Familie ungeeignet sei. Aber ihr Vater schlug den Rat in den

Wind. Er nannte das Haus »Amrita«, Nektar der Unsterblichkeit.

Bapu willigte ein, einen Interessenten namens Rajamani zu heiraten, einen leitenden Angestellten in einer Werbeagentur, der muskulös war, einen markanten Kiefer und ein Grübchen im Kinn hatte. Amrita wurde ihr neues Zuhause, aber es war zu groß für zwei und wurde schon bald zum Unterschlupf für Cousins, Cousinen, Geschwister und Freund:innen, die in Chennai arbeiteten oder studierten. Rajamanis Bruder zog mit der ganzen Familie ein und blieb fast zehn Jahre lang. In der neuen häuslichen Hierarchie stand Bapu ganz unten. Jeden Morgen wachte sie um fünf Uhr auf, nahm ein kaltes Bad und entzündete in den Ecken des Hauses Räucherstäbchen. Mit Reismehl zeichnete sie als Einladung für die Heiligen ein Kolam, ein geometrisches Muster, vor die Haustür. Während der Menstruation musste sie sich in eine Ecke des Hauses zurückziehen und durfte weder kochen noch beten oder Männer berühren. An den anderen Tagen im Monat kochte sie, was ihr Mann und ihre Schwiegereltern verlangten. Ihr Neffe Shyam, der ebenfalls dort wohnte, sagte: »Auf sie war immer Verlass. Es stand immer Essen auf dem Tisch.«

Bapu empfand ihre Schwiegerfamilie als hartherzig und fühlte sich von ihnen verurteilt. Sie zogen sie wegen ihres kaputten Beins auf und nannten sie *nondi*, was auf Tamil »lahm« bedeutet. Nach der Geburt ihres ersten Kindes, ihrer Tochter Bhargavi, brachte ihr ihre Schwägerin ein Malzgetränk, das sich Horlicks nannte – in Indien als »der große Familienernährer« vermarktet – und beim Stillen helfen sollte. Aber statt mit kochendem Wasser rührte ihre Schwägerin das Pulver mit Wasser direkt aus der Leitung an, was Bapu ihr Jahre später noch vorwarf.

Bapu war es zuwider, dass sich bei ihrer Schwiegerfamilie immer alles ums Geld drehte – ein »Skorpion«, der mich »ständig sticht«[1], beklagt sie sich in ihrem auf Tamil verfassten Tagebuch. Ihr Mann Rajamani stammte aus einer Familie astrologischer Priester, für deren materielles Wohl die Tempelgemeinde gesorgt hatte, in der sie tätig gewesen waren, aber seit Kurzem gehörten sie zur städtischen Mittelschicht. Rajamani führte ein detailliertes Haushaltsbuch, in dem sämtliche Ausgaben erfasst wurden. »Wie viel kostet dies! Wie viel kostet das! Pfui!«, schreibt Bapu. Rajamani baute auf dem Grundstück ein kleineres Haus, zog dort mit seiner Familie ein und vermietete das Hauptgebäude, um sein Einkommen aufzustocken. Inzwischen hatte Bapu nach zwei Fehlgeburten Bhargavis Bruder Karthik zur Welt gebracht. Als die Wohlhabendere in der Ehe war sich Bapu der wenigen Bereiche bewusst, in denen sie Macht besaß. Sie schreibt: »Mein Mann sieht mich als Feindin, wenn er meinen Körper oder mein Geld nicht bekommt.«

In einigen gut situierten brahmanischen Familien in Chennai war es Brauch, dass die älteste Frau – die Gattin oder Schwiegermutter – im Frühjahr, wenn die Mangos reif wurden, die Früchte an Verwandte und Freund:innen verteilte. Das war ein komplexes gesellschaftliches Drama, das tagelang für Tratsch sorgte. Bapu widerstrebte es, dass Mangos »das Einzige sind, was meine Schwiegermutter als Erlösung im irdischen Leben betrachtet«, schreibt sie.

Sie begann, mit ihren Kindern einen Ashram in Chennai aufzusuchen, wo sie den Lehren der Bhagavadgītā lauschten, der sanskritischen Schrift, die ein Zwiegespräch zwischen einem Prinzen und Krishna, dem hinduistischen Gott der Zärtlichkeit und des Mitgefühls, abbildet. Sie saßen zusammen mit rund sechzig Menschen am Boden, versammelt um einen Priester namens Sri Anjam Madhavan Nambudiri, der in ganz Indien Rezitationen von heiligen Schriften leitete. Nambudiri trug safrangelbe Gewänder und eine Blumenkette um den Hals. Er hatte schwarze Haare; sein langer, buschiger Bart war weiß. Er war ein

Sannyasin, ein Asket, der seine Besitztümer aufgegeben, sein Begräbnis abgehalten und damit der materiellen Welt entsagt hatte. Sannyasins gelten als die höchste Stufe hinduistischer Spiritualität – es heißt, sie besäßen allumfassende Einsicht. Allerdings suchen sie nicht nach Einsicht in die eigene Psyche, sondern in die Natur ihrer Existenz, nach ihrem Platz im kosmischen Gefüge.

Irgendwann begann Bapu, sich mehrere Stunden am Tag in den Gebetsraum zurückzuziehen, den einzigen Ort im Haus, den sie ihr Eigen nennen konnte. Mit seinen ein Meter zwanzig mal ein Meter zwanzig handelte es sich eher um ein Kämmerchen. Sie kaufte neue Statuen, Blumen, Glocken und Räucherstäbchen für das Zimmer, obwohl der Gebetsraum in ihrer Familie eigentlich als Männerdomäne galt. Bapu fühlte sich zu einem freieren Dasein berufen: »Die gütigen Hände des Herrn haben nach meinen gegriffen«, schreibt sie in ihrem Tagebuch. Sie wollte »in das Meer der Hingabe eintauchen und jegliches Gefühl für Zeit verlieren«. Sie wollte kein, wie sie es nannte, »sinnloses Leben« mehr führen. Sowohl das Wissen, wie viel Geld für ihre Hochzeit ausgegeben worden war, als auch die Vorstellung, dass etwas ihr allein gehörte, entsetzte sie. »Dieser Geist ist dein!«, schreibt sie an Krishna. »Diese Rede ist dein! Dieser Körper ist dein! Alles ist dein!«

Bhargavi war eifersüchtig auf die Götter, weil sie einen so großen Teil der Aufmerksamkeit ihrer Mutter verschlangen. Manchmal standen sie und ihr zwei Jahre jüngerer Bruder Karthik schweigend im Gebetszimmer, nur um ihrer Mutter nahe zu sein. »Sie hatte nichts dagegen – wir sollten uns nur hinsetzen«, erzählte Karthik. »Früher oder später wurde uns langweilig und wir haben uns davongemacht. Das Zimmer war dunkel, und wir haben das alles gar nicht verstanden.«

Bapu entwickelte eine Faszination für die Dichterin Mirabai, die im sechzehnten Jahrhundert Lyrik in der Bhakti-Tradition verfasst hatte, eine Gattung, die sich ab dem sechsten Jahrhundert in Südindien verbreitete und noch heute beliebt ist. Der Legende zufolge hatte Mirabai sich geweigert, die Ehe zu vollziehen. Sie wandte sich von ihrem Gatten und dessen Familie ab, weil sie überzeugt war, dass Krishna ihr wahrer Ehemann sei. Wie viele Bhakti-Dichterinnen zeigte auch sie eine Form der Geisteskrankheit, die als »Gottesrausch«[2] bekannt ist. Schließlich floh sie aus dem Haus der Schwiegereltern und zog allein durchs Land.[3] »Für mich«, schreibt Mirabai, »scheint selbst diese Schmach süß.«[4]

»Bin ich Mirabai?«, fragt Bapu in ihrem Tagebuch.

Sie fing an, für ihre Kinder Lieder über Krishna zu schreiben, in denen er als gutaussehender Kuhhirte auftrat, der sein Umfeld bezauberte. Die Texte waren in mittelalterlichem Tamil verfasst, einer Sprachvariante, die sie vorher nicht gelernt hatte. Sie hatte ein umfassendes Vokabular und nutzte Nebenbedeutungen von Wörtern, die ihre Familie ohne Blick ins Wörterbuch gar nicht verstand. »Es war uns ein Rätsel«, sagte Bapus Schwägerin Prema. »Es sprudelte einfach so aus ihr heraus, ganz ohne Ausbildung.«

Nachdem sie zwei Gedichtbände verfasst hatte, riet ihre Familie ihr, diese einem Experten für mittelalterliches Tamil zu schicken. Der Gelehrte lud Bapu zu sich ins Büro ein. »Er hat etwa die Hälfte ihrer Gedichte gelesen und analysiert«, erzählte mir ihr Neffe Shyam, der bei dem Treffen dabei gewesen war. »Er hat das Metrum und die Form ausgewertet und gesagt: ›Es wird allen Kriterien gerecht. Ein göttliches Werk.‹« Bapu nahm das Feedback gelassen auf. Das Schreiben, erklärte sie, sei ihr leichtgefallen.

Ihre Bücher wurden 1970 von einem regionalen Verlag herausgebracht und an Tempel in der Nähe verteilt. »Mögen die Lieder alle Herzen reinigen wie der reine Fluss Ganges«[5], schreibt Nambudiri, der Sannyasin, dessen Lesungen sie besucht hatte, im Vorwort eines ihrer Bücher. In Bapus Viertel sprach sich herum, sie würde eine göttliche Gabe besitzen. »Es waren immer viele Frauen aus der Gegend da, um mit ihr zu beten«, sagte Shyam. »Sie haben sie für eine religiöse Führerin gehalten, eine Lehrerin, obwohl sie sich selbst nie in dieser Rolle gesehen hat.«

Fortan trug Bapu schlichte Baumwollsaris und schmückte ihr Haar nicht mehr mit Blumen. »Für Sachen wie Puder, Düfte und Seidensaris gebe ich kein Geld aus«, schreibt sie. »Man sollte sich von den Dingen lösen, die einem Freude machen.« Einmal erzählte ihr ein Rikschafahrer, dass sein Kind krank sei, und sie ging ins Haus, öffnete einen Schrank und brachte ihm eine Handvoll von ihrem Brautschmuck, der größtenteils aus vierundzwanzigkarätigem Gold bestand.

Bapu hatte das Gefühl, ein neues Verständnis der »Gleichheit aller Geschöpfe« erlangt zu haben, unabhängig von der Kaste, und sie empfand es als oberflächlich, dass ihre Schwiegerfamilie so viel Wert auf Rituale legte. Menschen, die heilige Schriften lesen und »dann ihre Zeit mit Kuchen- und Keksebacken verschwenden, können nie zu sich finden«, schreibt sie. Sie waren »Studierende der Naturwissenschaften, die zwar Fachbücher lesen, aber nie im Labor stehen«.

In langen, schmerzerfüllten Briefen bat Bapu 1970 Nambudiri, den sie inzwischen als ihren Guru bezeichnete, um Erlaubnis, einen spirituellen Weg einschlagen zu dürfen. Sie war bereit, ihrem Mann eine zweite Hochzeit zu bezahlen, damit er sich eine besser geeignete Frau suchen konnte. »Anstatt dass ich sein glückliches Leben zerstöre, wird die Last, mit der ich lebe, geringer, wenn er eine gute Frau findet und heiratet«, schreibt sie.

Obwohl Nambudiri ihre, wie er sagte, »edlen Absichten« befürwortete, riet er ihr davon ab, ihre Familie zu verlassen. Fünf Minuten am Tag zu beten, sagte er ihr, sei bereits genug. »Ich kann nicht akzeptieren, dass es damit schon getan sein soll«, antwortete sie. »Bitte verzeihen Sie meine Offenheit.« Sie erzählte ihm, sie wolle in die Fußstapfen von Andachtsdichterinnen wie Mirabai treten. »Wenn die Pflicht wichtiger sein soll, als Gottes Namen zu preisen«, schreibt sie, wären diese Dichterinnen »nie auf dieser Welt aufgetaucht«.

Am 9. Juni 1970 um acht Uhr morgens teilte Bapu ihrem Schwager mit, dass sie ins achtzig Kilometer entfernte Kanchi-Kloster gehen werde, an einen der heiligsten Orte Südindiens. Sie stellte ihren Kindern Kekse und Schokolade hin. »Macht keine Dummheiten«, schrieb sie in einem Brief. »Viele Küsse.«

Sie trug Perlenohrringe, eine Goldkette und zwei goldene Armreife und steckte sechshundert Rupien ein. Im Gebetszimmer hinterließ sie einen Stapel Briefe. »Wir zwei können keine Minute länger gemeinsam in diesem Haus leben, solange in dir noch Zweifel und Abscheu mir gegenüber bestehen«, hatte sie Rajamani geschrieben. In einem anderen Brief merkte sie an, wenn ein Ehemann wütend werde, »ist es die Gattin, die es höflich erduldet«. Sollte die Familie nach ihr fragen, schrieb sie, »sag, dass ich aufgewühlt davongelaufen bin«.

Stattdessen gab Rajamani eine Vermisstenanzeige bei der Polizei auf: Er suche eine Frau, eins sechzig groß, »hinkt mit dem rechten Bein«[6], die »regelmäßig heilige Stätten aufzusuchen pflegt«, schrieb er.

Der Leiter des Kanchi-Klosters Sri Chandrasekharendra Saraswati galt bei tamilischen Brahmanen weithin als der höchste hinduistische spirituelle Führer. Der Dalai Lama nannte ihn »meinen älteren Bruder im Glauben«[7]. Zu Saraswati, der 1907 im Alter von dreizehn Jahren Asket geworden war, kamen jede

Woche Hunderte Anhänger:innen. Saraswati soll in der Lage gewesen sein, intuitiv die persönliche Vorgeschichte einer bei ihm Rat suchenden Person zu erfassen und eine Lösung zu prophezeien. Bapu war schon oft in seinem Kloster gewesen, und er hatte ihre Kinder nach der Geburt gesegnet.

Zwanzig Minuten lang sprach Bapu mit ihm. »Ich kann meine Pflicht nicht erfüllen«, erklärte sie. »Ich kann mich nicht von meiner Hingabe lossagen. Wegen mir ist meine gesamte Familie in Unruhe.« Sie notierte nicht seine ganze Antwort – nur, dass er ihr versicherte, »all deine Sorgen, Zweifel, Hingabe und Karma sind ein Opfer für den Herrn«.

Rund zwei Wochen später saß die fünfjährige Bhargavi auf der Veranda, als ein Polizeiwagen die Einfahrt hochfuhr. In Indien dürfen Beamt:innen Personen festnehmen, die umherirren«[8] und bei denen »Grund zur Annahme besteht, dass sie eine psychische Erkrankung haben«. Diese Regelung geht auf die britische Gesetzgebung während der Kolonialzeit zurück. Es ist unklar, ob Bapu durch ihr Verhalten Aufmerksamkeit auf sich gezogen hatte oder ob sie schlicht deshalb gefasst worden war, weil sie ohne die Erlaubnis ihres Mannes fortgegangen war und er sie wieder zu Hause haben wollte. In ein weiches Tuch gewickelt, das an eine Zwangsjacke erinnerte, wurde Bapu von den Beamten aus dem Transporter getragen. »Ich weiß noch, dass Leute sie angeschrien und beschimpft haben«, erzählte Bhargavi. Bapus Haar war verfilzt und ihr Sari schmutzig und zerrissen. Als ein Polizist sie schließlich befreite, ging sie schweigend ins Haus.

Bhargavi wartete darauf, dass ihre Mutter sich wieder dem Haushalt widmen würde, aber stattdessen wirkte Bapu fehl am Platz, als gehöre das Haus nicht mehr ihr. Sie hielt sich in den Korridoren auf, ohne auch nur einen Fuß in eines der Zimmer zu setzen. Sie schien eine Art Schwelle übertreten zu haben, hinter der häusliche Pflichten, wie ihrem Mann Mittagessen für die

Arbeit einzupacken oder Bhargavi Schleifen ins Haar zu binden, keine Rolle mehr spielten. »Es war, als wäre sie auf einer anderen Ebene, einer anderen Daseinsstufe«, sagte Shyam. Manchmal reagierte sie nicht, wenn jemand sie ansprach.

Bald darauf ging Bapu wieder von zu Hause fort. Am Abend ihres Verschwindens wurde ihre Familie angerufen und informiert, dass ihr Zug verunglückt sei. Shyam fuhr zum Unfallort, eine Stunde und fünfzehn Minuten südlich von Chennai. Es hatte einen Auffahrunfall gegeben. Familien schluchzten und schrien. Bewusstlose und blutende Fahrgäste wurden auf Bahren davongetragen. Auf der Suche nach Bapu lief Shyam von hinten nach vorne am Zug entlang. Er fand sie im vorletzten Abteil: Sie saß ruhig inmitten von Gepäck, das auf den Boden gefallen war. Sie las in der Bhagavadgītā. Er beschrieb sie als *sāttvika*, Sanskrit für ausgeglichen und harmonisch. »Sie war nicht aufgewühlt«, sagte Shyam. »Sie achtete gar nicht auf ihre Umgebung.« Sie hatte einem Jungen zehn Rupien gegeben, damit er ihrer Familie Bescheid sagte, dass sie in einen Unfall verwickelt gewesen war. Aber nun hatte sie es offenbar nicht eilig, von dort wegzukommen.

Zwei mit Ärzten verheiratete ältere Schwestern von Bapu waren der Ansicht, dass sie zu einer:m Psychiater:in gehen sollte. »Sie sagten Dinge wie: ›Mensch, probiert doch mal einen modernen Ansatz. Psychotherapie ist heutzutage ein Riesending. Traut euch!‹«, erzählte Bhargavi mir Jahre später.

Bapus Mann brachte sie in eine psychiatrische Klinik in Chennai, die von einem Psychiater namens Peter Fernandez geleitet wurde. Er kam aus einer katholischen Familie und gehörte zu der ersten Generation indischer Psychiater:innen die ihr Studium und ihre Ausbildung in Indien absolviert hatten. »Wir haben ausschließlich Bücher aus dem Westen gelesen – aus

Großbritannien, Deutschland und Amerika«, erzählte er mir. »Indische Autoren hatten wir nicht. Damals waren indische Psychiater noch nicht so weit, dass sie ein Buch schreiben konnten.«

Fernandez meinte, er habe Bapu nur ansehen müssen und sofort gewusst, dass sie schizophren war. »Einer Schizophrenen fehlt es an Einsicht«, sagte er. »Sie weiß nicht, wer sie ist.«

Früher behaupteten einige europäische Psychiater:innen, sie könnten Schizophrenie intuitiv diagnostizieren – sie würden eine fremdartige Aura spüren, als wäre der:die Patient:in aus einer anderen Welt: »[G]egenüber diesen Menschen aber fühlt man einen gar nicht näher zu bezeichnenden Abgrund«[9], schreibt der Psychiater Karl Jaspers 1913. »[E]in Staunen, ein Erschauern vor fremden Geheimnissen.«[10]

Im Frühstadium der Schizophrenie zeigt sich oft ein Symptom, das der deutsche Neurologe Klaus Conrad als »Apophänie« bezeichnete[11] – die Erkenntnis, dass eine neue Daseinsstufe aufgedeckt wurde. Die Patient:innen spüren, dass die Welt nur so vor tieferer Bedeutung strotzt. Sie sind kurz davor, die Rätsel des Lebens zu lösen. Der Psychologe Louis Saas schreibt, dass Patient:innen in diesem Stadium den Eindruck haben, einen »kristallklaren Durchblick, die Fähigkeit, ins Innerste vorzudringen«[12], zu besitzen.

Bhargavi hatte zwar am Rande mitbekommen, dass ihrer Mutter Schizophrenie diagnostiziert worden war, aber die Familie sprach nicht darüber. Durch dieses Label erschienen ihr Bapus Erfahrungen unverständlich und fremd. Die aus dem Westen übernommenen psychiatrischen Erklärungen hatten auf Bhargavi eine entfremdende Wirkung: Sie wusste nicht, wie sie die Abwesenheit ihrer Mutter betrauern sollte. Auch ihre Familie wusste nicht so recht in Worte zu fassen, warum Bapu scheinbar in ihrer eigenen Realität lebte. Immer wenn ihre Mutter eine ihrer »Episoden« hatte, wie sie genannt wurden, verfiel die Familie in Schweigen. Es war, als hätten sie einen »Wahrnehmungsblackout«, sagte Bhargavi.

Auch Bapu erwähnte auf achthundert Seiten Tagebuch nicht ein einziges Mal die Diagnose. Sie beschrieb Krishna als Ersatzehemann, der ihr von Zeit zu Zeit physisch so nah zu sein schien, dass sie die Sandelholzpaste auf seiner Haut riechen und seine starken Arme spüren konnte. Er legte ihr die sanften Hände in den Nacken und den Kopf auf die Schulter. Er erfüllte sie mit dem Gefühl bedingungsloser Liebe. »Wer in der ›Welt der Wissenschaft‹ – diese Worte schrieb sie auf Englisch – »würde all das schon glauben!«

Als Bhargavi zehn Jahre alt war, erfuhr sie, dass man ihre Mutter in die staatliche psychiatrische Klinik in Chennai, ins Kilpauk Mental Hospital, eingewiesen hatte. Mit fast zweitausend Betten und einer Betonmauer um das Gelände erinnerte die Einrichtung an eine Kaserne. Bei einem Besuch schlugen Bhargavi erst der Uringestank und dann der stechende Geruch nach Bleichmittel entgegen. Ihre Mutter war in einer kleinen Zelle mit Gittertür untergebracht und an die Eisenstangen gekettet. Bhargavi wusste nicht, warum ihre Mutter dort war. »Aber an ihre Position erinnere ich mich noch ganz genau – in dem Käfig, die Arme und Beine ausgestreckt«, erzählte sie mir. »Seit vierzig Jahren kippe ich in Krankenhäusern um, weil es dort genauso riecht.«

Die damalige Leiterin des Kilpauk Mental Hospitals, Sarada Menon, sagte mir, sie erinnere sich nicht an Bapu, aber ihre Geschichte – eine Patientin, die behauptet, in direktem Kontakt zu Krishna zu stehen – sei kein Einzelfall. »Zu viel Religion ist bei Schizophrenie nicht gut«, erklärte sie. »Ich sage meinen Patienten: ›Befassen Sie sich nicht mit Philosophie. Setzen Sie sich mit praktischen Fragen auseinander. Das ist besser, als sich gedanklich zu verlieren.«

Das 1794 eröffnete Kilpauk Mental Hospital gehörte zu den vielen psychiatrischen Kliniken, die von der britischen Kolonialregierung gegründet worden waren. Ihre Gründung sollte Großbritanniens Engagement demonstrieren, Wissenschaft und Vernunft auf den Kontinent zu bringen. Kamen Würdenträger aus anderen Ländern zu Besuch, organisierten die Gattinnen britischer Offiziere manchmal Konzerte und Bälle in den Räumlichkeiten der Psychiatrien. Jal Dhunjibhoy, der 1925 als einer der ersten Inder:innen zum Leiter einer psychiatrischen Klinik ernannt worden war,[13] schreibt, dass Psychohygiene zum »Nationenbildungsprogramm«[14] gehörte, mit dem der »Vormarsch Richtung Zivilisation«[15] gesichert werden sollte.

Aber sowohl westliche als auch indische Ärzt:innen waren besorgt, dass dieser Vormarsch Gefahren für die Psyche bergen könnte: Menschen, die der westlichen Zivilisation ausgesetzt waren, so die These, würden mit höherer Wahrscheinlichkeit psychisch krank werden. 1939 behauptete der Anthropologe und Psychoanalytiker George Devereux (ohne dies ausreichend zu belegen), »alle, die auf den Gebieten der vergleichenden Soziologie und Anthropologie forschen, sind sich in dem Punkt einig«[16], dass Schizophrenie in »primitiven« Gesellschaften nicht vorkommt. Schizophrenie, verkündete er, könne durch einen »sehr abrupt aufgezwungenen Akkulturationsprozess« ausgelöst werden. Daher, so hieß es, hätten die Parsen – eine zoroastrische Gemeinschaft in Indien, die sich in der ersten Hälfte des zwanzigsten Jahrhunderts den britischen Lebensstil zum Vorbild nahm – eine überproportional hohe Schizophrenierate.[17] 1928 schrieb ein schottischer Arzt in einem im *British Medical Journal* veröffentlichten Brief: »Wenn wir den Parsen von etwas abraten sollten, dann davon, die westliche Kultur allzu umfassend zu übernehmen«, denn daran »gehen die Seelen dieser jungen Menschen kaputt«.[18] In einer bengalischen Zeitschrift warnte ein anderer Arzt: »die europäische Zivilisation ist in Indien der Hauptgrund für diese *citta vikriti*«[19] – ein sanskritisches Wort für Geisteskrankheit.

Indien hatte schon vor Frankreich eine Gesellschaft für Psychoanalyse – ein Faktum, auf das unter anderem Sigmund Freud besonders stolz war. Auf seinem Schreibtisch stand eine Elfenbeinstatue des hinduistischen Gottes Vishnu, ein Geschenk des Gründers der indischen Gesellschaft für Psychoanalyse. »Sie wird mich an den Fortschritt der Psychoanalyse erinnern, an ihren stolzen Siegeszug in fremden Ländern«,[20] schrieb er in einem Brief. Doch in einer Kultur, in der Mystisches für gewöhnlich eine zentrale Rolle im Leben der Menschen einnimmt, hat sich Freuds Psychoanalyse als weitgehend untauglich erwiesen. Die eigene Psyche zu verstehen war nicht Bapus Ziel. Sie wollte persönliche Grenzen überschreiten, weil sie das Gefühl hatte, endlich zu begreifen, wie unsinnig und einsam ihre bisherige Weltsicht gewesen war.

Freuds Freund Romain Rolland, der zwei Biografien über hinduistische Mystiker geschrieben hatte, drängte Freud dazu, das »ozeanische Gefühl«[21], wie er es nannte, zu erforschen, die »simple, direkte Tatsache der Empfindung der ›Ewigkeit‹« – ein Konzept, das Rolland aus seinen Studien östlicher Religionen übernommen hatte. Freud antwortete: »Ich versuche nun unter Ihrer Führung in das indische Jungle einzudringen, von dem mich bisher hellenische Maßliebe, jüdische Nüchternheit und philiströse Ängstlichkeit in irgendeinem Mengungsverhältnis ferngehalten hat.«[22] Er beschrieb Mystik allerdings auf oberflächliche und geringschätzige Weise, als infantilen Rückschritt. Der indische Psychoanalytiker Sudhir Kakar schreibt, dass die westliche Psychologie nicht verstanden habe, dass »die mystische Suche nicht vom Alltag losgelöst ist, sondern das Leben bis in die tiefsten Schichten prägt und durchdringt«[23] und »den depressiven Kern an der Basis menschlichen Lebens, der außerhalb der Sprache liegt«,[24] zum Ausdruck bringt. In mystischen Zuständen, schreibt Kakar, wird die »Realität, auf quälende Weise völlig allein zu sein, vorübergehend geleugnet«.[25]

N. C. Surya, der in den 1960er-Jahren das All India Institute of Mental Health in Bangalore leitete, riet seinen Kolleg:innen davon ab, westliche Theorien als universelle Wahrheiten zu übernehmen. »Wir werden als unfähige Karikaturen westlicher psychiatrischer Theorie und Praxis enden oder unsere Patienten, echte, lebende Menschen, auf prestigeträchtigen ausländischen Jargon reduzieren«,[26] schreibt er. Er akzeptierte den westlichen Blick auf psychische Gesundheit nicht als »statistische Norm«[27]. Nach dieser Auffassung ist ein Mensch gesund, wenn er oder sie »Max oder Erika Mustermann entspricht«.[28] Das Ziel indischer Heilungskulturen aber war es, das Selbst zu einem höheren Ideal aufsteigen zu lassen – losgelöst, spontan, frei von Ego –, anstatt jemanden nur auf ein als normal geltendes Grundniveau zu bringen.

Surya fühlte sich in seinem Beruf wie ein Fremder, »überhaupt nicht im Einklang, weil ich völlig andere Wertesysteme anwandte, die sowohl mir als auch meinen Patienten fremd waren«,[29] schreibt er. Er hatte die wohl angesehenste psychiatrische Stellung in Indien, aber er wurde desillusioniert. Mit zweiundfünfzig Jahren, auf dem Höhepunkt seiner Karriere, gab er den Beruf auf und trat in einen Ashram ein.[30] Dieser war dem Mystiker Sri Aurobindo gewidmet, der mit Bezug zu Freud sagte: »Man findet die Bedeutung des Lotus nicht, indem man die Geheimnisse des Schlamms untersucht, in dem er wächst.«[31]

In der Geschichte der Psychiatrie wird weitgehend unter den Tisch gekehrt, dass die Entdeckung, die das Fachgebiet grundlegend verändern sollte, auf ein indisches Medikament zurückgeht. Der Psychiater Nathan Kline, Autor von *From Sad to Glad*, der dazu beitrug, Antidepressiva in den USA bekannt zu machen, hatte 1953 in der *New York Times* einen Artikel über die Indische Schlangenwurzel (*Rauwolfia serpentina*) gelesen,[32] die in Indien seit Hunderten von Jahren von indigenen Heiler:innen verwendet wird. »Für die eine oder andere westliche psychiatrische Anstalt könnte es sich lohnen, ayurvedische Medikamente, die in Indien leicht erhältlich sind, genauer zu untersuchen«,[33] berichtete die *Times*. Im Folgejahr beschlossen Kline und seine Kolleg:innen, Patient:innen im Rockland State Hospital in New York einen Extrakt aus *Rauwolfia serpentina* namens Reserpin zu verabreichen.[34] Über die beruhigende Wirkung von Reserpin auf eine Patientin schreibt Kline: »Sie war nicht plötzlich von ihrem Wahn geheilt, aber die panische Angst war daraus verschwunden.«[35] Kline zufolge sei dem Glaser des Krankenhauses aufgefallen, dass er auf der Station der mit Reserpin behandelten Patient:innen weniger zerbrochene Fensterscheiben zu ersetzen hatte.[36] Schließlich sprach der New Yorker Beauftragte für psychische Gesundheit die Empfehlung aus, so gut wie allen stationär behandelten Patient:innen Reserpin zu verabreichen.[37] »Es war mir eine ungewöhnliche Ehre, ein 2000 Jahre altes Medikament zu ›entdecken‹«,[38] schreibt Kline und fügt hinzu, Reserpin sei von britischen Ärzt:innen »nur als weiterer seltsamer Aspekt des exotischen Ostens«[39] abgetan worden.

Nach der Beobachtung, dass Reserpin »das emotionale Pendel nach unten schwingen«[40] lassen konnte, vermutete Kline, es müsse auch ein Medikament geben, das »es nach oben schwingen« lässt. Diese Hypothese inspirierte ihn zu den Experimenten mit dem Tuberkulosemedikament Iproniazid. Kline erhielt den Lasker Award, einen der renommiertesten Preise in der Medizin, für seine frühe Arbeit mit Reserpin, die »die Argumente für den Einsatz von Medikamenten in der Behandlung von psychischen Störungen deutlich gestärkt hat«,[41] heißt es in der Laudatio. Der amerikanische Neurowissenschaftler Solomon Snyder bezeichnete Reserpin als »Grundpfeiler der Psychopharmakologie«.[42] Doch in Indien war Reserpin wenig erforscht. Der Krankenhausleiter Dhunjibhoy, der fest daran glaubte, die Psychiatrie könne das Land voranbringen, hatte zwar in seiner Klinik Experimente mit Reserpin durchgeführt, aber offenbar war er der Ansicht, das heimische Medikament sei der wissenschaftlichen Forschung nicht würdig. Sein Interesse galt eher den neuen westlichen Methoden.

Als Bapu in das Kilpauk Mental Hospital kam, wurde den meisten schizophrenen Patient:innen dort bereits das (in den USA unter dem Handelsnamen Thorazine bekannte) Antipsychotikum Chlorpromazin verabreicht. Damals wurde das Medikament in der Werbung als zivilisierende Kraft dargestellt, mit der sich die Wildheit eines:r Patienten:in zähmen lässt. Um den dramatischen Zustand vor Beginn der medikamentösen Behandlung zu unterstreichen, wurden Bilder von Kriegsstäben, Krücken und Fruchtbarkeitsstatuen verwendet.[43] Ein anderes Antipsychotikum der ersten Stunde, Eskazine, wurde 1969 im *India Medical Journal* mit dem Satz beworben: »Damit werden sie kooperativ und gesprächig.«[44] Die Abbildung zeigte eine schreiende Frau mit ausgestreckten Händen, deren Augen und Mund geisterhaft weiß leuchteten.

Nach der Entlassung aus dem Krankenhaus weigerte Bapu sich, das ihr verschriebene Chlorpromazin einzunehmen. Ihr Verständnis ihrer Hingabe basierte auf einer Geschichte, die von ihren Glaubensbrüdern und -schwestern und der Literatur, die sie las, gefeiert wurde, und als diese gewaltsam durch eine neue über psychische Erkrankungen ersetzt werden sollte, fühlte Bapu sich gedemütigt. Die neue Erklärung empfand sie als Beleidigung, was nicht heißen soll, dass ihr Ruf zuvor frei von Stigmatisierung gewesen war. Nicht nur die Psychiatrie ist gewissermaßen ein zweischneidiges Schwert, indem sie eine Geschichte bietet, die einen Menschen retten, sich unter anderen Umständen aber einsam und verfahren anfühlen kann. Ich denke darüber nach, wie Bapus Leiden ausgesehen haben mochte, bevor es als mystisches Phänomen oder als psychische Erkrankung charakterisiert wurde, genauso wie ich mich frage, welche grundlegenden Gefühle in mir existiert hatten, bevor sie Anorexie genannt wurden. Weder Bapu noch ich konnten unsere ursprüngliche Erfahrung anhand eigener Kriterien erfassen oder verstehen, stattdessen entwickelte sie sich langsam zu etwas, das wir nicht selbst verursacht hatten.

In den Monaten nach dem Klinikaufenthalt war Bapu so desinteressiert an ihren häuslichen Pflichten, dass ihre Schwiegermutter einzog, um sich um die Aufgaben zu kümmern, die Bapu vernachlässigte. Sie »schimpft mich vor aller Welt aus«, beklagte sich Bapu. »Schon vor Sonnenaufgang ergreift mich die Sorge: Wie viele Anschuldigungen werde ich mir heute anhören müssen?« Ihre Schwiegereltern bezeichneten sie regelmäßig als verrückt, und zwar so laut, dass Bapu Angst hatte, die Rikschafahrer am Stand vor dem Haus könnten sie hören. Sie schrieb an Krishna: »Vor den Augen aller treibst du mich in den Wahnsinn!«

Bapu war nicht die einzige Frau in der Familie, die den Erwartungen an das Verhalten einer brahmanischen Gattin nicht gerecht wurde. Auch ihre Mutter Chellammal hatte nach Unabhängigkeit gestrebt. Als Chellammals Ehemann, nicht lange, nachdem er Bapu das Haus gekauft hatte, an einem Herzinfarkt gestorben war, genoss Chellammal ihre Freiheit. Sie übernahm das Geschäft ihres Mannes, eine florierende Kosmetikfirma. »In einer Zeit, in der die Geschäftswelt eine reine Männerdomäne war, machte sich eine Frau mit ihrem Unternehmen einen Namen«,[45] berichtete die überregionale Tageszeitung *The Hindu*. Chellammal reiste durch ganz Asien, um ihr erfolgreichstes Produkt, ein Haarpflegemittel, zu bewerben. In der indischen Frauenzeitschrift *Femina* heißt es in einem Artikel über Chellammal: »Bei einer Frau in ihrem Alter und mit ihrer Herkunft geht man automatisch davon aus, dass sie ihre Zeit der Puja und ihren Enkelkindern widmet.«[46] Aber stattdessen »ist sie ganz allein in dem Haus mit den vielen Zimmern, und nur die eigenen Schritte und das Flüstern der Bäume leisten ihr Gesellschaft«.

Bapu machte sich Sorgen, dass die Leute sie »im Licht meiner Mutter betrachten«. In der Nachbarschaft wurde getratscht, die Frauen in ihrer Familie seien nicht in der Lage, sich häuslich niederzulassen. Aber für die Art der Flucht ihrer Tochter hatte Chellammal kein Verständnis. Sie bat Bapus Guru Nambudiri inständig, sie davon zu überzeugen, zu Hause zu bleiben. »Ich weiß, meine Tochter ist ein einfaches Mädchen, dessen einziges Ziel im Leben die Erleuchtung ist«, schrieb sie in einem Brief an ihn. »Aber der von ihr verfolgte Weg ist nicht der richtige.«

Die Familie einigte sich auf einen Kompromiss: Bapu durfte unabhängig leben – allerdings zu Hause. Sie zog wieder in Amrita ein, das Haus, das ihr Vater für sie gekauft hatte. Der Rest der Familie blieb im kleineren Haus wohnen, nur wenige hundert Meter weit entfernt. Das Erdgeschoss war vermietet, darum zog Bapu sich in den ersten Stock zurück. Bis auf einen Stahltisch, einen Ofen und zwei Stühle war die Wohnung unmöbliert. Sie schlief ohne Matratze und Laken auf dem Boden. Ihr Mann und die Schwiegereltern erlaubten den Kindern nicht, sie zu besuchen. Nicht einmal ihren Namen durften sie aussprechen.

Bapus Kinder gingen mit der Situation sehr unterschiedlich um. Karthik stand auf der Seite der Mutter. »Ich war der Störenfried, der lästige Junge, der die falsche Erwachsene im Haus unterstützte«, erzählte er mir. »Die Sehnsucht nach ihr hielt mich am Leben. Wann kommt sie zurück? Die ganze Zeit über war das für mich die alles entscheidende Frage.«

Bhargavis Loyalität galt dem Vater, während sie sich um den Haushalt kümmerte. Bhargavi schien von der Schwerkraft weniger beeinflusst zu sein als andere Kinder – sie war so leichtfüßig, dass man es gar nicht hörte, wenn sie im gleichen Zimmer war. Ihre Freizeit verbrachte sie allein; sie malte Bilder von Schreckgestalten mit gebrochenen Gliedmaßen und Augen am falschen Fleck. Wenn Freund:innen der Familie zu Besuch waren, schämte sie sich dafür, ein »mutterloses Kind« zu sein. Manchmal versteckte sie sich hinter der Mauer. »Weil meine Mutter mich verlassen hatte, hatte ich das Gefühl, keine Daseinsberechtigung zu haben«, sagte sie. Sie war von einer Aura umgeben, die vermittelte: »Ich bin gar nicht hier, warum also solltet ihr mich ansehen?«

Jeden Tag kochte Bapu ein schlichtes Abendessen und hoffte, dass ihre Kinder zu ihr rüberkommen würden. Karthik sagte man, die Speisen seiner Mutter seien womöglich vergiftet, aber er schlich sich trotzdem zum Essen zu ihr. Eines Abends, Bapu hatte noch keine drei Monate in dem Haus gewohnt, kam Karthik zu Besuch. Die Haustür stand offen. Bapu war nicht da. »Wir wussten Bescheid«, sagte er. »Ja, der Vogel ist ausgeflogen.« In einem Brief an ihre Mutter schrieb Bapu: »Der Herr hat mir einen Wendepunkt geschenkt und mich auf einen einsamen Weg gerufen.«

Bapus Flucht wurde zur Gewohnheit. »Jedes Mal, wenn sie verschwand, sorgte das für Aufregung«, sagte Bhargavi. Die Familie erkundigte sich bei den Fahrern am Rikschastand vor dem Haus, in welche Richtung sie geflohen war. Karthik fragte sich, ob sie überhaupt ehrlich besorgt waren. »Wenn sie zurückgekommen wäre und ihren rechtmäßigen Platz im Haus eingefordert hätte, dann hätte sich ein Teil ihrer Schwiegerfamilie eine neue Bleibe suchen müssen«, sagte er. »Das Haus lief auf ihren Namen, und viele hatten Interesse an dem Anwesen.«

Wie sich bald herausstellte, war Bapus Ziel fast immer der Hauptbahnhof Chennai Central. Ihr Neffe Shyam machte sich mit dem Zugfahrplan vertraut, um herauszufinden, welche Züge zu Tempeln fuhren, die Gottheiten gewidmet waren, von denen Bapu ihren Kindern in Geschichten erzählt hatte. Dann fuhr er zu den Tempeln und suchte die Korridore und Lager davor ab. Er zeigte den Gläubigen vor Ort ein Foto von Bapu. »Ich hatte eine Schwäche für Perry-Mason-Krimis und bin selbst in die Rolle des Detektivs geschlüpft«, erzählte mir Shyam. »Ich habe versucht, objektiv zu bleiben, und war immer auf der Suche nach Hinweisen.«

1973 erfuhr Karthik durch einen Freund der Familie, dass seine Mutter im Kloster Kanchi gesichtet worden war, dem Tempel, den sie vor ihrer Festnahme besucht hatte. Karthik, der zu dieser Zeit zehn Jahre alt war, überredete seine Großmutter Chellammal, ihn hinfahren zu lassen. Ein Angestellter ihrer Kosmetikfabrik brachte ihn mit dem Auto hin. Als sie dort ankamen, durchquerte Karthik auf der Suche nach seiner Mutter einen grasbewachsenen Innenhof mit Wasserhähnen, an denen sich die Gläubigen vor dem Gebet die Beine waschen konnten.

Als er sie nicht finden konnte, lief er durch ein Wohngebiet mit kleinen strohgedeckten Klausen, in denen Sannyasin lebten und sich mit Gläubigen trafen. Unter einem Baum saß jemand mit kahlgeschorenem Kopf und rief ihn beim Namen. Karthik ging näher hin und erkannte den Sannyasin als seine Mutter. Statt eines Saris trug sie ein safrangelbes Gewand, das sie sich um eine Schulter und die Taille gewickelt hatte. Ihren Schmuck hatte sie abgelegt. Ihr Anblick erschreckte Karthik. Aber, erzählte er, »wichtig war nur, dass ich sie gefunden hatte. Das war der Preis. Ich wollte nur so gern auf ihrem Schoß sitzen.«

Sarasvati, der das Kloster Kanchi leitete, lehrte, dass Frauen keine Gurus bräuchten, weil sie ihren Ehemann als Leitstern hätten: »Sie soll ihn als ihren Gott betrachten, und mit dieser Haltung muss sie sich ihm mit Leib und Seele hingeben.«[47] Er äußerte sich anerkennend über die Ehefrauen, die sich gemäß der Tradition bei der Feuerbestattung ihres Mannes in die Flammen warfen.

Drei Tage lang hatte Bapu darauf gewartet, mit dem Oberhaupt des Klosters sprechen zu dürfen. Karthik beobachtete das Gespräch aus sechs Metern Entfernung. »Auf ihre eigene sanfte Art war sie sehr eindringlich«, sagte Karthik. »Sie hatten eine hitzige Auseinandersetzung. Sie wollte wissen: ›Warum können in Eurer Tradition Männer von zu Hause weglaufen, ihre Familien im Stich lassen und wie Bettler leben, Frauen aber nicht?‹«

Karthik sagte, die Klosterleitung habe »versucht, sie zu beruhigen, zu beschwichtigen. Er hat ihr gesagt, dass ihre Familie sie vermisst und sie maßhalten soll. Sie könne jeden Zustand erreichen, den sie anstrebt – Gott wird sie gewiss segnen –, aber es gibt keinen Grund, so radikal vorzugehen.« Am Ende der Unterhaltung legte Bapu, wie es Brauch ist, die Handflächen aneinander und kniete zu seinen Füßen.

Aber mit dem Ausgang des Gesprächs war sie unzufrieden. »Die Seele, die Gott gefunden hat, kennt kein Geschlecht«, schreibt sie in ihrem Tagebuch.

Bei ihrer Rückkehr war ihre Familie entsetzt, dass sie sich den Kopf kahlgeschoren hatte. Bhargavi erzählte: »Ich weiß noch, wie meine Tante gerufen hat: ›Paithiyam!‹« – was auf Tamil »verrückt« bedeutet.

Bhargavi und Karthik war, als würde es in ihrem Haus nur so von geisterhaften Erscheinungen wimmeln. Unheimliche Phänomene gehörten zum Alltag: Ein großes katzenartiges Wesen wurde gesichtet, das mit hochgestrecktem Kopf einen Baum hinunterkletterte. Karthik sah Lichtfunken, die in das Haus eindrangen, an den Wänden abprallten und Ruß hinterließen. Bhargavi hielt sich vom Tamarindenbaum hinter dem Haus fern, denn wenn man unter seine Äste trat, so hieß es, könne ein Geist einen holen. Sie sah Frauen in roten Saris hinten durchs Haus huschen.

Die Familie fragte sich, ob Bapus Vater auf den Priester hätte hören sollen, der ihm vom Kauf des Hauses abgeraten hatte. Die über zwanzig Jahre zurückliegende Warnung schien sich nun zu bewahrheiten. Rajamani beschloss, drei Priester aus Kerala, einem Bundesstaat mit grüner Landschaft an der Südwestküste Indiens, zu sich nach Hause einzuladen. Sie waren in einer Form des Weissagens bewandert, die es nur in Kerala gibt: Sie befragten die Familie und achteten bei den Antworten auf positive und negative Omen – das Läuten einer Glocke war gut, der Ruf einer Eule und das Krächzen einer Krähe waren schlecht. Sie warfen kleine Schneckenmuschelschalen auf ein Brett mit Zeichen und entwickelten, je nachdem, wohin die Muscheln fielen, Theorien über das Unglück des Hauses.

Nach drei Tagen kamen die Priester zu dem Schluss, ein Brahma Rakshasa suche das Haus heim, der Geist eines gelehrten Brahmanen, der kurz vorm Erreichen eines Zustands der Erleuchtung gestorben sei – durch Suizid, so die Priester. Sein

Geist schwebe nun in der Nähe des Orts, an dem er gestorben sei, und habe von Bapus Verstand Besitz ergriffen.

Bapu hielt nichts von der Geschichte, genauso wenig wie von dem Ansatz, den die Psychiater:innen ihrem Leben übergestülpt hatten. »Zu sagen, das habe etwas mit einem Brahma Rakshasa zu tun, ist dumm«, schreibt sie. »Nur mit dem Segen Gottes fließen die Lieder und Gebete aus mir wie Wasser.«

Ihre Schwiegerfamilie hingegen fand die Erklärung überzeugend. Ihr Schwager N. Balakrishnan sagte mir, dass Bapu »eine kleine Frau war, eine schwache Frau, und es muss ein starker Mann gewesen sein, der in sie gefahren ist«. Seine Frau Prema meinte: »Wir glauben, dass er in ihre Seele eingedrungen ist und sie dazu gebracht hat, diese Gedichte zu schreiben. Das war sein unvollendetes Werk.«

Immer geschickter verwischte Bapu ihre Spuren. Anstatt direkt zum Bahnhof zu fahren, blieb sie ein paar Tage in Chennai und schlief dort in Tempeln oder auf Bahnsteigen. »Ich bitte nicht um ein Bett«, schreibt sie. »Ich bitte nicht um ein Zuhause. Ich bitte nicht um Kinder, die mich lieben. Ich wünsche mir weder ein Zuhause noch ein Land!«

Ihr Lieblingsziel war Guruvayur, einer der berühmtesten Tempel in Kerala. Um das Heiligtum des Tempels waren Messingschalen mit Kerzen aufgereiht, die jeden Abend angezündet wurden. Draußen waren Elefanten angebunden, und es gab mehrere Hallen mit roten Dächern. Der Tempel bot schutzbedürftigen, einsamen Menschen einen sicheren Ort, an dem sie Gesellschaft, ja sogar ein Gefühl von Gemeinschaft finden konnten. Auf dem Tempelgelände verurteilte sie niemand für ihre grenzenlose Hingabe. Wenn sie auf bizarre oder exzentrische Weise beteten und sich im Mittelgang krümmten, gingen die anderen ohne viel Aufhebens um sie herum. Jeden Tag opferten die

Priester den Göttern frisch gekochte Speisen und brachten den Gläubigen die Reste – Reis und manchmal süßen Pudding – in einem Becher aus getrockneten Blättern. Diese Opferspeisen wurden in Anlehnung an das tamilische Wort für »Gnade« *prasadam* genannt.

Bapu schlief auf einer Plattform, einer Art erhöhtem Bürgersteig, direkt vor dem Tempel. Tagsüber betete sie und sang mit anderen Gläubigen »herzerweichende« Lieder. »Es ist offensichtlich, dass der Abstand zwischen dem Herrn und diesem Menschen hier immer geringer wird«, schreibt sie. Im Gespräch mit einer anderen Gläubigen spürte sie eines Tages die Umarmung Krishnas. »Wenn ich von alldem berichte«, schreibt sie, »wollt ihr mich bestimmt am liebsten gleich ins Kilpauk-Krankenhaus schicken«, in die von den Briten gegründete Psychiatrie. »Aber das ist wirklich passiert. Ungelogen!«

In ihrem Tagebuch tadelte Bapu sich wegen ihres Bedürfnisses zu essen: Ihr Hunger war der Beweis, dass sich ihr Ego nicht vollständig kontrollieren ließ. Wie eine Anorektikerin, die nach dem Hochgefühl des Hungerns süchtig wird, hatte Bapu den Eindruck, scharfsichtiger geworden zu sein – eine Errungenschaft, die sich sowohl als Überlegenheit als auch als Selbstverleugnung ausdrückte. Im nächsten Leben, schreibt sie, wäre sie gern ein durch den Guruvayur-Tempel streunender Hund oder eine Kuh, die dort Kutschen zieht.

In den Upanishaden, einer Sammlung im Hinduismus grundlegender Schriften,[48] wird eine Person, die die Transzendenz erreicht hat, als jemand beschrieben, die jegliche Individualität verloren hat: Sie ist wie ein Klumpen Salz, der sich im Wasser auflöst. Bapu meinte, einen vergleichbaren Zustand erreichen zu können, wenn sie nur in der Lage wäre, sich von ihrer Sehnsucht nach ihren Kindern zu befreien. »Die Liebe zu einem Kind verschont niemanden«, schreibt sie. »Das versteht nur eine

Mutter.« »Meine Süßen!«, fährt sie fort. »War es ein Fehler, euch zu verlassen? Nicht aus freien Stücken habe ich euren Spielplatz verlassen und bin hierhergekommen!« Es war das Werk der Götter, sagte sie. »Aber schuld bin ich selbst.«

Als Chellammal erfuhr, wie ihre Tochter lebte – Bapu schickte hin und wieder Briefe –, organisierte sie ihr in der Nähe des Guruvayur-Tempels ein kleines Zimmer in dem Pilgerhotel Elite Lodge. Das Zimmer befand sich im Erdgeschoss unter einer Treppe. Es war so klein, dass Bapu sich gerade so auf dem Boden hinlegen konnte.

Bapu schrieb auf jeden Fetzen Papier, den sie finden konnte: auf Kalender, Rückseiten von Zeitungen und alten Fotos und in mehrere Notizbücher mit jeweils fast vierhundert Seiten. Wenn sie über ihre Befürchtungen nachdachte, war ihre Handschrift symmetrisch, aber sobald es um Krishna ging, wurde daraus wildes Gekritzel. Einem Notizbuch gab sie den Titel »Mohana Ramayana«, eine Anspielung auf das Sanskrit-Epos *Ramayana*. *Mohanam* heißt auf Tamil »Verzauberung«, auf Sanskrit bedeutet es »geistig verwirrend«. Vielleicht war sich Bapu bewusst, wie andere ihr Projekt womöglich sehen würden: als Chronik eines unsteten Geistes.

Mehr als ein Dutzend Mal bezeichnet Bapu sich in ihren Tagebüchern als Verrückte oder Wahnsinnige, aber nur manchmal liegt Verzweiflung darin. Ihre Entfremdung von der Gesellschaft betrachtete sie als Beweis für ihre Einsicht. Ihre Innenwelt war für sie greifbarer geworden als die Realität, an die ihre Familie gebunden war. Auch die Heiligen, die sie verehrte, hatten die Verbindung zur Familie abgebrochen und ihr Leben Phänomenen gewidmet, die andere weder sehen noch anfassen konnten. Ramakrishna, ein Mystiker aus dem neunzehnten Jahrhundert, sagte seinen Anhänger:innen Wahnsinn sei ein Zeichen von

Hingabe und man dürfe sich darüber nicht lustig machen. »Ein vollkommener Kenner Gottes und ein vollkommen Schwachsinniger zeigen nach außen hin die gleichen Eigenschaften«,[49] schreibt er. Der hinduistische Dichter und Heilige Ramprasad aus dem achtzehnten Jahrhundert versprach: »Im Himmel gibt es einen Jahrmarkt der Verrückten.«[50]

***

Ein an Schizophrenie erkrankter Mann namens Thomas, mit dem ich mehrere Jahre lang in Kontakt stand, erzählte mir einmal, er habe versucht, eine Art »Begabung für Obdachlosigkeit« zu entwickeln. In den frühen 2000er-Jahren lebte er in Chicago auf der Straße. »Fast schon instinktiv wusste ich, was zu tun ist, und konnte selbst in der Kälte überleben«, schrieb er mir. Er ging davon aus, er könne, wenn er nur achtsam genug sei, einen Weg finden, aus der Obdachlosigkeit Kraft zu schöpfen. »Wie die Buddhisten«, sagte er. »Sie laufen rum, meditieren – ganz ohne Haus oder Besitz. Sie schaffen es, ihrem Leben außerhalb der üblichen Konventionen von Besitz einen Sinn zu verleihen.« Aber ganz konnte er nicht ignorieren, dass er litt. »Unter anderem die Tatsache, dass mir das nicht gelingen wollte, hat mir bewusst gemacht, dass ich eine Krankheit habe«, schrieb er.

Nach welchen Maßstäben Bapu ihren Geisteszustand beurteilte, war undurchsichtiger, weil sie aus einer reichen Tradition schöpfte, die ihrem Leiden Sinn und Struktur verlieh. Sie befasste sich mit dem Leben von Mystiker:innen und verstand, dass es in ihren Geschichten nicht um die Suche und das siegreiche Finden von Gott ging. In vielen Erzählungen gaben sie ihre Überzeugung irgendwann auf. Sie beklagten, alles für eine Vision aufgegeben zu haben, für einen unerreichbaren Zustand des Einsseins mit dem Göttlichen. Bapus Lieblingsheilige Mirabai hatte diese seelische Verfassung literarisch verarbeitet: Mirabai schreibt, sie sei »des Anblicks des Geliebten beraubt, eine einsame und verlorene Seele«[51], die »jeden Augenblick des Tages traurig«[52] sei.

Bapu hatte nie akzeptiert, dass sich der Weg, den sie eingeschlagen hatte, durch eine psychische Erkrankung erklären lassen könnte, aber auch die Geschichten, die Mirabai und andere Heilige charakterisierten, konnten den Eindruck erwecken, als wären sie chronisch und würden sich selbst bewahrheiten. Bapu sagte, ihr taten die Beine weh, weil sie ständig Krishna hinterherjagte. Sie fühlte sich wie eine »Frucht, die nicht reif wird«, wie ein »leerer Sack«, ein »toter Baum«, ein »unglücklicher Wurm«, ein »verlassenes Haus«. Aber sie fragte sich auch: »Ist diese Krise, die ich durchmachen muss, der Weg zur vollkommenen Hingabe?«

Irgendwann Mitte der Siebzigerjahre – Bapus Tagebucheinträge sind undatiert – durfte sie nicht an einem von ihrem Guru organisierten religiösen Fest teilnehmen, an einer siebentägigen Rezitation der heiligen Schrift Bhagavata Purana. Bapu nahm an, ihr Guru sei »angewidert von mir, weil ich arm bin«. Bei ihrer ersten Begegnung war sie eine gutaussehende, wohlhabende Frau gewesen, die Seidensaris trug und in westlichen Autos zu Tempeln gefahren wurde. Acht Jahre später suchte sie hinter dem Tempel im Komposthaufen nach Essen.

»Die Versprechen, die du mir gegeben hast – sind sie nur noch eine Illusion?«, schrieb sie an Krishna. »Warum habe ich meine mich liebenden Verwandten alle zurückgelassen und bin zu dir gekommen?«

Die komplexe Lyrik Bapus früher Werke wich einem schlichten, klagenden Stil. Manchmal lässt sich nicht genau sagen, ob sie ihre Fragen an Krishna, ihren Ehemann oder an ihren Guru richtet – ihre Aufmerksamkeit springt zwischen den drei Männern hin und her, nach denen sie ihr Leben ausgerichtet hatte. »War ich für dich eine hässliche alte Frau?«, fragt sie. »Hast du mich darum vergessen und verlassen?«

Eines Abends, es war 1978, fuhr der Psychiater Peter Fernandez, der Bapu in seiner Klinik in Chennai behandelt hatte, rund 600 Kilometer nach Guruvayur. Auf Wunsch von Bapus Mutter erschien er mit zwei Pflegern in der Elite Lodge und öffnete die Tür zu Bapus Zimmer. »Sie sah übel aus«, erzählte mir Fernandez. »Sie hauste wie eine Hexe und sah auch aus wie eine.« Fernandez gab Bapu eine Valiumspritze und trug sie zum Auto.

»Hatte sie Angst?«, fragte ich ihn.

»Ob Schizophrene Angst haben, interessiert uns nicht«, antwortete er. »*Ich* hatte Angst.« Er erzählte mir: »Sie konnte keinen klaren Gedanken fassen. Sie war irrational. Sie kann kein normaler Mensch sein.« Er brachte sie in eine Privatklinik in Chennai, wo sie gegen ihren Willen eingewiesen wurde. »Das war einer der schlimmsten Fälle von Schizophrenie, die ich in fünfzig Berufsjahren gesehen habe«, sagte er.

Die Philosophin Miranda Fricker beschreibt eine Art von Ungleichheit, die sie »epistemische Ungerechtigkeit«[53] nennt – gemeint ist ein »Unrecht, das jemandem speziell in seiner Eigenschaft als Wissender angetan wird«. Im Krankenhaus wurde Bapu nicht als glaubwürdige Zeugin ihrer eigenen Erfahrungen ernst genommen, nicht nur wegen ihres Status als Patientin, sondern auch wegen der kolonialen Ansicht, indische Religionen seien irrational. Die Patient:innen, die sich an Fernandez wenden, der inzwischen ein anderes Krankenhaus mit fünfzig an Schizophrenie erkrankten Patient:innen leitet, tragen am Handgelenk oder um den Hals oft Amulette. Aber Fernandez, ein frommer Katholik, erzählte mir: »Wenn sie hier sind, nehme ich ihnen die Amulette ab.« Schon seit Jahrzehnten tut er das. In einer Schreibtischschublade bewahrt er eine Plastiktüte mit den Talismanen seiner Patient:innen auf, meist silberne Röhrchen mit einem winzigen Stück Papier oder einem Palmblatt, auf dem Verse stehen, die sie schützen sollen. Die Tatsache, dass seine Patient:innen immer noch krank seien, sagte er mir, sei der Beweis, dass die Talismane nicht gewirkt haben.

Bapu blieb mehrere Wochen lang in Fernandez' Klinik. Meistens stand sie am Fenster und sang aus vollem Halse andächtige Lieder. Sie war in indischer karnatischer Musik ausgebildet, einer etwa um das fünfzehnte Jahrhundert herum entstandenen Gattung, und hatte eine schöne, melodiöse Stimme. Wenn das Personal sie bat, leise zu sein – sie störe die anderen Patient:innen –, sang sie noch lauter. Fernandez zufolge war Bapu »eine sehr beharrliche Frau, eine sehr schwierige Frau«.

Karthik, damals vierzehn Jahre alt, war oft zu Besuch. Einmal kam er gerade an, als seine Mutter auf einer Trage aus dem Zimmer gerollt wurde. Karthik folgte ihr bis in einen kleinen Raum, in dem Elektroschocks durchgeführt wurden. Er beobachtete seine Mutter durch ein kleines Fenster in der Tür.

Damals war die Elektrokonvulsionstherapie (EKT) in Indien unabhängig von der Diagnose die Standardbehandlung für Psychiatriepatient:innen. (In Amerika und Europa hingegen beschränkte sich der Einsatz in der Regel auf Patient:innen mit einer schweren Depression.) Das Verfahren, bei dem ein kurzer Anfall ausgelöst wird, soll die Ausschüttung von Hormonen durch den Hypothalamus und die Hypophyse anregen, aber der genaue Wirkmechanismus im Gehirn konnte nie abschließend geklärt werden. Damals kamen in Indien auf eine Gesamtbevölkerung von einer halben Milliarde Menschen nicht einmal zweitausend Psychiater:innen, und mit der EKT konnten pro Stunde Dutzende Patient:innen behandelt werden, oft ohne Narkose oder Muskelrelaxation.[54] Fernandez berichtete, er habe in den späten Sechzigern täglich an etwa fünfzig Patient:innen eine Elektrokonvulsionstherapie durchgeführt. »Ich war fünfunddreißig und voller Energie«, erzählte er mir. »Die Jungs haben die Patienten an den Armen festgehalten.« Er biss die Zähne zusammen und ahmte das Geräusch der Maschine nach. »*Bzzz, bzzz*«, sagte er fröhlich.

Karthik sah zu, wie zwei Pfleger seiner Mutter ein Stück Holz in den Mund schoben, das verhindern sollte, dass sie sich auf die Zunge biss. Durch Elektroden an ihrem Kopf wurde Strom geleitet, und Karthik hörte ein dumpfes Surren. Der Körper seiner Mutter verkrampfte sich. Augenblicklich fing Karthik an zu weinen.

Als Bapu zurück ins Zimmer gebracht wurde, schlug sie die Augen auf und stellte fest, dass ihr Sohn völlig aufgelöst war. Karthik erzählte, sie habe ihm gesagt: »Hab keine Angst. Das macht mich nur stärker.« Karthik schloss daraus, dass die Behandlung »nur ein sehr schwaches Echo war – kein Geräusch, dem sie Beachtung geschenkt hätte. Sie hatte bereits kapituliert, und körperlich berührte sie nichts.«

Nach der Entlassung aus dem Krankenhaus »verschwand sie aus der Stadt«, erzählte Karthik. »Keiner wusste, wo sie war.« Er rief in der Elite Lodge an und erkundigte sich, ob sie wieder im Guruvayur war. Ihre Habseligkeiten waren noch in ihrem Zimmer, aber gesehen hatte sie niemand, und sie hatte auch keine Nachsendeadresse angegeben. Karthik sagte, lange Zeit sei seine Mutter »zwischen diesen beiden Kräften – dem Sog der Familie und dem Sog des Göttlichen – hin- und hergerissen gewesen – aber von da an ging es nur noch in eine Richtung«.

Karthik hatte sich daran gewöhnt, dass Leute berichteten, seine Mutter in ihren Lieblingstempeln gesehen zu haben, aber diesmal vergingen Monate, ohne dass er etwas von ihr hörte. Er warf seiner Großmutter vor, Bapus Entführung gewissermaßen veranlasst zu haben. »Das hat alles beschleunigt«, sagte er. »Sie hat das bisschen Vertrauen verloren, das sie noch in ihre Familie gehabt hatte. Hätte ihr auch nur einer eine helfende Hand gereicht, wäre ihr Leben anders verlaufen.« (Dr. Fernandez, der inzwischen neunundachtzig Jahre alt ist, war anderer Ansicht und meinte, nach seiner Behandlung sei Bapu »vollkommen normal geworden. Bei der Entlassung war sie sehr glücklich, die Familie war sehr glücklich, die Familie hat sich bei mir bedankt«, aber er gab auch zu, ihren Fall nicht weiterverfolgt zu haben.)

Ein Jahr nach Bapus Verschwinden erwähnte ihre Familie sie nicht einmal mehr. Mittlerweile gingen Bhargavi und Karthik zur Highschool. »Ich glaube, uns allen fehlten die Worte, um darüber zu sprechen«, sagte Bhargavi. »Wir hatten ein schlechtes Gewissen, weil wir in ihrem Haus wohnten, während sie womöglich auf der Straße lebte. Wer gab ihr zu essen? Wer gab ihr Kleider? Wurde sie vergewaltigt? Diese Fragen haben mich nie losgelassen.« In ihrer Freizeit schrieb Bhargavi schwermütige Gedichte: »Es scheint / die Ewigkeit ist endlich / sie wartet / auf eine grässliche Erinnerung.«

Mit der Zeit war es laut Karthik, »als würde sie gar nicht existieren«. Einmal bekam er ein Gespräch zwischen seinem Vater und seinem Onkel mit, in dem gesagt wurde, Bapu sei tot.

Karthik fing an, mit der Kamera seines Vaters Fotos von Cousins und Cousinen, aber auch von Vögeln, seltenen Pflanzen und Schlangen zu schießen. Um Geld zu sparen, druckte er die Fotos nur selten aus. Stattdessen ließ er den Film für eine Rupie von jemandem entwickeln und projizierte die Bilder nachts an die Wand. Manchmal knipste er auch, wenn gar kein Film in der Kamera war. »Ich glaube, er hat sich nicht viel dabei gedacht, er hat einfach nur zwanghaft Fotos geschossen«, sagte Bhargavi. »Das bestimmte sein Leben.« Sie vermutete, dass ihr Bruder sich durch die Fotografie auf Abstand halten konnte – das war seine Art, »auf dem Balkon zu leben, als stiller Beobachter«.

Bhargavi hatte ihre eigene Strategie, sich zu distanzieren. Nach dem Schulabschluss studierte sie Philosophie an einem College in Chennai. Das Fach faszinierte sie, weil es sie »von den Gefühlen in meinem Inneren und meinem Selbst abschirmte«, sagte sie. Sie streifte die »geplagte Kindheit«, wie sie sie nannte, von sich ab, indem sie Atheistin wurde. »Bei mir zu Hause hagelte es Götter – in jeder noch so kleinen Nische –, und ich habe sie gehasst.« Sie fühlte sich von europäischen Philosophen wie Habermas, Sartre und Camus angezogen. »Mit meinen Problemen wurde ich fertig, indem ich zu einem absolut rationalen Menschen wurde«, erzählte sie mir. »Was ich höre, was ich rieche, was ich schmecke – nur das ist echt.«

***

Srirangam, eine Tempelstadt mit rund fünfzig Schreinen, liegt auf einem Inselchen zwischen zwei Flüssen im Südosten Indiens. Der Tempel gilt als Geburtsstätte der Mystikerin und Dichterin Andal aus dem neunten Jahrhundert, über die Bapu einmal ein Buch geschrieben hat. Die meisten Seiten des unveröffentlichten Manuskripts sind verloren gegangen. Nur einzelne Zeilen sind noch vorhanden: »Wenn wir an unsere Andal denken«, schreibt Bapu, »schmelzen dann nicht alle körperlichen Leiden dahin wie Schnee?«

Bekannt ist Andal nicht nur für ihre Hingabe an Krishna, sondern auch, weil sie fest entschlossen war, ihn tatsächlich zu heiraten. »So groß ist mein Verlangen / eins mit dem Herrn zu werden«, schreibt sie, »dass mir die Gefühle den Atem rauben.«[55] Einmal ging Andal als Braut gekleidet in den Tempel von Srirangam und umarmte die Füße der Statue von Ranganatha – einer

Inkarnation des Gottes Vishnu, von dem Krishna eine Avatara ist. Dann verschwand sie. Sie wurde nie wieder gesehen. Die Vereinigung wurde als die höchste Form des Verschmelzens einer Anhängerin mit Gott gefeiert.

»Bin ich Andal?«, schreibt Bapu in ihrem Tagebuch. »O Herr, antworte mir auf der Stelle.«

1982 entdeckte eine alte Freundin von Bapu, eine ehemalige Klassenkameradin, auf der Durchgangsstraße zum Haupttempel von Srirangam eine Frau, die Bapu ähnelte. Seit über fünf Jahren hatte Bapus Familie nichts mehr von ihr gehört. Die Klassenkameradin musterte die Frau, die zusammen mit ein paar anderen um Essen bettelte. Sie trug einen zerrissenen Sari und wirkte ausgemergelt. Die Klassenkameradin ging weiter, rief später aber Bapus Mutter an. Als Karthik davon erfuhr, nahm er ein Taxi ins 300 Kilometer entfernte Srirangam. »Ich habe meine Mutter sofort entdeckt«, erzählte mir Karthik. Bapu saß auf dem Bordstein einer Straße voller Touristenbusse, Taxis und Imbissstände, auf der Hunderte von Menschen zum Tempel strömten.

Zusammen mit ein paar anderen Frauen lebte sie in der Nähe des Tempels ohne Bettzeug und fließend Wasser in einem *choultry*, einer Halle für Pilger:innen. Ihre Haare waren fettig und verfilzt, und sie hatte wunde Stellen am Körper. Nachdem Karthik sich vorgestellt hatte, wurde Bapu von ein paar Frauen gedrängt, mit ihm nach Hause zu gehen. Karthik ging auf sie zu, aber »sie schien nicht mehr da zu sein. Die Vergangenheit war nicht mehr da.«

Als Karthik seine Mutter zum Taxi brachte, hatte er Herzklopfen. »Das war die gleiche Anspannung wie in meiner Kindheit«, sagte er. »Wie soll ich sie nur heimbringen? Wird mein Vater sie überhaupt reinlassen?« Bapu war so schwach, dass sie kaum einen Ton herausbrachte. Karthik legte sie auf die Rücksitzbank. »Sie schien sich vage an mich zu erinnern – nur vage«, erzählte er. »Dann rührte sich etwas in ihr und sie sagte: ›Du bist so groß geworden.‹«

In dem autobiografischen Stück *The Fugitive* verarbeitet Bhargavi die Rückkehr ihrer Mutter literarisch. »Ihre Bluse ist schlecht genäht, sie hängt locker und anstößig an ihr herab«,[56] schreibt sie. »Sie ist mit den Gedanken woanders, lächelt vor sich hin, lässt manchmal ein unterdrücktes Kichern vernehmen, hält sich die Hand vor den Mund und sieht sich um, ob es jemand mitbekommen hat.« Ihr Mann erträgt sie kaum. »Warum tun Sie denn nichts wegen meiner Frau?«, fragt er einen Psychiater. »Erhöhen Sie doch die Dosis oder so.« Manchmal hingegen zweifelt er an der Echtheit der Krankheit. »Ihre Verrücktheit ist bloß eine Fassade, hinter der sie sich versteckt«, sagt er. »Damit sie tun kann, was sie möchte, und leben kann, wie sie will.«

Karthik und Bhargavi, die während ihres Studiums in Chennai beide zu Hause lebten, suchten ihrer Mutter einen neuen Psychiater, der zu Hausbesuchen bereit war und die ganze Familie miteinbezog. »Er hat für frischen Wind gesorgt«, sagte Bhargavi. »Er hat sie nicht bloß angesehen und gesagt: ›Schizophrenie – hier ein paar Pillen‹, und ist dann wieder verschwunden.« Er verschrieb ihr zwar Antipsychotika, erklärte der Familie aber auch, dass Bapu sich isoliert fühlte, und ermunterte sie, sich mit Bapu über ihre Erfahrungen in den Heiltempeln zu unterhalten. Bhargavi fiel es schwer, sich an den Gesprächen zu beteiligen. »Ich glaube, ich war nicht bereit, zuzuhören«, erzählte sie mir. Wenn ihre Mutter über ihre Beziehung zu den Göttern sprach, fühlte sich Bhargavi, »als würde man mich würgen, als würde mir jemand den Hals zudrücken«.

Nach vier Jahren bei ihrer Mutter zog Bhargavi aus. Sie ging nach Mumbai, wo sie am Indian Institute of Technology in Philosophie promovierte. Sie beschäftigte sich vor allem mit der

Frage, inwiefern wir wirklich wissen, was wir über das Verhalten von Menschen zu wissen behaupten – wo wir die Grenze zwischen Wissen und Glauben ziehen. In ihrer Doktorarbeit schreibt sie: »Es stellt sich die Frage, ob synthetisches Wissen über den menschlichen Geist … möglich ist«[57], angesichts seines Status als »Wissenschaft und Kultur, als Wahrheit und Metapher«. Sie fragte, »ob die Suche nach wissenschaftlicher Rationalität, insbesondere im Sinne von Kausalgesetzen, die Autonomie bedroht« und wie man »eine solche Wissenschaft auf die Bedürfnisse einer Gesellschaft abstimmen« könne.

In einem anderen wissenschaftlichen Aufsatz forderte sie die Rückkehr zur phänomenologischen Tradition, der Roland Kuhn angehört hatte.[58] »Eine ›Depressive‹ führt die Symptome nicht nur auf«, schreibt sie. »Sie erlebt die Welt anders. Sie verwendet Sprache anders. Sie erlebt Gefühle anders.«[59] Wenn Ärzt:innen diese Art von Erfahrungen – den »nicht klassifizierten Rest«, wie William James es nannte – außer Acht lassen, besteht die Gefahr, dass sie nicht verstehen, warum psychische Krankheiten so isolierend sein können und das Leben der Betroffenen auf eine Weise verändern, die sich nicht allein durch Symptome erfassen lässt. »Diese krankheitsbedingten Erfahrungen bestimmen, wie wir die Welt und uns selbst betrachten«, schreibt Bhargavi. Aus den öffentlichen Aufzeichnungen habe man das Leben psychisch Erkrankter getilgt, aber »in der Geschichtsschreibung und in persönlichen Erzählungen machen wir uns selbst sichtbar«.[60]

Während Bhargavis studienbedingter Abwesenheit wurde Karthik eine gertenschlanke Zwanzigjährige namens Nandini als potenzielle Braut vorgestellt. Nandini wusste, dass Karthik, der als Industriefotograf arbeitete, eine vorbelastete Familiengeschichte hatte, aber auch ihre Marktfähigkeit war eingeschränkt.

Sie hatte weder gelernt zu kochen noch Wäsche zu waschen, ihr Bruder war chronisch krank, und ihre Familie konnte sich keine Aussteuer leisten. Bei Nandinis erstem Besuch bei Karthik zu Hause saß Bapu auf der Steinbrüstung der Veranda. »Ihr Gesicht war wie das eines Babys, nahbar, schlicht«, sagte Nandini. »Sie hat mich gefragt: ›Magst du mich? Willst du bei uns einziehen? Magst du meinen Sohn?‹ Ich war so gerührt. Solche Fragen stellt sonst niemand. Nicht einmal Karthik hat das getan.«

Die Hochzeitsfeier fand in Karthiks Fotostudio statt. Nandini zog in Bapus Haus ein und übernahm quasi die Rolle einer Krankenschwester, die sich vorurteilsfrei um Bapu kümmerte. Von Nandini nahm Bapu die Antipsychotika an, die sie im Krankenhaus nicht hatte nehmen wollen. Durch die Tabletten wirkte Bapu nicht mehr so ruhelos und unnachgiebig. Sie verfasste zwar nach wie vor andächtige Lieder und Gedichte, aber nicht mehr an Krishna gerichtet. »Sie wusste, dass die Hingabe an Krishna sie von der Familie entfernte, und das wollte sie nicht«, erklärte mir Nandini. Stattdessen schrieb sie an Murugan, den hinduistischen Kriegsgott. Da sie Arthritis in den Händen hatte, schrieb Nandini für sie. Auf Bapus Anweisung hin schickte Nandini die Gedichte an die Leiter der Tempel, in denen Bapu früher gelebt hatte. »Manchmal kamen die Briefe zurück, aber ich habe ihre Gefühle respektiert und geschrieben, geschrieben, geschrieben«, sagte Nandini.

Nachdem Bapu jahrelang den Eindruck gehabt hatte, dass ihre Schwiegereltern ihr aus dem Weg gingen, heiterte die ständige Anwesenheit ihrer Schwiegertochter, ihrer neuen Betreuerin – ihrer »Augen, Hände und Beine«, wie Karthik sich ausdrückte –, sie offenbar auf. Irgendwann fingen sie an, sich als beste Freundinnen zu bezeichnen. »Karthik ging zur Arbeit, und mein Leben war an ihrer Seite«, sagte Nandini. Manchmal fragte Karthik seine Mutter, ob sie nach Guruvayur zurückwolle, aber sie antwortete: »Ich möchte nirgendwo anders sein.« Indem sie sich einem neuen Gott widmete, den sie als nicht so verführerisch wie Krishna beschrieb, hatte Bapu offenbar einen Weg gefunden, ihre spirituelle Identität zu bewahren, ohne allein zu sein.

In der Nachbarschaft kursierte das Gerücht, Bapu besäße Heilkräfte. Wenn sie ein krankes Baby an der Stirn berühre, so erzählte man sich, würde sich das Fieber senken. Mütter aus der Gegend, deren Söhne Probleme in der Schule hatten, fragten sie um Rat. Fischer, die eineinhalb Kilometer entfernt im Golf von Bengalen arbeiteten, baten sie, für ihre kranken Kinder zu beten. Bapu saß wie eine hinduistische Göttin auf ihrer Veranda auf einem Stuhl: ein Bein hing herab, das andere hatte sie so angewinkelt, dass die Fußsohle die Oberschenkelinnenseite des anderen Beins berührte. »Die Frauen in der Nachbarschaft haben sie für eine Heilige gehalten – genau wie Mirabai«, erzählte ihr Neffe Shyam.

Bapus Ehemann Rajamani hatte nichts gegen ihre neue Rolle in der Gemeinschaft einzuwenden. Er hatte eine angeborene Augenerkrankung und wurde blind. »Ich glaube, die Behinderung hat ihn ein bisschen feinfühliger gemacht«, sagte Bhargavi. »Am Ende hat sich mein Vater tatsächlich mit ihrer Art abgefunden.«

Zwölf Jahre nachdem Bapu nach Hause gekommen war, starb Rajamani im Alter von zweiundsechzig Jahren an Malaria. Als Karthik ihr erzählte, dass ihr Mann gestorben sei, sagte sie: »Er hatte ein gutes Ende«, sonst nichts.

Nach dem Tod ihres Vaters kehrte Bhargavi für die Geburt ihres Kindes nach Hause zurück. Sie hatte einen Kommilitonen geheiratet, und ihr Baby, ein Mädchen, kam mit einer Wirbelsäulenfehlbildung zur Welt. Wenn das Kind wach war, weinte es die meiste Zeit. Mit einem halben Jahr starb das Mädchen in Bhargavis Armen. »In rund sechs Monaten hat mir mein Kind die ganze Dramatik des menschlichen Leids gebracht«, sagte Bhargavi.

Karthik gab dem Haus die Schuld an dem Unglück. Mit zwanzig Jahren Abstand hatten zwei verschiedene Priester gesagt, dass es sich nicht für eine Familie eigne. Nachts hörte Karthik oft seltsame Geräusche, und manchmal machte er sich draußen mit einer Taschenlampe auf die Suche nach der Ursache. Er hatte sich davor gefürchtet, dass Bhargavi ihr Kind im Elternhaus bekam, aber er meinte: »Wer bin ich denn, dass ich ihr sagen kann: ›Bitte komm nicht zurück in dein Zuhause‹?« Aber Bhargavi widersprach nicht: »Das Unheil, das uns in dem Haus widerfahren ist – das lässt sich gar nicht anders als durch einen bösen Geist erklären.«

Zu beiden Seiten des Grundstücks standen zwei schwere Eisenlaternen. Eines Morgens ging Karthik mit seinem Deutschen Schäferhund hinaus und stellte fest, dass die Laternen anscheinend durch eine große Gewalteinwirkung verbogen worden waren. Er ließ einen Elektriker neue aufstellen. Am nächsten Morgen waren auch die zerstört. Er ließ sie reparieren, und ein paar Wochen später passierte es erneut. Kurz darauf fand er seinen Schäferhund tot in einer Blutlache liegen.

Karthik erzählte: »Ich bin losgezogen und habe mir einen Vorschlaghammer gekauft – so einen richtig großen.« Er ging zur nordöstlichen Ecke des Grundstücks, wo den Priestern von Kerala zufolge der Geist eines durch Suizid gestorbenen Gelehrten wohnte. Karthik stand neben einem mit Werkzeug und Schrott vollgestellten Schuppen. »Die ganzen Geschichten darüber, dass es in unserem Haus spukt, schwirrten mir durch den Kopf«, sagte er. »Ich habe fast 100 Quadratmeter von dem Schuppen kurz und klein gehauen.« Während er mit dem Vorschlaghammer auf das Holz einschlug, brüllte er: »Komm raus! Zeig dich!«

Aber der Schatten über dem Haus verflog nicht. Ein paar Monate später sagte Bapu zu Karthik: »Mein Ende naht.« Kurze Zeit später hatte sie einen Schlaganfall und fiel ins Koma. Bapus Schwiegereltern wollten sie im Krankenhaus besuchen, aber Bhargavi ließ sie nicht ins Zimmer. Sie sagte ihnen, sie hätten bereits genug angerichtet. »Mir war gar nicht bewusst gewesen, dass ich so wütend war«, erzählte Bhargavi. »Wut ist untypisch für mich. Aber ich stand einfach da und habe gesagt: ›Nein, ihr geht da nicht rein.‹ Ich habe ihnen den Weg versperrt.« Die Ärzt:innen konnten nicht viel für Bapu tun, darum nahm Karthik sie mit nach Hause. Am nächsten Tag trug er sie auf die Veranda, damit sie die Meeresbrise spüren konnte. »Ich habe ihren Kopf in meinen Schoß gelegt, und während ich ihr übers Haar gestrichen habe, hat sie aufgehört zu atmen«, sagte er. »Das war's. Es war ganz ruhig.«

Am Tag von Bapus Einäscherung versammelten sich vor ihrem Haus Bauarbeiter, Fischer und Gärtner aus der Gegend. Sie hatten sie als so etwas wie einen inoffiziellen Guru betrachtet und wollten Abschied von ihr nehmen. Als sie auf einer Bahre aus Bambus und Palmwedeln zum Einäscherungsplatz getragen wurde, folgten ihr die Menschen, die sie gesegnet hatte. In ihrem Tagebuch hatte sie neben Anweisungen zu den Beerdigungsritualen auch eine Botschaft für ihre Kinder hinterlassen. »Das Gewand, das wir ›diesen Körper‹ nennen, kam zu einem Menschen als Kind, zu einem anderen als Ehefrau, zu einem anderen als Mutter, zu einem anderen als Feind und zu manchen als Freund, und es vergeht vollständig«, schrieb sie. »Warum also Trübsal blasen! Das ist das Schicksal dieser Welt.«

Bhargavi sagte, nach dem Tod ihrer Tochter und Eltern sei sie »auf eine andere Ebene und in eine andere Umlaufbahn geraten«. Sie lebte in Hyderabad, wo ihr Mann arbeitete, und verließ so gut wie nie das Haus. Ihre Zeit verbrachte sie in dem »alles verzehrenden Universum des Nichts«, sagte sie. Oft stellte sie sich den eigenen Tod vor. Manchmal packte sie die Wut so sehr, dass sie Teller aus dem Küchenschrank nahm und auf dem Boden zerschmetterte. Ihre Ehe ging in die Brüche. Sie begriff, schrieb sie später, dass man bei einer psychischen Erkrankung »das Gefühl hat, nur lose zusammenzuhängen – oder gar nicht. Man ist nicht mehr Herr seines Körpers oder seiner Gedanken, verliert das Gefühl dafür, was einen selbst ausmacht.«[61]

Um ihre Wut in den Griff zu bekommen, schloss sie sich einer buddhistischen Meditationsgruppe an. Biografischen Texten zufolge hat Buddha eine depressive Phase durchlitten.[62] Diese Erfahrung wurde zu einem Eckpfeiler seiner Lehren: *sabbam dukkham*, der Schmerz, am Leben zu sein. In einer Geschichte verliert eine Mutter nach dem Tod ihres Babys den Verstand und bittet Buddha inständig um ein Medikament, das ihr Kind wiederbelebt.[63] Buddha stimmt unter einer Bedingung zu: Sie muss ein Senfkorn, ein günstiges indisches Gewürz, aus einer Familie beschaffen, in der noch nie jemand gestorben ist. Heilfroh geht die Mutter von Tür zu Tür. Doch als sich der Tag dem Ende zuneigt, wird ihr klar, dass kein Haus vom Tod verschont bleibt. Die Mutter erkennt ihre Trauer als Teil eines universellen Problems des Lebens. Sie findet Trost darin, dass ihre Hoffnungslosigkeit keine rein persönliche Erfahrung ist, sondern sich allgemein in der Welt widerspiegelt.

Auf gewisse Weise war die Nähe zum Tod für Bhargavi eine befreiende Erfahrung. Sie traf eine Reihe von Entscheidungen. Sie schloss sich einem feministischen Buchclub an. Sie schnitt sich die Haare kurz. Sie lief anders. Schließlich reichte sie nach der Geburt ihrer zweiten Tochter die Scheidung ein. »Ich habe meine Sanftmütigkeit verloren«, sagte sie. »Ich wurde offener, direkter.« Ihr wurde klar, dass zuvor Hintergedanken und Gefühle »aus mir herausplatzten, sobald ich den Mund aufmachte«. Selbst ihre Doktorarbeit, in der sie den Unterschied dessen analysiert, was sie »›menschliche‹ Wissenschaft und ›gute‹ Wissenschaft« nennt, verstand sie nun im Grunde als Abhandlung über ihre Mutter. »Jahrzehntelang habe ich meine Mutter wie einen Sprechchor auf den Schultern getragen«, sagte sie. Bhargavi machte sich Sorgen, ihre Tochter würde sich von ihr entfremden, wenn sie ihre Lebensweise nicht änderte. »Die Geschichte wird sich wiederholen«, sagte sie.

Ab sofort ging sie jeden Tag in Hyderabad in die Bibliothek, wo sie sich in Frauenrechte und die Geschichte der Psychiatrie einlas. Sie kam zu der Überzeugung, dass die indische Frauenbewegung die Ursachen des Leids von Frauen besser verstand als der Großteil der Psychiatrie. Die üblichen einschneidenden Veränderungen im Leben einer Frau – die von einer jungen Braut verlangte Anpassung an neue sexuelle und gesellschaftliche Erwartungen oder die Isolation und Scham einer Witwe – führten oft zu einem zerrütteten Selbstgefühl. Bhargavi erzählte, nach dem Tod ihres Babys hätten ihre Schwiegereltern gesagt: »Trauere nicht um ein Kind, das zu Gott gegangen ist.« Sie erzählte: »Nicht einmal weinen durfte ich – ich sollte einfach auf das nächste warten.« Ihr wurde klar: »Ich hatte alles auf mich persönlich bezogen. Ständig dachte ich: ›Ich habe einen schlechten Vater, schlechte Schwiegereltern, ein schlechtes Haus.‹ Als ich mich dem Feminismus zugewandt habe, begriff ich, dass mein Vater zwar das, was er getan hat, nicht hätte tun dürfen, aber auch, dass es Teil eines größeren Gesamtbilds dessen war, was er in seiner Kindheit und Jugend verinnerlicht hatte.«

2001 fing in dem Dorf Erwadi in Südindien ein Heim für psychisch Kranke Feuer. Es befand sich in der Nähe eines sufistischen Heilschreins, von dem es hieß, er würde psychische Leiden kurieren. Nachts wurden die Bewohner:innen des Heims zum Schlafen an Stangen und Bäume gefesselt. Das Feuer verbreitete sich rasch, und fünfundzwanzig Menschen starben. »Manche saßen aufrecht, die Arme starr angewinkelt wie die von Plastikpuppen«,[64] berichtete die *New York Times*. »Die Leichen ließen sich nicht identifizieren.«

Der Brand führte zu den bis dato strengsten Verboten von indigenen Heilmethoden. Der Oberste Gerichtshof Indiens ordnete an, dass psychisch kranke Patient:innen »zu Ärzten und nicht an religiöse Stätten«[65] geschickt wurden. In der Nähe von Erwadi schloss man fünfzehn Heime für psychisch Erkrankte, und über 150 Menschen, die dort eine Unterkunft gefunden hatten, wurden in das Kilpauk Mental Hospital gebracht, in dem auch Bapu behandelt worden war. Zeitungsreporter:innen, die über die Umsiedlung der Patient:innen berichteten, stellten fest, dass das Krankenhaus heruntergekommen und schmutzig war; die Patient:innen waren isoliert, wurden vernachlässigt und nur einmal alle fünfzehn Tage untersucht, und offenbar gab es keine Regelungen für die Verschreibung von Medikamenten. Das indische Magazin *Frontline* kam zu dem Schluss, dass es für diese Patient:innen »wohl keine echte Rettung gibt«.[66]

Ein Jahr nach dem Brand veröffentlichten Psychiater:innen des National Institute of Mental Health and Neurosciences einen Artikel im *British Medical Journal*, dem zufolge sich der Zustand von Menschen mit psychotischen Störungen nach einem Aufenthalt in einem hinduistischen Heiltempel, in dem sie beteten und kleinere Hausarbeiten verrichteten, deutlich besserte. Die Psychiater:innen begrüßten die Vorteile eines »kulturell geschätzten Zufluchtsortes für Menschen mit schweren psychischen Erkrankungen«,[67] solange weder Zwang ausgeübt noch die Patient:innen fixiert wurden. »Wir sollten es begrüßen – anstatt den Missbrauch zu fürchten –, dass offenbar nicht nur psychopharmakologische und neurophysiologische Konzepte für eine wirksame psychiatrische Praxis relevant sind«,[68] schreiben sie.

Obwohl die Forscher:innen zu bedenken gaben, dass sich die Studienergebnisse nicht verallgemeinern ließen, reagierten einige Psychiater:innen entrüstet. In einem Leserbrief an die Zeitschrift schrieb ein Arzt eines Krankenhauses in Kerala: »Ich bin entsetzt, dass in der Ära der evidenzbasierten Medizin ein Team angesehener Psychiater überhaupt auf die Idee kommt, eine derartige Studie zu entwickeln.« Er warnte: »Jetzt können die Gesundbeter das BMJ zitieren!«[69]

Bhargavi verfolgte die Debatte aufmerksam. 1999 war sie mit ihrer Tochter nach Pune gezogen, einer Stadt in Westindien mit einer der größten Nervenheilanstalten Asiens. Da Bhargavi ihre Arbeit gern über den akademischen Bereich hinaus ausweiten wollte, gründete sie eine gemeinnützige Organisation für psychische Gesundheit namens Bapu Trust. Sie hatte das Gefühl, ihr Leben lang nur eine stille Beobachterin gewesen zu sein. »Das war nicht richtig«, sagte sie. »Ich sollte nicht immer nur unbeteiligt zusehen, sondern moralisch Stellung beziehen.«

Der Bapu Trust bot die Art von Beratung an, die sich Bhargavi auch für ihre eigene Familie gewünscht hätte. Das Beratungsteam half den Familien, eine Erklärung – oder mehrere – zu finden, die zu ihren persönlichen Erfahrungen mit der Krankheit passten, anstatt auf einen Jargon zurückzugreifen, der für ein anderes Selbstkonzept bestimmt zu sein schien. Oft bedeutete das, nicht nur eine Funktionsstörung des Gehirns anzuerkennen, sondern auch einen Bruch in der spirituellen Identität eines Menschen.

In ganz Pune klopften Bhargavi und das von ihr angestellte Beratungsteam an Türen in den Slums und suchten nach Menschen mit psychischem Leidensdruck. Sie unterhielten sich nicht nur mit den Betroffenen selbst, sondern auch mit ihren Familien und Nachbar:innen. Die Gespräche fanden in informellem Rahmen bei den Menschen zu Hause oder auf der Straße und in ihren jeweiligen Dialekten statt. Bhargavi schreibt: »Das viel zitierte ›Stigma‹ um psychisch Erkrankte ist quasi ein grundsätzliches Problem, das sich darauf zurückführen lässt, dass es keine normale, existenzielle Sprache gibt, um über psychische Krankheiten zu sprechen.«[70]

Das Beratungsteam verwies die Betroffenen, die Medikamente benötigten, an Ärzt:innen, hielt aber auch Meditations-, Trommel- und Kunsttherapiesitzungen ab. Sie verzichteten auf Diagnosekategorien oder starre Behandlungsmodelle, die den Menschen womöglich das Gefühl von Autonomie nehmen würden, die Überzeugung, dass sie die Kontrolle über ihre persönliche Geschichte haben. Vikram Patel, ein indischer Psychiater und Professor für internationale Gesundheit in Harvard, äußerte ähnliche Bedenken hinsichtlich der Risiken, wenn man Menschen mit anderem Hintergrund und anderer Geschichte westliche Arten, Krankheiten zu beschreiben und zu erklären, aufzwingt. Er warnt vor einer »Glaubwürdigkeitslücke zwischen dem Einteilen der Symptome psychischer Störungen in Kategorien, wie es die moderne Psychiatrie tut, und der tatsächlichen Wahrnehmung der Erkrankungen von ganz normalen Menschen in ganz normalen Gemeinschaften«.[71]

Zusammen mit ihrem Team sammelte Bhargavi die Geschichten von Hunderten von Menschen, die in Heilungsschreinen gewesen waren. Sie schrieb, dass sich die Heiler:innen als »Ärzte der Seele«[72] bezeichneten, die ihren Anhänger:innen »mütterliche Liebe« boten. Die Heilungsrituale vermittelten ein Gefühl der Katharsis, Sinnhaftigkeit und spirituellen Verbindung. Sie schreibt: »Die Psychiatrie und Psychologie haben nur einen kleinen Teil des menschlichen Bewusstseins beschrieben.«[73]

Bhargavi ist von einer Reihe von Studien fasziniert, die über drei Jahrzehnte hinweg von der Weltgesundheitsorganisation durchgeführt wurden und die den Verlauf von psychischen Erkrankungen in verschiedenen Kulturen untersuchten.[74] Die Studien ergaben, dass Menschen in Entwicklungsländern mit größerer Wahrscheinlichkeit von Schizophrenie genesen als in entwickelten Ländern. Bei der Behandlung von Schizophrenie erreichte Indien eines der besten Ergebnisse. »Sollte ich eine Psychose entwickeln, wäre ich lieber in Indien als in der Schweiz«,[75] sagte 2006 Shekhar Saxena, der ehemalige Direktor der WHO-Abteilung für psychische Gesundheit und Drogenmissbrauch.

Für die Ergebnisse der WHO existieren unterschiedliche Erklärungen, wovon keine ausreichend durch Belege gestützt wird. Eine Theorie bezieht sich darauf, dass es in Indien vielfältige Heilmethoden gibt, sodass Betroffene verschiedene Formen der psychischen Gesundheitsversorgung in Anspruch nehmen können, manchmal auch mehrere gleichzeitig, und dass ihnen bei der Interpretation psychischer Krisen Freiheiten eingeräumt werden. Laut einer anderen Theorie zeigen sich indische Großfamilien Angehörigen gegenüber, deren Produktivität durch eine psychische Störung beeinträchtigt wurde, unter Umständen unterstützender.[76] Patel, der Harvard-Professor für internationale Gesundheit, vertritt jedoch die Ansicht, dass die WHO-Studien die hohe Sterblichkeitsrate von Menschen mit psychischen Erkrankungen in Entwicklungsländern sowie den Missbrauch und die Diskriminierung, denen sie ausgesetzt sind, nicht ausreichend berücksichtigen. Er befürchtet, diese Interpretation fördere eine naive und »extrem nordische Perspektive auf den aufgeklärten Native« und sei damit eine moderne Version des kolonialen Mythos, dass Menschen, die der Zivilisation nicht ausgesetzt seien, unschuldig und glücklich seien.

Bhargavi ist zwiegespalten, was sie von den Studien halten soll, aber sie weiß, dass ihre Mutter sich weniger einsam gefühlt hätte, wäre die Familie ihrer Gläubigkeit positiv begegnet, anstatt zu versuchen, sie zu unterbinden. »In einer zunehmend modernen Welt ist Frömmigkeit kein akzeptables Gefühl«, sagte mir Bhargavi. »Frömmigkeit führt dich in den tiefsten Abgrund, zu der Tatsache, dass ich heute hier sitze, aber morgen vielleicht schon nicht mehr aufwache. Das ist erschreckend und grenzt an Wahnsinn. Aber Frömmigkeit kann einem auch helfen, eine tiefe Verbindung zu folgender Tatsache zu spüren: dass ich nicht um dieses Leben gebeten habe – also ist alles, was ich habe, ein Bonus.«

Karthik machte Karriere als Fotograf von Industrieanlagen wie Gasterminals, Kühltürmen und Wasserdämmen. Er hatte ein eigenes Fotolabor und entwickelte eine neue Technik, mit der sich Repros von alten Negativen anfertigen ließen. 1988 wurde er von zwei Anhängern von Ramana Maharshi, einer der einflussreichsten religiösen Persönlichkeiten im modernen Indien, angesprochen. Sie hatten fast zweitausend Fotos ihres 1950 verstorbenen Gurus gesammelt und wollten die durch Wasserschäden, Pilzflecken und Kratzer beschädigten Bilder restaurieren lassen.

Karthik übernahm das Projekt. Er zog führende Chemiker:innen in Indien zurate und fing an, die Fotos von Ramana zu untersuchen. Allein schon seine Anwesenheit – »sein gütiger Blick und die sanfte Berührung«[77] und sein »beredtes Schweigen«, schreibt ein Anhänger – brachte den Gläubigen, so hieß es, Frieden. »Dieser Mann hat etwas an sich, wovon meine Aufmerksamkeit angezogen wird wie Stahlspäne von einem Magneten«[78], schreibt ein anderer.

Karthik begann, durch Ramanas Werke zu blättern. Dieser lehrt, es gebe keinen Grund, die eigenen Eltern zu betrauern, denn wenn ein Mensch zur Erleuchtung gelange, begreife er, dass er kein abgegrenztes und beschränktes Selbst sei – in Wahrheit seien die Menschen, die er liebt, in ihm. Der »Wunsch, seine Mutter wiederzubekommen, ist eigentlich der Wunsch, sein Selbst wiederzuerlangen«[79], so Ramana. »Dies ist eine Ergebenheit der Mutter gegenüber, damit sie ewig leben kann.«

Karthik, der einen kleinen Sohn hatte, widmete sich Ramana mit einer solchen Hingabe, dass ihm die Tränen kamen, wenn er über ihn sprach. Er bekam ein eigenes Büro in dem Ashram, in dem etwa fünfzig Anhänger lebten. Eigentlich sollte er dort an den Fotos arbeiten. Aber an manchen Tagen saß er einfach nur in seinem Büro, ohne sich zu rühren.

Karthik empfand es als sein Los, von seiner Familie wegzuziehen. Als sein Sohn drei Jahre alt war – so alt wie Karthik, als Bapu zum ersten Mal verschwand –, sagte Karthik dem Leiter des Ashrams: »Ich glaube nicht, dass ich für dieses Leben geschaffen bin.« Er beschloss, dass der Ashram sein neues Zuhause werden sollte. »Mein Herz gehört hierher«, sagte er. Der Leiter des Ashrams rief Nandini an, fragte, ob sie dem Plan zustimme, und sagte dann zu Karthik: »Deine Frau ist mehr oder weniger einverstanden.« (Nandini erzählte mir, ihr sei nicht klar gewesen, dass Karthik dauerhaft dort leben wollte.)

In der ersten Nacht im Ashram sprach Karthik mit einem ehemaligen Jagdflieger der französischen Marine, der schon seit Jahren im Ashram lebte und angeblich kein Bedürfnis mehr nach regelmäßigem Essen oder Schlaf hatte. Karthik erzählte ihm von seinen Plänen. »Der Ashram hatte zugestimmt«, sagte Karthik. »Nandini hatte meinen Standpunkt akzeptiert. Mein Sohn war noch zu klein, um das zu verstehen. Es sah so aus, als könnte ich es durchziehen.« Der Mann sagte ihm: »Das ist nicht der richtige Zeitpunkt für dich. Geh bitte zurück zu deiner Familie. Für dich ist das einfach nicht der richtige Zeitpunkt.« Sie sprachen bis spät in die Nacht. Als Karthik meinte, er sei müde, lachte der andere. »Im Grunde hat er mich aufgezogen. Er hat gesagt: ›Du bist für überhaupt nichts bereit, junger Mann. Was willst du hier?‹«

Im Ashram stellte Karthik fest, dass er nicht meditieren konnte. Immer wieder stand er auf und ging aus dem Tempel, zwang sich umzukehren, um noch einmal zu versuchen, zur Ruhe zu kommen. Doch ständig gingen ihm dieselben Gedanken durch den Kopf. Er stellte sich vor, was Nandini und sein Sohn gerade zu Hause taten. Er dachte darüber nach, ob sein Sohn wohl nach ihm fragte wie Karthik dreißig Jahre zuvor. Am dritten Tag ging Karthik durch das Tor des Ashrams und zwang sich diesmal nicht, umzudrehen. Stattdessen stieg er in den Bus zurück nach Chennai.

Später las er verschriftlichte Dialoge von Ramana Maharshi und stieß auf mehrere Absätze, in denen Ramana Anhänger:innen davon abriet, ihre Familien zu verlassen. »Das war wie ein Schlag ins Gesicht«, erzählte Karthik. »Ramana hat nicht gesagt: ›Geh in den Wald und leb allein.‹ Er hat nicht gesagt: ›Zieh los und leb für immer in diesem Tempel.‹ Stattdessen sagte er: ›Wenn du an diese Orte ziehst, sei gewarnt: Dieselben Gedanken werden dich überallhin verfolgen.‹«

***

Bhargavi lebt in Pune in einer Wohnung im siebten Stock mit einem Dachgarten. An wolkenlosen Vormittagen überkommt sie bei der Gartenarbeit manchmal der Wunsch, »alles hinter mir zu lassen und wegzugehen«. Sie möchte weder Computer noch Herd sehen. Sie hat das Gefühl, zu viele Kleider zu besitzen, und möchte sie verschenken. Sie erzählte mir, dass sie eines Morgens auf der Terrasse saß und ihr war, als würde sie dahinschmelzen. »Ich hatte den starken Drang, zu springen und mich mit dem Himmel zu vermischen. Das ist ein sehr überschwängliches, liebevolles Gefühl. In diesem Zustand kann man zulassen, dass alles in dich eindringt und dich ausfüllt. Der einzige Gedanke, der mich schließlich zurückholte, war: Ich habe eine Tochter. Und ich werde ihr nicht das Gleiche antun, was meine Mutter mir angetan hat.«

Bhargavis Tochter Netra, die inzwischen studiert, hat angefangen, ihrer Mutter Fragen über Bapu zu stellen und die Antworten heimlich mit dem Handy aufzunehmen. »In meiner Kindheit hieß es immer, meine Großmutter sei in der Lage, mit Gott zu sprechen und sich tief in das Leid anderer Menschen hineinzuversetzen«, erzählt mir Netra. »Sie konnte sie so sehen, wie sie wirklich waren, mit allem, was sie durchgemacht hatten. Das Muster wiederholt sich seit drei Generationen: Meine Mutter kann das ebenfalls, und ich bin auch so.«

Als Bhargavi noch jünger war, wäre sie entsetzt gewesen, wenn jemand auf die Ähnlichkeiten zwischen ihr und Bapu hingewiesen hätte. Sie war ganz der Vater, sagte sie sich: praktisch veranlagt, loyal, verantwortungsvoll. Aber jetzt »wiederhole ich ihr Leben, manchmal mehr, manchmal weniger bewusst«. Auch Bhargavi hat sich für einen Weg entschieden, der sie von einer vorgegebenen Rolle in der Gesellschaft befreit hat, aber hat das Gefühl, dabei ihre Mutter im Stich gelassen und die Pflege auf ihre Schwägerin abgewälzt zu haben. »Ich wasche mich von der Schuld rein, indem ich als ihre Verbündete Stellung beziehe«, sagt sie und bezieht sich dabei auf den Bapu Trust.

Bhargavi und ich kamen 2015 in Kontakt, weil ich daran interessiert war, einen Artikel über den Bapu Trust zu schreiben. Dann, eines Morgens, hatte Bhargavi bei der Gartenarbeit auf der Terrasse einen Geistesblitz: Ich solle über ihre Mutter schreiben, nicht über sie. »Ich glaube, das eigentlich Wichtige ist die Geschichte meiner Mutter«, mailte sie mir. »Das soll mein Vermächtnis an meine Tochter und die Nachwelt sein.«

Wenige Tage nach dem Vorschlag begann Bhargavi, die Tagebücher ihrer Mutter zu lesen. Zwölf Jahre lang, seit Nandini sie in einem Schrank in Bapus Haus entdeckt hatte, hatte Bhargavi die Aufzeichnungen ihrer Mutter ungelesen in ihrer Wohnung aufbewahrt. Ein paar Mal hatte sie darin geblättert, aber schon der Anblick der Handschrift ihrer Mutter habe sich wie ein Vulkanausbruch angefühlt, erzählte sie mir. Im Laufe von mehreren hundert Seiten veränderte sich die Schrift, wurde lockerer, weniger kohärent, und die Sätze liefen über den Rand hinaus. Bhargavi hatte sich bemüht, sich etwas anzueignen, das sie »persönliche Leichtigkeit« nannte, und sie fürchtete, dieser Fortschritt könnte zunichtegemacht werden, wenn sie die Worte ihrer Mutter las. »Ich könnte diesem Ausmaß an Intensität nicht standhalten«, sagte sie.

Bhargavi war immer davon ausgegangen, ihre Mutter hätte sich, erfüllt von der Liebe zu Krishna, in ihrer Abwesenheit kaum Gedanken um sie gemacht. Jetzt war sie erstaunt, wie oft ihre Mutter geschrieben hatte, dass sie sich nach ihren Kindern sehnte. Bhargavi mailte mir: »All meine Befürchtungen, meine Mutter durch ihre Texte kennenzulernen, haben sich bewahrheitet.«

Im Winter 2019 reiste Bhargavi zum neunzigsten Geburtstag ihrer Tante von Pune nach Chennai. Sie brachte die Tagebücher ihrer Mutter mit, und wir trafen uns dort. Sie wohnte bei Karthik und Nandini, die gerade in ein zweistöckiges Haus mit Sprossenfenstern und Blick auf einen Garten eingezogen waren, von dem Nandini fast täglich Bilder auf Facebook postete: Darin wuchsen

Granatäpfel, Rosen, Betelpfeffer, Jasmin, Pfefferminze und Plumeria. Jeden Tag fütterten sie und Karthik die Krähen in der Nachbarschaft, von denen es heißt, dass sie die Welt der Lebenden mit der Welt der Toten verbinden. Sie versorgten auch über ein Dutzend streunender Hunde mit Reis. Besonders angetan hatte es ihnen ein Hund namens Guard Man, den sie nach einem Autounfall gesund gepflegt hatten. Als ich Karthik das erste Mal begegnete, salbte Nandini gerade seinen Finger ein. Einer der Streuner hatte ihn gebissen.

Thomas, der an Schizophrenie erkrankte obdachlose Mann aus Chicago, beklagte sich einmal bei mir, dass alle Geschichten über psychische Krankheiten dem gleichen Muster folgen würden. Im Grunde genommen seien es Geschichten über Häuser, die heimgesucht werden. Es gäbe eine glückliche Familie, einen idyllischen Schauplatz und irgendwann die langsam erwachende Erkenntnis, dass eine störende Macht oder ein unerwünschtes Vermächtnis vorhanden sei. Kurz nach meiner Ankunft zeichnete Karthik Amrita, das Haus seiner Mutter, in mein Notizbuch. In der oberen rechten Ecke markierte er mit einem eingekringelten X die Stelle, die von dem Geist des Gelehrten Brahma Rakshasa, der Suizid begangen haben soll, heimgesucht worden sei. Darunter listete er fünf Stichpunkte. Der erste lautete: »Warnung an Großvater« – der Priester hatte ihm von dem Kauf des Hauses abgeraten. Der letzte lautete: »Das Leben wird richtig schwer.« Karthiks Erzählung zufolge spielte sich Bapus Krankheit weniger in ihrem Kopf ab, sondern vielmehr in dem Raum, den sie mit drei Generationen teilte, wobei die Probleme der einen Generation die Bedingungen der nächsten prägten. Für ihre Krankheit gab es weder eine Ätiologie noch ein Heilmittel oder gar eine Quintessenz, die erklärt hätte, warum sie nicht die Mutter und Ehefrau sein konnte, die sich ihre Familie gewünscht hatte.

Karthik und Nandini verbrachten mehrere Tage damit, Bapus Tagebücher zu lesen, mit denen sie sich zuvor nie eingehender befasst hatten. Nandini saß auf einem niedrigen grünen Sofa, das an die Liege eines Psychoanalytikers erinnerte, und in einem Sessel mit Kippfunktion saß Karthik unter einem selbst geschossenen Foto: eine bleiche Landschaft mit Gänsen an einer schlammigen Küste. Nandini las laut auf Tamil vor, und nach so gut wie jeder Zeile machte Karthik »mhm«. Auf mehreren Seiten eines der Tagebücher ging es um eine Reise von Bapu zum Ashram von Ramana Maharshi, in dem Karthik sein Leben hatte verbringen wollen. Ihm war nicht bewusst gewesen, dass auch seine Mutter eine Anhängerin von Ramana gewesen war.

Er übersetzte mir einen Absatz: »Vielleicht will Karthik den Weg der Philosophie einschlagen, wenn er erwachsen ist. Niemand sollte ihn zu einem Familienleben zwingen.« Er sagte mir: »Siehst du, sie sagt: ›Der Sohn, den du mir gegeben hast – den gebe ich dir jetzt zurück.‹«

Er bekam feuchte Augen, aber es flossen keine Tränen. Er übersetzte weiter die Worte seiner Mutter: »Bitte nimm ihn. Lass ihn auf deine Bedeutsamkeit hören. Lass ihn in deiner Gnade leben.«

»Das hat sie geschrieben«, sagte Nandini.

Karthik lachte. »Und die letzten zwanzig Jahre habe ich von Gnade gelebt. Ihr Gebet wurde erhört.«

Obwohl Bhargavi und Karthik sich schon immer nahegestanden hatten, was zum Teil daran lag, dass sie das Gefühl geteilt hatten, vernachlässigt worden zu sein, sprachen sie so gut wie nie über ihre Kindheit. Bei Bhargavis Besuch verglichen sie zum ersten Mal ihre Erinnerungen an das Verschwinden ihrer Mutter. Bhargavi erhob keinerlei Absolutheitsanspruch, was ihre Erinnerungen anging. Als sie erzählte, sie erinnere sich daran, dass

Priester einen Exorzismus an ihrer Mutter durchgeführt hätten, sagte Karthik: »Es gab keinen Exorzismus. Nein, kein Exorzismus.« Bhargavi akzeptierte das. Über ihren Vater sagte sie zu Karthik: »Ich erinnere mich ganz genau, dass Appa dich geschlagen hat.«

»Nee«, entgegnete Karthik.

»Ich glaube, als Mutter weg war, hat er seine Wut an dir ausgelassen«, sagte sie. Karthik beharrte darauf, dass das nicht wahr sei, und so verabschiedete Bhargavi sich auch von dieser Erinnerung. »Ich würde mir sowieso wünschen, dass ein paar dieser Erinnerungen verschwinden«, sagte sie mir später. »Mich einfach loslassen.«

Nur eine Erinnerung ließ sie sich nicht ausreden, und zwar, dass sie ihre Mutter in der Elite Lodge des Guruvayur-Tempels besucht hatte, obwohl Karthik sich nicht erinnerte, dass sie jemals dort gewesen war. Die Wände von Bapus Zimmer waren vom Fußboden bis zur Decke mit winziger Schrift bedeckt. »Alles war unverständlich – wir konnten nicht entziffern, was sie geschrieben hatte«, sagte Bhargavi. »Hier fangen meine Zweifel an, denn der Mensch, den ich damals gesehen habe, war nicht spirituell. Sondern jemand, der ziemlich verloren war. Vielleicht war sie hungrig und unterernährt, vielleicht war sie ganz auf sich allein gestellt. Das hat mich nicht mehr losgelassen. Den wunderbaren Mönch, der bei uns lebte, das strahlende Wesen, das gesungen und unser Haus mit heiligen Dingen erfüllt hat, kann ich nicht mit der Frau in Einklang bringen, die aus ihr geworden war.«

Nach Bapus Tod entschuldigte sich einer ihrer Schwager bei Karthik. »Er kam einfach zu mir her, hat meine Hände genommen und gesagt: ›Ich habe deiner Mutter Unrecht getan‹«, erzählte Karthik. »›Mir war nicht bewusst, was für ein Mensch sie war. Sie war eine Heilige – das war mir nicht klar.‹« Auch andere

Familienmitglieder hatten angefangen, über Bapu zu sprechen, als sei sie jemand gewesen wie Mirabai. Bapus zwei Gedichtbände sind bei den Anhänger:innen einiger Tempel in Chennai heiß begehrt.

Bhargavi wehrte sich dagegen, dass die Verwandten die Geschichte über das Leben ihrer Mutter umschrieben. »Ich finde, sie gehen zu weit, wenn sie uns sagen, sie sei eine Heilige gewesen. Dadurch passiert es leicht, dass wir über die moralischen Fragen hinwegsehen, mit denen wir uns nicht beschäftigt haben, als wir mit meiner Mutter zusammenlebten.«

Bhargavi war erschüttert, wie oft in den Tagebüchern erwähnt wurde, wie hungrig ihre Mutter war. »Für mich ist das ein tiefes persönliches Leiden«, sagte sie mir. Aber, so fügte sie hinzu, »in ekstatischen Momenten oder was auch immer das war, da war sie Gott nahe. Und auch diese Geschichte ist wahr.« Bhargavi hat das Gefühl, das Leben ihrer Mutter am besten zu verstehen, wenn sie Gedichte von Mirabai liest. »Ich bin verrückt vor Liebe, und niemand sieht es«, schreibt Mirabai. »Schmerz treibt mich von Tür zu Tür, aber kein Arzt macht auf.«[80]

Naomi

»Sie hören mir nicht zu«

Naomi Gaines hielt nach jemandem Ausschau, der ihr ein Lächeln schenkte. Es war der 4. Juli 2003, Unabhängigkeitstag, und sie war auf dem Taste of Minnesota, einem Fest, das jedes Jahr in Downtown Saint Paul stattfand. Es gab Livemusik, an Ständen wurden Hotdogs, gegrillte Schweinekoteletts, frittierte Zwiebelblumen und Funnel-Cakes verkauft. Kinder schwenkten USA-Fähnchen. Naomi war vierundzwanzig und vierfache Mutter. In einem Buggy schob sie ihre beiden jüngsten Söhne, vierzehnmonatige Zwillinge. (Die größeren Kinder verbrachten den Nachmittag bei Naomis Schwester.) Im Vorbeigehen lächelte Naomi Passant:innen an, aber erhielt im Gegenzug nichts als »böse Blicke«.

Ein paar Wochen zuvor hatte sie Sozialhilfe beantragt, und ihre Sachbearbeiterin hatte gesagt: »Sie sollten den Steuerzahlern nicht auf der Tasche liegen.« Naomi, die Schwarz ist, vermutete, dass alle, die sie auf dem Taste of Minnesota sahen, diese Ansicht teilten. In der Menschenmenge, die fast komplett *weiß* war, suchte sie nach einem Gesicht, das sagte: »Ich bin da – du bist mir nicht egal.« Doch stattdessen hatte sie den Eindruck, dass die Leute dachten: »Was will die denn hier? Die gehört hier nicht her. Das ist unsere Gegend.« Sie glaubte, jemanden über ihre Haare, die sie als Dreadlocks trug, sagen zu hören: »Da ist noch so ein Wuschelkopf.«

Kurz zuvor hatte sie *Die Apokalyptischen Reiter* gelesen. Der ehemalige Marineunteroffizier Milton William Cooper behauptete darin, Regierungsgeheimnisse zu kennen, die der Öffentlichkeit vorenthalten würden. In dem Buch erläutert er ein Programm der Regierung, das auf »die ›unerwünschten‹ Elemente der Gesellschaft«[1] abziele. Naomi stellte mit Entsetzen fest, dass das Programm MKNAOMI hieß – ein Kürzel, vermutete sie, für »Must Kill Naomi«. Immer wieder las sie den Absatz. Sie glaubte, die »Führungselite«[2], wie Cooper sie nannte, bewohne den Neubau gegenüber ihrer Wohnung und beobachte sie durch getönte Scheiben – ein Zeichen, dachte Naomi, dass für »Unerwünschte« wie sie und ihre Kinder die Zeit ablief.

Naomi betrat den Bürgersteig der Wabasha Street Bridge, die den Mississippi überspannt. An beiden Seiten der Brücke führen knapp dreieinhalb Meter breite Fußgängerwege entlang. Versehentlich stieß sie mit dem Buggy gegen ein Mädchen, das kaum jünger war als sie. »Entschuldige mal, kannst du nicht aufpassen?«, sagte die junge Frau. Für Naomi signalisierte die Begegnung, dass »sämtliche Liebe aus der Welt ausgelöscht worden war«.

Verzweifelt hoffte sie auf einen Beweis, dass die Vernichtung der »Unerwünschten« noch nicht begonnen hatte. Sie ging weiter über die Brücke und suchte im Gewimmel nach einer anderen alleinerziehenden Schwarzen Mutter. Aber sie entdeckte nichts als *weiße* Paare und Familien, die mit sich selbst beschäftigt waren. »Wir sind doch alle gleich«, dachte sie. »Wir alle sind Mütter von Kindern. Wie konnten die einfach an mir vorbeilaufen, ohne einen Ton zu sagen?« In Gedanken zitierte sie einen Vers aus dem Neuen Testament: »Die Menschen werden selbstsüchtig sein, habgierig, prahlerisch, überheblich, Lästerer.«

Es war ein schwüler Tag, aber auf einmal fühlte sich die Luft kühl an. Die Mondsichel interpretierte Naomi als Zeichen bevorstehender Zerstörung. Das Wasser, gut fünfzehn Meter unter ihr, roch übel. Sie ging ans südwestliche Ende der Brücke, zu einem Pfeiler mit einer amerikanischen Flagge. Naomi fielen oft unwillkürlich Liedtexte ein, und sie musste an einen Vers aus Saul Williams' Gedicht denken: »Our Stars and Stripes / Using blood-splattered banners as nationalist kites.«[3]

Naomi hatte Angst, zum Auto zurückzukehren, weil sie fürchtete, dort in aller Stille und ohne Zeug:innen ermordet zu werden. Sie fragte sich, ob sie die einzige Schwarze Mutter auf der Brücke war, weil man die anderen bereits getötet hatte. Sie blickte hinunter aufs Wasser, das ihr einziger Ausweg zu sein schien. Aus ihrer Sicht hatten sie und ihre Kinder zwei Möglichkeiten: einen barmherzigen oder einen qualvollen Tod zu sterben. Nacheinander hob sie ihre Söhne über das Brückengeländer, gab ihnen einen Kuss und ließ sie fallen. Dann kletterte sie hinterher und stürzte sich rückwärts mit ausgebreiteten Armen hinab. Beim Fallen rief sie: »Freiheit!«

Ein Mann am Flussufer hörte das Platschen. Zusammen mit Hunderten anderen Menschen wartete er in der Nähe der Brücke auf das Feuerwerk.[4] »Erst dachte ich, das Platschen wäre von einem Tier, einem Delfin oder so, und bin weitergelaufen«, sagte er. »Aber dann habe ich im Wasser ein Kind gesehen, das sich vom Bauch auf den Rücken drehte.« Der Mann sprang in den Fluss. Während er zu dem Jungen schwamm, entdeckte er auch eine Erwachsene im Wasser. »Ich habe eine schöne, junge Frau gesehen, die der Realität weit entrückt war«, erzählte er mir. »Sie war zwar da, aber gleichzeitig auch weit weg. Die ganze Zeit hat sie gesungen oder vielmehr geschrien: ›Freiheit. Freiheit. Freiheit.‹«

Naomi wurde ins Regions Hospital in Saint Paul gebracht und am Bett fixiert. »Haben Sie irgendwo Schmerzen?«, fragte eine Ärztin.

»Mein Rücken und mein Herz tun weh«, antwortete Naomi.

Körperlich war sie weitgehend unversehrt. Doch zu der jungen, *weißen* Polizistin Sheila Lambie, die an ihrem Bett stand, sagte sie: »Ich leide innerlich.«[5] Sie erklärte: »Die Leute wollen sich abwenden. Frauen und Kinder verschwinden lassen, die armen nicht *weißen* Kinder. Ab unter den Teppich mit ihnen, vergessen wir sie einfach.«

Naomi wurde zum Röntgen in ein Untersuchungszimmer geschoben, und Lambie folgte ihr. Sie wollte wissen, ob Naomi von ihren Aufgaben als Mutter frustriert gewesen sei: Es muss schwer sein, kam sie ihr entgegen, sich ganz allein um die Kinder zu kümmern, praktisch ohne Unterstützung von dem Vater der Zwillinge. »Niemand, der Ihnen mal einen freien Abend gönnen würde«, sagte sie.

»Sie hören mir nicht zu«, antwortete Naomi.

Lambie verließ das Zimmer, um mit dem Krankenhauspersonal zu sprechen. Als sie zurückkehrte, teilte sie Naomi mit, dass nur einer ihrer Söhne aus dem Wasser gerettet worden sei. Der andere war gestorben. »Weinen Sie ruhig«, sagte Lambie. »Das ist gerade sehr viel auf einmal. Sagen Sie etwas. Sie gucken mich bloß an.«

»Ich wollte meinen Babys nicht wehtun«, sagte Naomi. Dann fing sie an zu murmeln: »Oh Gott, sie haben mich beobachtet. Er ist ihnen nicht wichtig.«

»Wer ist ›sie‹?«, fragte Lambie. »Helfen Sie mir auf die Sprünge. Wen meinen Sie?«

»Die da oben«, antwortete Naomi. Sie führte das nicht näher aus. Stattdessen zitierte sie ein Gedicht von Julia Dinsmore, einer Lyrikerin aus Minnesota, die über Armut schreibt. »Ich heiß nicht ›diese Leute‹«, und weiter: »Der Wind steht still, eh ich meine Kinder zur Statistik werden lass.«

»Noch mal zurück zur Brücke«, unterbrach sie Lambie. »Sie gehen spazieren, suchen ein freundliches Gesicht, aber finden keines.«

»Es war, als würden alle denken: Oh, eine … eine Ratte«, sagte Naomi.

»Eine Ratte?«

»Wie eine dreckige Ratte bei mir zu Hause.«

***

Als Naomi sich einmal bei ihrer Mutter Florida nach ihrer Geburt erkundigte, antwortete diese: »Was interessiert dich das? Sprich nicht darüber.« Naomi erzählte mir: »Ich habe nie wieder danach gefragt. Aber eins weiß ich sicher: Als sie mich bekommen hat, war sie allein, und sie war depressiv.« Florida widersprach zwar nicht, maß einer Depression aber auch keine größere Bedeutung bei. »Wer wäre denn nicht depressiv, wenn das Geld nicht reicht, um die eigenen Kinder zu versorgen?«, sagte sie mir. »Unterdrückt/bedrückt – so oder so, es kann einem nicht gut gehen.«

Ohne nennenswerte Unterstützung der Väter zog Florida Naomi und ihre drei anderen Kinder in den Robert Taylor Homes in Chicago groß. (Erst mit drei Jahren erfuhr Naomi, wer ihr Vater war.) Als die Homes 1962 erbaut worden waren, gehörten sie zu den weltweit größten Sozialbausiedlungen.[6] Achtundzwanzig identische[7] Betongebäude, eingekeilt zwischen Gleisen und einem Interstate Highway, erstreckten sich über eine Fläche von 37 Hektar[8] auf der South Side und beherbergten siebenundzwanzigtausend Menschen.[9] »Die ganze Welt sieht uns als Sozialbauratten, die wie Aussätzige in Isolation leben«, erzählte jemand, der in den ersten Jahren dort gewohnt hatte, den *Chicago Daily News*.[10]

Zu Beginn war zwischen den Häusern noch Platz für Bäume und Gartenanlagen gewesen, aber um die Kosten für die Pflege zu reduzieren, wurden die Flächen zugepflastert. Von dem Gebäude aus, in dem Naomi lebte, war nichts Grünes zu sehen. Wie die Zeitschrift *Black World* schrieb: »Jeder, der mal riesige, baumlose, hoch aufragende, reglementierte Sozialwohnkomplexe wie die Robert Taylor Homes in Chicago gesehen hat, wird einsehen, dass vielen *weißen* Architekten offensichtlich die psychologische Kompetenz fehlt, um Wohnraum für Arme oder Menschen mit anderen kulturellen Hintergründen zu entwerfen.«[11] Einer Studie in *Environment and Behavior* zufolge schätzten Bewohner:innen der Robert Taylor Homes, die von ihrer Wohnung aus einen Blick auf Bäume und Gras hatten, die Probleme in ihrem Leben als weniger gravierend und weniger schwer zu bewältigen ein als diejenigen, die in einer kargen Umgebung wohnten. »Schon eine kleine Prise Natur«, so die Schlussfolgerung aus der Studie, »könnte die Fähigkeit verbessern, mit den wesentlichen Problemen im Leben fertigzuwerden.«[12]

Naomi wohnte im fünfzehnten Stock eines von drei Häusern, die zusammen ein U bildeten und von den Bewohner:innen »das Loch« genannt wurden.[13] Sie standen unter der Gewalt der Mickey-Cobras-Gang und waren dafür berüchtigt, dass es dort besonders brutal zuging. (Als eine Journalistin 1998 nach der Bedeutung des Namens fragte, antwortete ein Angestellter des Chicagoer Wohnungsamts lächelnd: »Es ist ein Drecksloch.«)[14] Die Versorgungstechnik in Naomis Gebäude war derart marode, dass die Feuerwehr bei einem Brand im vierten Stock an Wasch- und Spülbecken Kübelspritzen auffüllen musste – das Steigrohr im Haus war defekt –, bis sie schließlich aufgaben und aus dem Fenster sprangen. Die Aufzüge funktionierten so gut wie nie. Die Glühbirnen im Treppenhaus waren meist durchgebrannt. Wegen des Gestanks nach Urin und Erbrochenem hielt Naomi auf der Treppe die Luft an. Wenn sie ihre Wohnung suchte, orientierte sie sich, indem sie die Treppenabsätze zählte und durch die Flurtüren in die Korridore spähte. Außer für die Schule verließ sie das Haus kaum. Zu Beginn der Neunzigerjahre waren 99 Prozent der in den Robert Taylor Homes Lebenden Schwarz und 96 Prozent waren arbeitslos.[15] Das war ein »gottverlassenes Sozialhilfegefängnis«[16], erzählte jemand, der dort lebte, der *New York Times*; jemand anderes sagte: »Vor langer Zeit bin ich zu dem Schluss gekommen, dass man hier nur überlebt, wenn man verrückt ist, mit irgendwas vollgepumpt, Christ oder ein schräger Vogel.«

Jeder Monat war in zwei Hälften geteilt: die Wochen bevor und nachdem Florida die Sozialhilfe ausging. In der zweiten Monatshälfte schickte Florida Naomi manchmal mit schriftlichen Bitten um Brot zu den Nachbar:innen. Mittags gingen Naomi und ihre Geschwister in den Aufenthaltsraum im Erdgeschoss und aßen dort, was die Kinder »Würger« nannten: kostenlose Bologna-Sandwiches, die so trocken waren, dass die Kinder witzelten, man bekäme sie nicht herunter, ohne zu husten. Zum Abendessen machten sie sich »Wunschsandwiches«: So nannten sie zwei Scheiben Brot mit Sirup dazwischen. Naomis Tante und Onkel, die im selben Haus wohnten, betrieben in ihrer Wohnung einen Snackladen, in dem sie Schokoriegel, Chips und Eis aus Kool-Aid in Einwegbechern verkauften, damit die Kinder nicht das Risiko auf sich nehmen mussten, zu einem Geschäft zu laufen. 1993 stand in der *Chicago Tribune* in einem Artikel mit dem Titel »Leben in einem Kriegsgebiet, das sich Taylor Homes nennt«, Gewalt gehöre so selbstverständlich zum Alltag, dass »Schüsse so wahrscheinlich fielen wie Schnee«.[17]

Naomis zwei Jahre ältere Schwester Toma brachte ihr das Lesen bei. Aus Büchern erfuhr Naomi, dass andere Kinder keinen »gemauerten Himmel« hatten, wie sie es formulierte. Auch grüne Rasenflächen, farbenfrohe Spielplätze und große Fenster mit Topfpflanzen lernte sie kennen. »Toma hat gesagt, ich solle mir vorstellen, dass ich das selbst erlebe«, erzählte Naomi. »Ich sollte mir ausmalen, wie ich mich fühlen würde, wenn ich die Hauptfigur in der Geschichte wäre. Was würde ich tun? Wie würde ich mich verhalten?«

Das Gleiche spielte Naomi auch mit ihren zwei jüngeren Geschwistern. »Ständig wollte sie uns vorlesen«, sagte ihre Schwester Natalie, die Jüngste in der Familie. »Dabei hat sie uns immer wieder ermahnt: ›Hörst du mir überhaupt zu? Hör mir gefälligst zu!‹ Wenn wir das nicht getan haben, hat sie uns aus dem Bett geworfen.« In diesen Situationen hielt Florida sich fern, weil sie nicht wollte, dass ihre Kinder herausfanden, dass sie nie richtig lesen gelernt hatte. Sie war eine funktionale Analphabetin. »Ich war mir sicher: Naomi würde dahinterkommen, so klug wie sie war«, erzählte sie mir. »Meine Schwäche war ihre Stärke.«

Naomi hatte das Gefühl, im falschen Haushalt aufzuwachsen. Das Zuhause, in das sie eigentlich gehörte, war zehn Kilometer weiter südlich – ein Backsteinhaus mit weißen Zierelementen, drei Schlafzimmern und einem gepflegten Garten im damaligen Mittelschichtsviertel Washington Heights in Chicago. Das Haus gehörte Floridas Pflegemutter Ms Jackson, einer stattlichen Schwarzen Frau, die Perlenketten trug. Zu ihr wurde Florida im Alter von zwei Jahren gebracht, nachdem das Jugendamt sie und ihre sechs Geschwister aus der Wohnung der Mutter geholt hatte, und sie lebte immer noch dort, als sie mit sechzehn Jahren ihre erste Tochter Toma bekam. Toma stand Ms Jackson auch später noch nahe, und sie übernachtete fast jedes Wochenende bei ihr. Naomi sehnte sich danach, mitkommen zu dürfen – jeden Morgen brühte Ms Jackson frischen Kaffee auf, und der Kühlschrank war immer mit Erdbeerjoghurt gefüllt –, aber sie und ihre jüngeren Geschwister wurden nur ab und zu eingeladen. »Grandma Jackson hatte nicht so einen Draht zu uns«, sagte Naomi. »Sie wollte nicht uns. Sie wollte meine Schwester.«

An einem Nachmittag, als Toma sieben war, saß sie auf dem Boden im Kinderzimmer, das sie mit ihren Geschwistern teilte, und jammerte, weil sie bei Ms Jackson wohnen wollte. Sie pochte darauf, ausziehen zu dürfen. Hin und wieder schlug Florida ihre Kinder, aber auch nicht häufiger als andere Mütter, die Naomi kannte. Doch diesmal verlor sie offenbar die Beherrschung. Sie schlug Toma mit einem Verlängerungskabel. Naomi glaubte, der eigentliche Grund für den Kontrollverlust ihrer Mutter war, dass sie Tomas Wunsch auszuziehen insgeheim teilte.

Am nächsten Tag wartete Naomi nach der Schule, die sich im Zentrum der Robert Taylor Homes befand, auf Toma. Stattdessen tauchte Naomis älterer Cousin auf. »Sie ist weg«, sagte er leise.

Als Naomi nach Hause kam, saß Florida schluchzend auf dem Boden. Eine Lehrkraft hatte Tomas Blutergüsse gesehen, und das Jugendamt hatte eingegriffen und Toma bei Ms Jackson untergebracht. Florida war überzeugt, dass Ms Jackson Tomas Verschwinden von langer Hand geplant hatte. »Sie kannte sich mit dem System aus«, erklärte sie mir. »Meine Pflegemutter wollte mein kleines Mädchen, und am Ende hat sie es bekommen.«

Florida bat das Jugendamt mehrfach, ihre Tochter besuchen zu dürfen, aber ihr wurde gesagt, jeglicher Kontakt liege in Ms Jacksons Ermessen. In den Neunzigern hatte Illinois die landesweit höchste Pflegekindrate, und nahezu achtzig Prozent der Kinder waren Schwarz.[18] Florida sagte: »Ich hatte nicht die entsprechende Bildung, den Anwalt, überhaupt nichts, um für sie zu kämpfen – ich wusste nicht einmal, wie man ein Verfahren in die Wege geleitet hätte.«

Florida schämte sich so sehr, dass man ihr die Tochter weggenommen hatte, dass sie nie darüber sprach. »Niemand hat mir erklärt, was los war«, sagte Naomi. »Irgendwie wusste ich, dass meine Schwester nicht tot war, aber das war's dann auch schon.«

In der Familie besaß Naomi den Ruf, zu starke Gefühle zu haben – schon bei einer Kleinigkeit ging sie an die Decke, während andere Kinder die Sache schon längst weggesteckt hatten. Einmal schrieb sie ein Gedicht mit dem Titel »Geweint« auf einen Zettel und legte ihn der Mutter aufs Bett. »Meine Augen sind rot und dick, doch / nichts ist passiert / Ich habe nur / geweint.« Damals hatte Florida über das überladene Gedicht gelacht. Aber Jahre später sagte sie mir: »Mensch, da war was dran!«

Die Familie sah sich erst bei Tomas Abschlussfeier der achten Klasse wieder, sechs Jahre nach der plötzlichen Trennung. Toma stand in Talar und Barett inmitten ihrer Freund:innen aus dem vergleichsweise wohlhabenden Viertel. Florida erzählte: »Naomi hat so schlimm geweint, als sie sie gesehen hat. Sie sagte: ›Ich dachte, ich hätte dich nur geträumt! Ich dachte, das wäre ein Traum gewesen, in dem ich eine große Schwester habe.‹«

Als Naomi neun Jahre alt war, weckte Florida sie mitten in der Nacht und forderte sie und ihre zwei jüngeren Geschwister auf, sich mucksmäuschenstill anzuziehen. Dann stiegen sie fünfzehn Stockwerke hinunter und nahmen ein Taxi zum Busbahnhof. Florida sah unverwandt durch die Heckscheibe. Sie war mit einem Mann zusammen, der sie regelmäßig verprügelte, und sie musste fliehen. Am Busbahnhof tauchte Floridas Freund auf. Ein Wachmann erlaubte ihnen, sich in einer Garage in einem geparkten Bus zu verstecken.

In den frühen Morgenstunden fuhren sie mit einem Greyhound-Bus nach Milwaukee, in die nächste größere Stadt, und wandten sich an ein Obdachlosenheim in einer Kirche. Jeden Morgen um 5:00 Uhr wurden sie von einer Angestellten mit dem Ruf geweckt: »Alle aufstehen und dann rausgehen!« Erst zum Abendessen durften sie die Unterkunft wieder betreten, und so verbrachten sie acht Stunden am Tag in der öffentlichen Bibliothek. »Ich war im Bücherhimmel«[19], schreibt Naomi in ihrem unveröffentlichten Memoir. »Die Regale kamen mir höher vor als die Häuser der Robert-Taylor-Siedlung.« Während ihre Mutter sich um eine Anstellung und Wohnung bemühte, las Naomi ihren jüngeren Geschwistern vor – meist Dr. Seuss oder Shel Silverstein – und tat, als wäre sie ihre Lehrerin. Wenn Schulklassen die Bibliothek besuchten, schloss Naomi sich ihnen manchmal an und stellte sich vor, sie würde dazugehören.

Schließlich fand Florida eine Mietwohnung und meldete die Kinder in der Schule an, aber Naomi fühlte sich dort unwohl. Ihre Klassenkamerad:innen hänselten sie und nannten sie Black Midnight. An der Schule waren zwar fast alle Schwarz, aber Naomi meinte, niemand in ihrer Klasse habe so dunkle Haut gehabt wie sie. Einmal rannten mehrere Kinder, die sich Kleidungsstücke wie Lendenschurze um die Hüfte gewickelt hatten, mit Stöcken in der Hand im Kreis um sie herum. »Siehst du hier jemanden?«, sagten sie. »Oder sind da nur schwarze Flecken?« Florida fühlte sich ihrer Tochter aufgrund der Demütigung verbunden; sie war aus demselben Grund verspottet worden. In der Unterstufe hatte Florida sich verteidigen wollen und einem Mitschüler gesagt: »Black is beautiful.« Woraufhin der Junge antwortete: »Ja, aber an dir ist Schwarz nicht schön, sondern lächerlich.«

Sie hatten noch kein Jahr in Milwaukee gewohnt, als Florida plötzlich beschloss, nach Chicago zurückzukehren und mit dem Freund zusammenzuziehen, der sie misshandelte. »Ich dachte mir: ›Sie tut das, weil sie dumm ist‹«, sagte Naomi. Ihr Bruder sträubte sich so sehr gegen den Umzug, dass er bei einer Pflegefamilie in Milwaukee bleiben durfte. Natalie hatte mehr Verständnis für die Entscheidung ihrer Mutter: »Sie wusste nicht, dass sie schön war«, erzählte sie mir. »Sie wusste nicht, dass sie klug war. Sie wusste nicht, dass sie uns Kinder allein großziehen konnte. Sie hat sich mit dem Erstbesten abgefunden, der Interesse an ihr zeigte.« Sie fügte hinzu: »Vergessen Sie nicht, wo sie herkam. Die eigene Erziehung prägt einen.«

Florida bezog eine neue Wohnung in den Robert Taylor Homes, wo sie immer häufiger zur Flasche griff. Zusammen mit ihrem Freund nahm sie auch Kokain. Florida glaubte zu wissen, was Naomi dachte, wenn sie sie ansah: »Jede Mutter ist besser als meine.« Alkohol wurde zunehmend zur Selbstmedikation, aber damals erkannte Florida das nicht. Sie war hoffnungslos und ekelte sich vor sich selbst, doch eine psychologische Behandlung erschien ihr wie ein wirklichkeitsfremder Luxus. »Soweit wir wussten, wurde in solchen Fällen nur *weißen* Leuten geholfen«, erzählte Florida. Ihre Tante hatte in einer Gasse imaginäres Geschirr gespült, aber niemand hatte sie als psychisch krank bezeichnet. Andere Verwandte wirkten eine Spur zu wütend. »Ich konnte das verstehen«, sagte Florida. »Aber psychisch krank? Nein.« Florida erzählte mir: »In meiner Familie macht man ein Nickerchen, wenn man bedrückt ist. Das ist die Lösung: ein Nickerchen machen.«

Psychiatrische Einrichtungen sind nicht darauf ausgelegt, Leiden zu behandeln, deren Ursache generationenlange Marginalisierung und Unterdrückung sind. Bislang gilt eine Psychotherapie nur selten als »sinnvoller Ort der Heilung für afroamerikanische Menschen«[20], schreibt die Geisteswissenschaftlerin bell hooks. Damit eine Schwarze Patientin ihre Ängste und Gedanken einer Therapeutin offenbart, die in einem von *weißen* Menschen aus der Mittelschicht dominierten Fachbereich ausgebildet wurde, ist eine gewisse Vertrauensbasis nötig, die in der Regel nicht gegeben ist.[21] »Viele Schwarze Leute befürchten«, so hooks, »beim Sprechen über unsere Traumata auf die Terminologie psychischer Erkrankungen zurückzugreifen führe zu einer voreingenommenen Interpretation und Pathologisierung der Erfahrungen Schwarzer Menschen, und zwar auf eine Art, die unsere fortwährende Unterordnung erhalten und festigen könnte.«[22]

Im Vergleich zu *weißen* Patient:innen werden Schwarze Menschen in den USA systematisch nicht ausreichend gegen Schmerzen behandelt – und das gilt auch für Kinder. Laut einer Studie in *Proceedings of the National Academy of Sciences* stimmten über vierzig Prozent der Medizinstudierenden im zweiten Studienjahr folgender Aussage zu: »Die Haut von Schwarzen Menschen hat mehr Kollagen (d. h. ist dicker) als die Haut von *weißen* Menschen.«[23] Vierzehn Prozent teilten die Auffassung: »Die Nervenenden von Schwarzen Menschen sind weniger empfindlich als die von *weißen* Menschen.« Ihr Leiden wird mit biologischen Argumenten wegerklärt, als wären sie dafür gemacht – ein Mythos, der in diesem Land eine lange Tradition hat. Der Vorkriegsarzt und Professor für »Diseases of the Negro« an der University of Louisiana (inzwischen Tulane University) Samuel Cartwright stellte die These auf, dass versklavte Menschen sich ihren Sklavenhaltern widersetzten, weil sie an »Dysaesthesia Aethiopica«[24] litten, einer Krankheit, die sie »gleichgültig gegenüber Strafen oder gar dem Leben an sich«[25] mache und »teilweise Gefühllosigkeit der Haut« verursache.[26]

Der Fachbereich der Psychiatrie ist von ähnlichen Mythen geprägt, und Depressionen werden bei Schwarzen Patient:innen oft nicht ausreichend behandelt oder falsch diagnostiziert. Helena Hansen, eine Psychiaterin und Anthropologin an der UCLA, die zu rassifizierten Stereotypen in der Medizin forscht, erklärte mir: »In der Mentalität dieses Landes ist die Vorstellung verankert, dass es zur Rolle Schwarzer Frauen gehöre, selbst an sich zu arbeiten, das Leiden selbst durchzustehen, also warum sollten wir – die klassische Psychiatrie – ihnen hinterherlaufen und fragen: ›Darf ich Sie gegen Ihre Traurigkeit behandeln?‹«

1996 hatte Florida die Nase voll von den Demütigungen in Chicago. Sie und Naomis jüngere Schwester Natalie packten ihre Siebensachen und zogen nach Minnesota, weil Florida gehört hatte, das sei ein »Bundesstaat für Frauen und Kinder«. Damals zogen mehr Schwarze Amerikaner:innen nach Minneapolis-Saint Paul[27] – wo es vergleichsweise gut ausgebaute soziale Einrichtungen gab – als in jede andere Region im Norden. Da Naomi in Chicago bleiben wollte, zog sie bei der Familie ihres damaligen Freunds Nate ein.

In einem Obdachlosenheim in Downtown Saint Paul bekamen Florida und Natalie ein eigenes Zimmer mit Bad und einem Schlüssel. Für Frühstück, Mittag- und Abendessen war gesorgt. In den vorherigen Unterkünften hatte Florida mit der Handtasche im Arm auf einer Matte auf dem Betonboden geschlafen. Hier war es wie in einem Hotel. »So etwas hatte ich noch nie im Leben gesehen«, erzählte mir Florida. »Das war genau das Richtige, um mich zu sortieren. Dir hing nicht ständig ein hungriges Kind am Rockzipfel. Man konnte nachdenken. Man konnte für eine Wohnung sparen.«

Sie bekam eine Anstellung als Zimmermädchen in einem Luxushotel in Downtown Saint Paul und mietete eine Wohnung mit Blick auf die Wabasha Street Bridge. Das Haus hatte einen Portier. »Für eine Frau aus einer Sozialbausiedlung war das unglaublich«, sagte Naomi. »Meine Mutter war unfassbar stolz. Noch nie war sie so zufrieden mit sich gewesen.«

Nach ihrem Schulabschluss 1997 beschloss Naomi, ebenfalls nach Minnesota zu ziehen. Inzwischen hatten sie und Nate einen kleinen Sohn, aber Naomi war von der Beziehung enttäuscht. Sie ging den gleichen Weg wie ihre Mutter: Erst lebte sie in einem Obdachlosenheim, und schließlich bezog sie eine Wohnung in Saint Paul. Sie war erstaunt, dass in Minnesota »sogar die Ghettos Rasenflächen haben«, erzählte sie. Sie bekam eine Stelle als

Kinderpflegehelferin an der Vorschule ihres Sohnes, und abends belegte sie Seminare am Minnesota State Community and Technical College. »Ich kämpfte mit aller Kraft dagegen an, ein weiteres Opfer der Umstände zu werden«, schrieb sie später. »Ich dachte, wenn ich eine gute Mutter bin, ein guter Mensch, eine gute Arbeiterin, dann wird schon alles werden.«

Sie schloss sich einer Gruppe namens Vibin' Collective an, die sich einmal die Woche im Hinterzimmer eines Applebee's in Saint Paul traf. Sie verfassten Gedichte und komponierten Lieder über Armut, Polizeibrutalität und darüber, dass das Bildungssystem Schwarze Kinder im Stich ließ. Naomi fing an, Hip-Hop-Songs über Frauen zu schreiben, die aufgewachsen waren wie sie. »Ich finde, jemand muss die Geschichte von alleinerziehenden Müttern in den Städten dieses Landes erzählen«, sagte sie damals. Unter dem Künstlernamen Pleasant trat sie in Clubs vor Ort auf. Allerdings wurde sie nicht so oft gebucht wie erhofft. Natalie war der Ansicht, dass Naomis Musik »zu viele Metaphern« hatte. Naomi fragte sich, ob ihre Liedtexte »zu kontrovers, zu heftig« waren.

Naomi recherchierte Literatur über die Geschichte von Schwarzen Frauen. »Ich war auf der Suche nach – ich weiß auch nicht – einer Art Verbindung, um mich nicht mehr so einsam zu fühlen«, erzählte sie mir. »Ich wollte mich vergewissern, dass es Leute gibt, die sich so fühlen wie ich.« Sie las die vierbändige Reihe *In Praise of Black Women*, in der mithilfe von Liedern, Gedichten, Reiseliteratur und Volkssagen das Leben von Schwarzen Frauen im Laufe der Geschichte rekonstruiert wird. »Schwarze Frauen wurden entweder komplett aus der Geschichte gestrichen oder ihre Rolle wurde derart trivialisiert, dass sie unbedeutend erscheinen«,[28] wird im Vorwort des Buchs erklärt.

Später kaufte sie sich den Bildband *Without Sanctuary*[29], eine Zusammenstellung von Fotografien und Postkarten, die Lynchmorde zeigen und ursprünglich Teil einer Ausstellung der New York Historical Society gewesen waren.[30] Auf vielen Fotos sehen *weiße* Menschen gelassen zu, wie Schwarze Jugendliche an Bäumen hängen. Naomi suchte die Bilder nach Hinweisen ab, nach einer Erklärung, was der Tote falsch gemacht hatte. »Welche Geschichte steckt dahinter?«, sagte sie. »Mit welcher Begründung wurden sie umgebracht? Ich wollte wissen, warum, und irgendwann habe ich angefangen, mich zu fragen: ›Wo liegt der Unterschied zu meinen Kindern?‹«

Zum ersten Mal in ihrem Leben fiel es Naomi schwer, morgens aufzustehen. »Naomi hat immer schon in aller Frühe mit einer Schüssel Cornflakes am Tisch gesessen«, erzählte Natalie. Aber an manchen Tagen konnte sie nicht aufhören zu weinen. Wenn das, woran sie litt, eine Art Melancholie war, eine tiefe Trauer, die sich nicht ausdrücken ließ, so fand sie allmählich doch Worte für ihren Verlust. Sie fühlte sich erschlagen von der Erkenntnis, dass sich ihre persönlichen Erfahrungen durch die gesamte Menschheitsgeschichte zogen. Auf einmal hatte sie die nötige Sprache, um den Schmerz zu beschreiben, der ihre Familie seit Generationen quälte.

In *Hope Draped in Black* schildert der Geisteswissenschaftler Joseph R. Winters in Bezug zu Freuds *Trauer und Melancholie*, was passiert, wenn Schwarzen Menschen bewusst wird, dass ihnen ein Ideal wie Freiheit oder Gleichheit vorenthalten worden ist. Der Verlust wird verinnerlicht und untergräbt »jegliche Vorstellung von Selbstkohärenz«[31], schreibt Winters. »Die Erfahrung, unsichtbar gemacht worden zu sein, in die Gesellschaftsordnung eingegliedert und gleichzeitig daraus ausgeschlossen zu sein, manifestiert sich als Melancholie.«[32] Da die Trauer nicht vollständig anerkannt werden kann, wird sie nie überwunden.[33] »Daran liegt es, daß alles so kompliziert und so völlig irreparabel ist. Mit Vernunft ist der Hysterie nicht beizukommen«, sagt James Baldwin, der sich zur Schilderung des unbenannten Verlusts eines ähnlichen Bilds bedient. »Es ist, als wäre eine tiefe Wunde im Körper, an die sich niemand heranwagt. Niemand wagt sie zu untersuchen, zu nähen, zu schließen.«[34]

Florida war froh, dass Naomi, die jahrelang mit ihrer Hautfarbe gehadert hatte, »in den Kampf einstieg«, erzählte sie. Floridas Urgroßmutter, die 102 Jahre alt wurde, war zwar in Tennessee versklavt gewesen, aber, so Florida: »Wir haben uns einfach nie dafür interessiert.« Florida machte sich Sorgen, dass Naomi sich in zu kurzer Zeit zu viel über ihre Geschichte angelesen hatte. »Junge Leute in ihrem Alter wachsen auf, ohne darüber Bescheid zu wissen«, erklärte sie mir. »Wenn sie dann mehr über die Geschichte erfahren, ist das traumatisierend – die Vorstellung, dass Leuten wie dir das angetan wurde.«

Drei Jahre nach dem Umzug nach Minnesota schnitt Naomi sich die Pulsadern auf. Eigentlich wollte sie nicht sterben, erklärte sie, aber »der Schmerz, den ich empfand, war so groß, dass ich mich einfach verletzen wollte, um an etwas anderes denken zu können«.

Ihre Familie brachte sie ins Krankenhaus, wo ihr eine »Anpassungsstörung« diagnostiziert wurde, was laut *DSM* eine unverhältnismäßig große emotionale Reaktion auf eine identifizierbare Belastung bezeichnet. Neben die Diagnose schrieb ein Psychiater: »Alleinerziehende Mutter mit zwei Jobs«. Eine Sozialarbeiterin notierte: »Sie glaubt, sie habe die Depression aufgrund ›des ganzen Hasses in der Welt‹ und weil sie wegen der Diskriminierung resigniert.«[35]

Mit einem Rezept für das Antidepressivum Zoloft wurde Naomi aus dem Krankenhaus entlassen, doch nach ein paar Wochen brach sie die Einnahme ab, weil die Pillen sie müde machten und sie nicht an die Wirkung glaubte. Medikamente können nichts »am Kummer in der Welt ändern«, hatte sie ihrer Psychiaterin gesagt. Sie selbst zu sein, dachte Naomi, war integral mit der Erfahrung verbunden, unter der brutalen und rassistischen Realität zu leiden.

Ihre Familie setzte sich nicht länger mit dem Suizidversuch auseinander. Sie beteten für ihre Genesung. »Einer unsichtbaren Instanz vertrauen wir mehr als Ärzten, denn die haben unserer Meinung nach nicht bewiesen, dass sie in unserem Interesse handeln«, erklärte Naomi. Sie war stolz darauf, ihrer Familie ein Anker zu sein – alle erwarteten, dass sie einsprang, wenn eine Cousine in eine Notlage geriet, ein Sofa zum Übernachten und eine tröstende Mahlzeit brauchte. »Alle haben immer gesagt: ›Mädchen, zum Traurigsein hast du doch gar keine Zeit‹«, erzählte sie. »›Du bist eine starke Schwarze Frau, reiß dich zusammen, bete dafür, und alles wird gut.‹«

Einer der Gründungsmythen dieses Landes ist, dass Schwarze Menschen nicht verrückt werden. In einer 1844 veröffentlichten Ausgabe von *The American Journal of Insanity* wurde berichtet, dass Überlebenden des Aufstands auf dem Sklavenschiff *Amistad* zufolge »Geisteskrankheiten in ihrem Heimatland sehr selten waren. Die meisten hatten noch nie einen Fall erlebt.«[36] Während sich über Menschen in Indien der Mythos hielt, sie seien gegen Wahnsinn gefeit gewesen, bevor die Briten ihnen die Zivilisation gebracht hatten, galten Schwarze Menschen als heiter und unreflektiert. »Ohne Zivilisation keine Nervosität«[37], verkündete der Neurologe George Miller Beard 1881 in seinem Buch *American Nervousness.* Der Leiter der staatlichen Nervenheilanstalt in Missouri sagte einmal zu Kolleg:innen: »Vor dem Sezessionskrieg war ein wahnsinniger N***o der seltenste Vogel der Welt.«[38]

Eine Art Meilenstein in der Geschichte der Geisteskrankheiten war die sechste landesweite Volkszählung, die 1840 in den Vereinigten Staaten durchgeführt wurde. Dabei sollte auch die Anzahl der »Geisteskranken und Schwachsinnigen«[39] in allen Haushalten des Landes amtlich erfasst werden. Die Ergebnisse galten als augenöffnend: Bei freien Schwarzen Menschen im Norden kamen psychische Krankheiten elfmal häufiger vor als bei versklavten im Süden. »Hier haben wir den Beweis für die Notwendigkeit der Sklaverei«, sagte der Außenminister John C. Calhoun vor dem Kongress. »Der Afrikaner ist nicht zur Sorge um sich selbst fähig und versinkt unter der Last der Freiheit im Wahnsinn.«[40] In der Zeitschrift *Southern Literary Messenger*, die eine Zeit lang von Edgar Allan Poe herausgegeben wurde, hieß es, dass Schwarze Menschen »in der Sklaverei nicht nur wesentlich glücklicher sind als in Freiheit, sondern, wie wir glauben, die glücklichste Klasse auf diesem Kontinent«.[41] Angesichts der Ergebnisse der Volkszählung, so der *Messenger*, sei der Abolitionismus nicht praktikabel: befreite Sklaven würden »kaum mehr als Material für Gefängnisse, Zuchthäuser und Irrenanstalten hergeben«.[42]

Innerhalb weniger Jahre wurde klar, dass die Volkszählung nur so vor Fehlern strotzte.[43] In einigen Städten im Norden war so gut wie jeder Schwarze Mensch von den Staatsbeamten als geisteskrank kategorisiert worden. Der Sozialhistoriker Albert Deutsch bezeichnete die Volkszählung 1840 als »eins der erstaunlichsten Netze statistischer Fehler und Unwahrheiten, die je unter der Flagge der Regierung geknüpft worden sind«.[44] Dennoch blieb die Ansicht, die Emanzipation von Schwarzen Menschen schade ihrer Psyche, tief in der amerikanischen Psychiatrie verankert. 1913 warnte Arrah B. Evarts, Psychiater am Government Hospital for the Insane in Washington, D.C., der größten staatlichen psychiatrischen Klinik im Land, dass »sich

Freiheit nicht überziehen lässt wie ein Kleidungsstück«.[45] Die Rate von psychischen Erkrankungen bei Schwarzen Patient:innen – diesen »Fremden innerhalb unserer Tore«[46], wie er sie nannte – steige, weil sie »eine Umstellung verlangten, die wesentlich schwieriger war … als jede, die jemals von anderen Rassen zu versuchen gefordert wurde«.[47] Wie bei den Parsen in Indien, über die gesagt wurde, sie hätten sich dem britischen Kolonialismus zu abrupt angepasst,[48] hieß es, ihre Seelen würden der Belastung der Umstellung nicht standhalten.

Die Leiden von Schwarzen Menschen wurden in einem soziologischen und kollektiven Rahmen betrachtet. Ihnen wurde die Individualität ihrer psychischen Erfahrungen abgesprochen und sie wurden als unzulängliche Patient:innen abgetan. Mary O'Malley, ebenfalls Ärztin am Government Hospital for the Insane, beklagte sich darüber, dass Schwarze Patient:innen nicht linear erzählen könnten. »Es gelingt ihnen nicht, die allgemeine intellektuelle Wirkung zu erzeugen, die wir Erfahrung nennen«,[49] schrieb sie. »Ihr Kummer und ihre Ängste bleiben nicht auf einem konstanten Niveau und wirken sich langfristig nicht stark genug aus, als dass der Wunsch entstünde, das eigene Leben zu beenden.«[50] Selbst das Bedürfnis der Betroffenen, ihre Probleme aufzuarbeiten, galt als Schwäche, als besäßen sie nicht genug Reflexionsvermögen, um sterben zu wollen.

Während des Großteils der letzten hundert Jahre war die Suizidrate von afroamerikanischen Erwachsenen etwa halb so groß wie die von *weißen* Menschen[51], eine Statistik, die durch Stigmatisierung und Vernachlässigung verfälscht sein könnte. (Manchmal wird statt eines Suizids eine andere Todesursache festgestellt, wie eine Überdosis oder ein Unfall.)[52] Trotzdem galt Suizid historisch gesehen als derart eng mit *Weiß*sein[53] verknüpft, dass in einem 1962 im *International Journal of Social Psychiatry* erschienenen Artikel erklärt wurde, dass »einige langjährige Psychiater im Süden, die umfangreiche Erfahrungen in der Behandlung von N*****s haben, in einem ernsthaften Suizidversuch einen Anscheinsbeweis für weiße Vorfahren sehen«.[54] In seinem 1992 veröffentlichten Buch über afroamerikanische Ansichten zu Suizid schreibt der Soziologe Kevin Early, seine Interviewpartner:innen hätten ihn allein schon deshalb getadelt, weil er sie überhaupt auf das Thema Suizid angesprochen hatte. »Schwarze nehmen sich grundsätzlich nicht das Leben«, sagte ein Pastor zu ihm. »Das sollten Sie bereits wissen.«[55] Early stellte fest, dass Suizid »fast schon als komplettes Leugnen Schwarzer Identität und Kultur«[56] galt, weil er das Gegenteil von Durchhalten repräsentierte. Schwarze Menschen sollten sich »zusammennehmen, die Schultern straffen und standhaft bleiben«,[57] sagte eine seiner Quellen. »Sozusagen die Kugeln an uns abprallen lassen.«

Manche Therapeut:innen waren der Meinung, es würde nichts bringen, die Krankheit eines:r Schwarzen Patienten:in anzugehen, ohne sich vorher mit der krankenden Gesellschaft, in der er lebt, zu befassen. »Weder kann das Selbstwertgefühl eines N***os wieder aufgebaut noch sein Selbsthass zerstört werden, solange der Status quo bestehen bleibt«[58], so zwei *weiße* Psychoanalytiker 1951 in dem viel zitierten Buch *The Mark of Oppression*. »Es gibt nur eine Möglichkeit, die Folgen der Unterdrückung zu beheben, und die lautet: Die Unterdrückung stoppen.«[59] Aber auch dieser Ansatz barg die Gefahr, die individuellen Leidensberichte Schwarzer Menschen abermals nicht ernst zu nehmen.

Angesichts der verfahrenen gesellschaftlichen Lage von vornherein das Handtuch zu werfen, sendete das Signal, es habe keinen Zweck, das Innenleben eines Schwarzen Menschen zu erkunden – ein Ansatz, der die Gleichgültigkeit von offen rassistischen Psychiater:innen widerspiegelte. »Die moderne Psychiatrie kam durch die Unsummen in Schwung, die reichen Patienten in Rechnung gestellt wurden«,[60] schreibt der Romancier Richard Wright, und lange Zeit ignorierte sie ein »chronisches menschliches Bedürfnis, himmelschreiend und skandalös«.[61] 1946 half Wright bei der Gründung eines psychiatrischen Zentrums, der Lafargue Mental Health Clinic, im Keller einer Kirche in Harlem.[62] Dort wurden kostenlos Behandlungen für verarmte Schwarze Patient:innen angeboten, die sonst, so Wright in einem Essay über die Klinik, nur insofern Zugang zu psychiatrischer Versorgung hätten wie »die N*****s in Mississippi theoretisch das Wahlrecht!«.[63] Wright hoffte, dass die Lafargue Clinic Behandlungssuchenden »in einer feindseligen Welt Überlebenswillen«[64] verlieh. Doch nach dreizehn Jahren musste die Klinik schließen – sowohl die Stadt als auch der Staat hatten die Förderanträge abgelehnt.[65]

Der auf Martinique geborene Psychiater und Philosoph Frantz Fanon hatte ein ähnliches Ziel – in der Psychiatrie sei »ein schonungsloses Bewusstsein für die sozialen und wirtschaftlichen Lebenswirklichkeiten«[66] notwendig, schreibt er. Allerdings konzentrierte sich der Großteil seiner Analyse auf Männer. Man »könnte uns fragen, welchen Vorschlag wir für die farbige Frau zu machen haben«[67], räumte er in seinem 1952 erschienenen Buch *Schwarze Haut, weiße Masken* ein, in dem es um die Auswirkungen von Rassismus und Kolonialismus auf die männliche Psyche geht. Ob aus Mangel an Studien oder weil die Literatur von Vorurteilen geprägt war – seine Antwort fiel sehr direkt aus: »Wir wissen es nicht.«[68]

Kurz nach dem Krankenhausaufenthalt kam Naomi wieder mit ihrem Freund Nate aus Chicago zusammen. Er zog ebenfalls nach Minnesota, und sie bekamen ein zweites gemeinsames Kind, ihre Tochter Kaylah. Aber die Versöhnung war nicht von

Dauer. Schon bald kam Naomi mit Khalid zusammen, einem Musiker, der sie, wie er sagte, dafür bewunderte, »wie farbenfroh sie die Welt beschrieb«. Khalid, der ein Schwarzes Elternteil hat, gehörte der revisionistischen Bewegung Five Percent Nation[69] an, die sich von der Nation of Islam abgespalten hatte. Die von einem Schüler von Malcolm X gegründete Five Percent Nation lehrte, dass Schwarze Menschen die Mütter und Väter der Zivilisation und Schwarze Männer Götter seien. Naomi ließ Khalid wöchentliche Nation-Versammlungen in ihrer Wohnung organisieren, und sie fing an, sich mit den Lehren auseinanderzusetzen. Dadurch erhielt sie eine neue Sichtweise, was in der Welt möglich war. Natalie erinnerte sich, dass Naomi gesagt hatte: »Wir haben geschlafen – wir müssen aufwachen. Unsere Geschichte steht nicht in diesen Büchern.«

Naomis ältere Schwester Toma, die in einem anderen sozioökonomischen Umfeld aufgewachsen war und einen Hochschulabschluss hat, wusste mit diesen Lehren nichts anzufangen. »Das ganze Gerede über den *weißen* Mann, der uns kleinhält – das hat mir Sorgen gemacht«, erzählte sie mir. »Ich wurde so erzogen, dass dir und deiner Bildung niemand im Weg steht, nur du selbst. Auch wenn du denkst: Ich werde nie Geschäftsführerin von einem Top-Unternehmen, weil die Stelle ein *weißer* Mann bekommt – und das mag ja auch stimmen –, dann sollten wir uns trotzdem nicht ständig nur darauf konzentrieren.«

Manchmal sah Naomi Khalid an und sagte: »Ich bin klüger als du.« »Rückblickend waren das vielleicht die ersten Anzeichen ihrer Krankheit«, sagte er. »Aber ich dachte mir nur: ›Wie scheiße von ihr.‹« Er trennte sich von Naomi. Ein paar Wochen später erfuhr sie, dass sie Zwillinge erwartete. Sie ging in den Club, in dem Khalid einen Auftritt hatte, und zeigte ihm das Ultraschallbild. Er versprach ihr, bei der Geburt dabei zu sein, aber wieder mit ihr zusammenkommen wollte er nicht. Naomi hatte das Gefühl, sie würde nie jemanden finden, der zu ihrer »Liebesmoral« passte. So nannte sie die Bereitschaft, sich dem anderen voll und ganz hinzugeben.

Im Mai 2002 hatte Naomi einen geplanten Kaiserschnitt. Das Krankenhauszimmer empfand sie als metallisch und industriell. Ihr erschien es nicht richtig, ihre Kinder an so einem Ort zu bekommen, erst recht nicht so plötzlich. Das Zimmer war kalt. Jemand injizierte ihr eine chemische Flüssigkeit in die Hand, jemand anderes eine in den Rücken. Khalid, der wie versprochen dabei war, entging nicht, dass das gesamte Ärzt:innenteam und Pflegepersonal *weiß* war. »Wir sind im Herzen Babylons«, sagte er.

Offenbar wirkte die Narkose nicht richtig. »An Leib und Organen spürte ich sie zerren, drängen, schieben, schneiden, stochern«, schreibt Naomi in ihrem Memoir. »Etwas stimmte nicht. Mir stieg die Galle auf. In meinem Magen war nichts, was sich hätte hochwürgen lassen, nichts als Leere.«

Bei psychischen Erkrankungen kann die Grenze zwischen einem selbst und anderen verschwimmen, im Falle einer Schwangerschaft nimmt diese Vermischung körperliche Gestalt an. Die Philosophin Iris Marion Young bezeichnet Schwangerschaft als die »radikalste Aufhebung der körperlichen Unterscheidung zwischen innen und außen«.[70] Über den heranwachsenden Fötus schreibt sie: »Es fühlt sich ein bisschen an wie Luft im Bauch, aber das ist es nicht: Es ist etwas anderes, an anderer Stelle, gehört einem anderen – einem anderen, der dennoch mein Körper ist.«[71]

Naomi fragte sich, ob eine externe finstere Gewalt ihr die Zwillinge in den Leib gepflanzt hatte. »Das ist unnatürlich«, schreibt Naomi. »So sollten Babys nicht geboren werden, so fern von allem Menschlichen.« Als Khalid ihr die Zwillinge zeigte, drehte sie sich weg. Ihr fiel die Hündin einer Freundin ein, die während der Geburt in Narkose gelegt werden musste. Als die Hündin nach dem Kaiserschnitt aufwachte, schien sie nicht zu verstehen, warum die fremden Welpen an ihr schnupperten, als hätten sie ein Recht dazu.

Khalid nannte die Babys Supreme und Sincere. Naomi bekam mit, wie eine Krankenschwester zu einer anderen sagte: »Hast du die Namen gehört?« Khalid erzählte mir: »Ich bin mir sicher, dass die Krankenschwestern und Ärzte ein Problem damit hatten. Wie wir unsere Kinder genannt haben, das hat eine Mauer zwischen uns hochgezogen. Wir waren ihnen unangenehm. Sie konnten es gar nicht erwarten, dass wir das Krankenhaus verlassen. Wir haben uns nicht willkommen gefühlt.«

Naomi nahm ihre Babys mit nach Hause in die größte Sozialbausiedlung[72] in Saint Paul, die McDonough Homes. Über sechshundert Menschen lebten in den beige- und cremefarbenen zweistöckigen Reihenhäusern in der Nähe der Schnellstraße. 1998, vier Jahre zuvor, hatte eine vierundzwanzigjährige Hmong namens Khoua Her, die ebenfalls dort gelebt hatte, ihre sechs Kinder in ihrer Wohnung getötet.[73] »Ich weiß nicht, warum. Ich weiß nicht, warum«[74], hatte sie zur Polizei gesagt. »Ich kann es mir nicht erklären.« Naomi hatte zusammen mit ihrer Mutter und Schwester einen Bericht darüber in den Nachrichten gesehen. »Ich werde nie vergessen, wie ich aufgestanden bin und gesagt habe: ›So eine blöde Kuh‹«, erzählte Natalie. »Als es dann um psychische Gesundheit und so was ging, habe ich gesagt: ›Papperlapapp. Sie hatte die Nase voll von den ganzen Kindern – so schaut's aus. Sie hätte sie wenigstens bei irgendwem vor der Haustür absetzen können.‹«

Zu Naomi hatte ich unter anderem deshalb Kontakt aufgenommen, weil mich die unheimliche Überschneidung fasziniert hatte: zwei junge Frauen, die in demselben Gebäudekomplex gelebt und im selben Alter die gleiche unvorstellbare Tat begangen hatten. Ich musste an Karthiks Bild vom Haus seiner Mutter denken, in dem die historischen Begebenheiten eingezeichnet waren, die das Gebäude heimgesucht hatten.

In den McDonough Homes lebten viele People of Color[75], vor allem Geflüchtete aus Südasien[76], die nach Saint Paul umgesiedelt waren, eine Stadt mit einer der höchsten Segregationsraten des Landes.[77] In einer Vielzahl von Studien wurde festgestellt, dass Psychosen häufiger in Communitys mit geringer »ethnischer Dichte«[78] vorkommen – gemeint ist der Anteil der Menschen mit gleichem ethnischen Hintergrund. Für People of Color steigt das Risiko einer Psychose, je *weißer* das Umfeld ist.[79] Denn die Wahrscheinlichkeit ist höher, dass sie sich entfremdet und allein fühlen und diskriminiert werden. Naomi ärgerte sich über die »Minnesota-Nettigkeit«, wie sie den höflichen, aber passiv-aggressiven, ja sogar insgeheim verängstigten Ton nannte, mit dem ihre Anwesenheit ihrer Meinung nach quittiert wurde.

Kaum war Naomi mit den Zwillingen daheim, da »hatte ich das Gefühl«, sagte sie, »dass ich einfach aus diesem Haus rausmusste. Ich traute dem Haus nicht.«

Naomis Familie wechselte sich mit der Kinderbetreuung in ihrer Wohnung ab, weil Naomi mit den Gedanken offenbar woanders war. In Dauerschleife ließ sie das Album *Spiritual Minded* von KRS-One laufen. Das Cover zeigt KRS-One in einer kleinen Zelle mit den Händen links und rechts an der Wand. »What if Malcolm X returned?«, sang er. »Or Dr. King returned, tell me what have we learned?« Naomi war zu gefesselt von der Musik, um zu essen; sie trank nur Orangensaft. »Mir war, als hätte mir jemand eins mit dem Hammer übergezogen und meine Augen für Dinge geöffnet, die mir bislang verschlossen gewesen waren«, erzählte sie mir. »Man könnte das als Moment der

Klarheit bezeichnen, aber auf psychologischer Ebene hatte das deutlich mehr Wucht.«

Naomi war, als hätte sie eine neue Art der Lesekompetenz erworben – die Fähigkeit, aus allem, was sie las, eine symbolische Bedeutung abzuleiten. Es fiel ihr schwer, ihre Erkenntnisse in Worte zu fassen, außer, dass sie für das Schicksal der Welt verantwortlich sei. Mit ihrer Musik, dachte sie, könne sie Rassismus besiegen. »Naomi, du bist nur ein einzelner Mensch«, sagte Florida zu ihr. Sie entgegnete: »Aber irgendwo müssen wir doch anfangen!«

Einige Wochen nach der Geburt der Zwillinge schlief Floridas Cousine, die Naomi mit den Kindern geholfen hatte, auf dem Sofa ein und schrak aus einem Albtraum auf. »Sie sind hier drin – Dämonen«, sagte sie Florida. »Sie sind hier. Wir müssen in jeder Ecke dieses Hauses beten.« Sie beteten für Naomi, aber an ihrem Verhalten änderte sich nichts.

Einen Monat nach der Geburt nahm Naomi die Zwillinge mit nach draußen, setzte sich in eine Pfütze und wollte nicht mehr aufstehen. Florida rief den Notruf an. Während des Telefonats konnte man Naomi im Hintergrund schreien hören: »Nein, Mama, nein, Mama – die nehmen mir meine Babys weg!« Ein Cousin beruhigte Naomi: »Bevor sie dir die Babys wegnehmen, bring ich sie um.« Die Notrufzentrale bekam den Kommentar mit, verstand ihn als Drohung und schickte ein Kriseninterventionsteam mit zwei Polizisten des Saint Paul Police Departments vorbei. Als sie ankamen, lag Naomi bereits im Bett und hatte die Decke bis zur Nase hochgezogen. Auf die Frage, wie es war, vier Kinder zu haben, antwortete sie: »Die Ungerechtigkeit stinkt zum Himmel.«

Florida überredete Naomi, in den Rettungswagen zu steigen, der sie ins Abbott Northwestern Hospital in Minneapolis brachte. Anfangs schwieg sie verbissen. Dann fing sie an zu schreien und sich vor und zurück zu wiegen. »Warum hassen Sie mich?«, fragte sie eine Sozialarbeiterin. Sie wurde an den Fuß- und Handgelenken am Bett fixiert, damit man ihr ein Beruhigungsmittel verabreichen konnte. »Die Krankenschwestern haben mich umzingelt und mir eine Spritze in den Po verpasst – ich hatte furchtbare Angst«, sagte Naomi. Ihr war, als würde sie für ein Verbrechen bestraft werden, aber für welches, wusste sie nicht.

Nach fünf Tagen wurde Naomi mit einem Rezept für das Antipsychotikum Zyprexa und der Verdachtsdiagnose »beginnende bipolare Symptomatik« aus dem Krankenhaus entlassen. Ihr wurde erklärt, die Ursache für eine bipolare Störung sei ein chemisches Ungleichgewicht im Gehirn. Über die medikamentöse Behandlung schrieb ein Psychiater, Naomi »zeigt sich inzwischen wesentlich weniger wachsam und (laut Mutter) generell weniger misstrauisch Weißen gegenüber«. Aber Naomi nahm die Tabletten nicht. Khalid, der sie und die Zwillinge manchmal besuchte, sagte ihr, er stehe allen Antworten, die psychiatrische Diagnosen liefern könnten, skeptisch gegenüber. In seiner Kindheit und Jugend war er zeitweise in Pflegefamilien und in Jugendhaft gewesen, und er sagte: »Wir waren lauter Stadtkinder, aber behandelt und zurechtgewiesen haben uns Vorstadtpsychiater, die nicht sahen, was wir sahen. Ständig ging es um diese ganzen Standardthemen wie ›Gucken wir uns noch mal dein Autoritätsproblem an‹ – und dann arbeiteten sie die ganze Zeit nur noch an diesem einen Problem, anstatt genauer hinzusehen und zu verstehen, was für ein Mensch jemand ist.«

Zwei Wochen nach der Entlassung konnte Naomi gar nicht mehr aufhören zu weinen. Als Florida sie zurück ins Krankenhaus brachte, zog sie sich aus und rannte nackt durch die Flure der Psychiatrie. Sie hatte Angst, jeden Moment verhaftet zu werden. »Ich hatte das Gefühl, mich ausziehen zu müssen, um ihnen zu zeigen: Ich bin nicht bewaffnet«, sagte Naomi. »Ich habe nichts Bedrohliches an mir. Wer bin ich schon, dass ihr so viel Angst vor mir habt?« Später sah sie sich eine Dokumentation über die kenianische Aktivistin Wangarĩ Muta Maathai[80] an, die eine Demonstration angeführt hatte, bei der sich Frauen aus Protest gegen die unrechtmäßigen Inhaftierungen ihrer Söhne ausgezogen hatten. Naomi identifizierte sich mit diesen Müttern und sah ihr eigenes Bedürfnis, sich zu entblößen, in einem neuen Licht: »Es ist, als würden wir sagen: ›Schaut her, wir haben nichts. Wir haben nichts. Ihr habt uns alles genommen.‹«

Diesmal wurde Naomi eine »nicht näher bezeichnete Psychose« diagnostiziert, obwohl sie klare Anzeichen einer Wochenbettpsychose zeigte, die bei einer von tausend Müttern auftritt. Nach vier Tagen wurde sie aus dem Krankenhaus entlassen. Sie hatte Medicaid, und die Versicherung bezahlte keinen längeren Aufenthalt. Ihre Behandlung basierte auf den Managed-Care-Prinzipien, der Philosophie, die für die Chestnut Lodge der Ruin gewesen war. In einem ethnografischen Werk über eine psychiatrische Station, auf der Notfälle behandelt wurden, beschreibt die Anthropologin Lorna Rodes, inwiefern sich die Arbeit im Krankenhaus durch Managed-Care-Richtlinien verändert hat: Innerhalb weniger Tage muss eine Diagnose gestellt werden, es müssen Medikamente verschrieben und die Patient:innen müssen entlassen werden. Rhodes stellte fest, dass das Krankenhauspersonal selten »direkt Vermutungen über die wirtschaftlichen oder politischen Ursachen der Probleme ihrer Patienten anstellte. Es gelang ihnen, den größeren sozialen Kontext auszublenden.«[81] Ihre Arbeit, schreibt sie, »kann auf eine implizite Erwartung heruntergebrochen werden: Sie mussten für leere Betten sorgen.«[82] Die Station für psychiatrische Notfälle – auf der im Gegensatz zum Großteil der restlichen Psychiatrie Menschen mit allen ethnischen und wirtschaftlichen Hintergründen behandelt wurden – bezeichnet sie als »das ›Unbewusste‹ der Psychiatrie«.[83]

Einen Monat nachdem Naomi entlassen worden war, ging sie mitten in der Nacht mit allen vier Kindern hinaus. Ein Polizist hielt sie an und wollte wissen, was sie tat. Da sie seine Anwesenheit nicht zur Kenntnis nahm, sondern stattdessen »in einer sehr hohen Tonlage sang«, wie ein Polizist protokollierte, wurde sie erneut ins Krankenhaus gebracht. Diesmal wurde ihr eine bipolare Störung diagnostiziert, und sie wurde innerhalb einer Woche entlassen. »Immer wieder hat sie Rückfälle, in Zyklen«, steht in ihrer Krankenakte. »Die Patientin hat keine Einsicht in ihre Krankheit.«

Psychoanalytische Einsicht wurde in der Chestnut Lodge oft erreicht, indem die Geschichte einer Person von einem neuen Blickwinkel aus betrachtet wurde[84]: Die Therapeutin legte den unbewussten Konflikt oder die Fantasie frei, um den beziehungsweise die sich das Leben des:r Patienten:in insgeheim immer gedreht hatte. Auf ähnliche Weise kann auch eine biochemische Erklärung dafür sorgen, dass jemand nicht mehr an einer Interpretation der Welt festhält, die ihm jegliche Hoffnung geraubt hat. Aber nicht immer ist es produktiv oder heilsam, einen neuen Erklärungsansatz aufgedrängt zu bekommen. Er kann auch als abwertend aufgefasst werden, als Angriff gegen die eigene Identität und Weltsicht. »Wo ist die verständnisvolle Seite der Psychiatrie?«, fragte Naomi. »Die haben ihren Zweck verfehlt. Das Unverständnis der Ärzte, wer ich bin und woher ich komme, hat mich immer weiter weggestoßen.« Dass sie eine psychische Erkrankung hatte, akzeptierte sie nicht, sagte sie, »weil mir war, als würde mir jemand etwas über meine Lebenswirklichkeit als Schwarze Frau und Mutter in Amerika zeigen, was mir mein Leben lang verborgen gewesen war«.

Der an der UCLA tätigen Psychiaterin und Anthropologin

Helena Hansen zufolge sprechen Schwarze Patient:innen weniger gut auf die Erklärung an, dass »die eigene Biologie Mängel hat und sich das durch Technik beheben lässt«. Entwickelt wurde dieser Ansatz unter anderem, um Stigmatisierungen abzubauen. »Bei wohlhabenden *weißen* Patient:innen lässt sich die Schuldfrage durch eine biologische Erklärung aus der Welt schaffen«, sagte sie. Für diese Familien ist es oft eine Erleichterung zu hören, dass man wegen der Krankheit niemandem einen Vorwurf machen kann. »Geht es aber um Patient:innen, die Schwarz, People of Color oder arm sind, dann lenkt ein biologischer Erklärungsansatz von den gesellschaftlichen Faktoren ab, die zu ihrer gegenwärtigen Situation geführt haben. Denn schuldhaftes Verhalten gibt es sehr wohl: dass Investitionen in die Communitys zurückgezogen werden, beispielsweise indem bezahlbarer Wohnraum weggenommen und Schutz für Arbeitnehmer:innen gestrichen wird.« Ihr zufolge empfinden ihre Patient:innen es als heilsam und fühlen sich dadurch bestärkt, dass sie die gesellschaftlichen Strukturen mit einbezieht, die zu ihrer seelischen Verfassung beigetragen haben.

Auch Naomi wollte, dass ihre Ärzt:innen erkennen, dass diese gesellschaftlichen Faktoren real sind, aber als sie beklagte, dass »*weiße* Leute es auf mich abgesehen haben«, wurde das in der Krankenakte nur als eine ihrer »seltsamen Aussagen« vermerkt. Als Naomi »let my people go« sang, notierte ein Arzt lediglich, dass sie »aus vollem Halse sang«, und kommentierte lobend, dass sie »auf Bitten des Personals die Lautstärke verringerte«.

Acht Monate nachdem sie von der Polizei angehalten worden war – und vier Monate bevor sie mit ihren Zwillingen von der Wabasha Street Bridge sprang –, saß Naomi wieder mit denselben Beschwerden in der Notaufnahme. »Sie sagt, sie könne die Überzeugungen von anderen ändern und durch bessere ersetzen«, notierte ein Psychiater. »Sie will Menschen dazu bekehren, nicht rassistisch zu sein und ihre Leute zu akzeptieren.«

***

Nach der Rettung aus dem Mississippi brauchte Naomi mehrere Wochen, um zu begreifen, was sie getan hatte. Drei Tage lang erholte sie sich im Krankenhaus von ihrem Sturz, bevor sie ins Gefängnis in Ramsey County geschickt wurde, das den Mississippi überblickt. Zufällig bekam Naomi eine Zelle, von der aus sie die Brücke sehen konnte. Ihre Zellennummer 316 interpretierte sie als Zeichen, dass sie Gott war. Im Neuen Testament steht in Johannes 3,16: »Denn Gott hat die Welt so sehr geliebt, dass er seinen einzigen Sohn hingab.«

Sie bat einen Gefängniswächter um einen Bleistift und setzte einen Brief auf. »Sehr geehrte Damen und Herren«, schrieb sie. »Wenn wir unsere Communitys als Baum sehen würden, wo wären die ›Wurzeln‹, oder besser gesagt, wer wäre die ›Wurzeln‹? Mütter wären der Anfang.« Und weiter: »Aber der Teil über der Oberfläche kann nicht bestehen, er kann nicht stark sein und aufragen, wenn die ›Basis‹ kaputt ist.«

Ein paar Tage später zog Naomi sich aus und rannte nackt durch die Flure der Haftanstalt. Sie wollte, dass man »meine Narben sieht«, erklärte sie einem Arzt. »Den Schmerz einer Mutter.« Eine Sozialarbeiterin notierte, sie »schwankt zwischen völlig katatonischem Verhalten und Urschrei«. Mit ihrem Verhalten brachte Naomi genau das zum Ausdruck, was als Karl Jaspers' »Unverständlichkeitspostulat« bezeichnet wird: Eine »ausschließlich ›physisch‹ erklärbare Schizophrenie«, bei der Menschen sich nicht mehr im Bereich des allgemeinen menschlichen Verstehens befinden.

Einen Monat später wurde Naomi in die größte psychiatrische Klinik des Bundesstaats verlegt, ins Minnesota Security Hospital. Ihre Unterbringung dort wurde gerichtlich angeordnet, weil sie als »psychisch krank und gefährlich« eingestuft wurde. Ein Arzt vermerkte: »Sie besitzt keinerlei Einsicht.« Der Richter ordnete eine medikamentöse Zwangsbehandlung an.

Naomi nahm das Antipsychotikum Geodon und den Stimmungsstabilisator Depakote. Nach ein paar Wochen erklärte sie ihrer Mutter am Telefon: »Wenn ich die Pillen nehme, habe ich keine Angst, dass sich Leute in mein Leben einschleichen, um mir wehzutun.« Die Medikamente verliehen ihr Klarheit über den Grund ihres Klinikaufenthalts. Tagelang lag sie weinend im Bett. Auf die Frage einer Krankenschwester, wie es ihr gehe, antwortete Naomi unter Tränen: »Ich weiß nicht, ob Sie ein spiritueller Mensch sind, aber ich hoffe, mein Baby hasst mich nicht.« Sie sagte ihr auch: »Der Mensch, der heute hier sitzt, hätte seinen Kindern nicht wehgetan.«

Naomi wurde wegen Mordes zweiten Grades angeklagt. Sie wollte auf Schuldunfähigkeit wegen seelischer Störungen plädieren, aber ihr Pflichtverteidiger erklärte ihr, er habe sich die Fälle der letzten zwanzig Jahre in Ramsey County, in dem Saint Paul liegt, angesehen und in keinem einzigen Fall hätten die Geschworenen die Unzurechnungsfähigkeit anerkannt. Sie müsse ihre Babys schon für Kartoffelsäcke gehalten haben, warnte er, ansonsten sei es höchst unwahrscheinlich, dass die Geschworenen befanden, die rechtlichen Voraussetzungen würden auf sie zutreffen. Wie in mehr als der Hälfte der US-amerikanischen Bundesstaaten wird die Unzurechnungsfähigkeit von Angeklagten auch in Minnesota anhand der M'Naghten-Regel beurteilt, die 1843 im Vereinigten Königreich eingeführt wurde und der zufolge zutreffen muss, dass »der Angeklagte aufgrund einer Krankheit des Geistes unter solch einem Mangel an Vernunft litt, dass er sich der Natur und der Qualität seiner Tat nicht bewusst war, oder falls er sich dessen bewusst war, nicht wusste, dass er ein Unrecht begeht«.[85]

Einer der ersten Fälle in den Vereinigten Staaten, für den die M'Naghten-Regel 1846 herangezogen wurde, war der Fall von William Freeman, einem Schwarzen Native American in New York, der fünf Jahre im Gefängnis war, weil man ihn zu Unrecht bezichtigt hatte, das Pferd eines *Weißen* gestohlen zu haben. Im Gefängnis schlug ihm ein Wächter mit einem Brett gegen den Kopf, wovon er eine Hirnverletzung davontrug, die seine Persönlichkeit veränderte und die Intelligenz beeinträchtigte. Fortan ließ ihn der Gedanke an die ungerechte Inhaftierung nicht mehr los. »Er dachte an nichts anderes mehr als an eine Entschädigung«[86], notierte ein Arzt. Nicht lange nach der Freilassung tötete er eine *weiße* Familie aus Gründen, die er selbst nicht erklären konnte. Das Urteil lautete Tod durch den Strang.

»Sie stehen wegen eines Tötungsdelikts vor Gericht … verstehen Sie das?«, fragte ihn der Richter.

»Weiß nicht«, antwortete Freeman.

»Sie werden nun von uns verurteilt – die Geschworenen sagen, Sie haben ihn getötet. Verstehen Sie, was ich meine?«

»Ich weiß nicht«, sagte Freeman.

»Haben Sie gehört, was ich gesagt habe? Verstehen Sie, was ich meine? Ihnen wurde vorgeworfen, ihn getötet zu haben – verstehen Sie das? – wissen Sie das? –, die Geschworenen sagen, Sie sind schuldig; dass Sie ihn getötet haben – verstehen Sie das?«

»Ich weiß nicht«, sagte Freeman.

»Wissen Sie, wer die Geschworenen sind? Das sind die Männer, die hier sitzen. Jedenfalls sagen sie, dass Sie ihn getötet haben, und jetzt werden Sie zum Tod durch den Strang verurteilt. Verstehen Sie das?«

»Ja.«

»Haben Sie etwas dagegen einzuwenden? Irgendetwas, das Sie mir dazu sagen möchten?«

»Ich weiß nicht.«[87]

Freemans Verteidiger William Seward, der später unter Abraham Lincoln Außenminister werden sollte, erklärte dem Richter, er sei »über alle Maßen schockiert, hier miterlebt zu haben, wie ein Wahnsinniger als Missetäter belangt wird«.[88] Der Staat erkennt »in der Theorie, dass Unzurechnungsfähigkeit ein Verbrechen entschuldigt«, sagte Seward, »aber er beharrt auf Kriterien zur Bestimmung der Unzurechnungsfähigkeit, denen die Krankheit niemals entsprechen kann«.[89] Freemans Anwälte gingen zwar in Berufung, aber er starb in Haft. Ihm wurde das Gehirn entnommen. »Noch nie habe ich größere und deutlichere Hinweise auf eine chronische Erkrankung des Gehirns und seiner Membranen gesehen«,[90] schreibt ein Gerichtsmediziner.

Die Kenntnisse über das Gehirn haben sich weiterentwickelt, nicht aber die rechtliche Definition von Unzurechnungsfähigkeit. Im Minnesota Security Hospital wurde Naomi von einer Ärztin und einem Arzt begutachtet, die zu dem Schluss kamen, sie erfülle die Voraussetzungen für eine M'Naghten-Verteidigung nicht. Ihr Wahn, so das ärztliche Urteil, entspringe den scharfsinnigen Betrachtungen der Gesellschaft, in der sie lebte. Sie sagte ihnen: »Beim Unterschreiben der Verfassung haben die Delegierten zu einem Schwarzen gesagt: ›Hey, N****r, geh einen Stift holen.‹«[91] Auf der Brücke hatte Naomi schreckliche Angst um ihre Kinder gehabt, erzählte sie, weil sie gewusst habe, »dass ihr Leben von Unterlegenheit, Gleichgültigkeit und Spott geprägt sein würde«. Sie erklärte: »Ich wollte nicht, dass sie sterben. Ich wollte nur, dass sie ein besseres Leben haben.«

Außerdem sagte sie, sie habe den Eindruck gehabt, die Welt gehe unter, ihre Liebsten seien bereits alle getötet worden und sie sei »in eine andere Dimension gekippt«, aber offenbar geriet das bei der Erstellung des Gutachtens aufgrund von Naomis Einsicht in die soziologischen Umstände ihrer Tat in den Hintergrund. Wahnvorstellungen entspringen nicht der reinen Fantasie. Bapus Wunsch, Krishna zu heiraten, lässt sich unmöglich von ihrem Entsetzen über den Umgang mit Ehefrauen in traditionellen indischen Haushalten trennen; genauso wenig wie Rays Besessenheit, die gescheiterte Karriere und das ruinierte Leben zu rächen – dass er in Ungnade gefallen sei –, von der Erwartung, dass *weiße*, gebildete Männer nicht von solch einem Schicksal ereilt werden sollten.

Auch Naomis Psychose war auf reale Umstände zurückzuführen, aber ihre Ärzt:innen schlossen offenbar aus, dass Wahnvorstellungen zu einem gewissen Grad auch nachvollziehbar sein können. Sie kamen zu dem Schluss, dass ihre Straftat nicht »auf einen Wahn oder eine psychotische Verzerrung zurückzuführen ist«, weil sie »innerhalb ihres religiösen und philosophischen Glaubenssystems eine Bedeutung hatte und nahelegt, dass sich die junge Frau in einer emotionalen und spirituellen Krise befand«. Der Sprung von der Brücke war »eine Entscheidung, die sie getroffen hatte, um ihren Widerstand gegen die Gesellschaft zum Ausdruck zu bringen, die sie als ›unterdrückerisch und ungerecht‹ wahrnahm«, schrieben sie. Vor ihrer Straftat waren ihre Psychiater:innen allem Anschein nach nicht bereit gewesen, auf ihre Aussagen zum Thema Rassismus einzugehen, und hatten sie stattdessen als »seltsames« krankhaftes Verhalten abgetan. Diesmal wurde zwar erkannt, dass ihre Einsicht in die Gesellschaft begründet war – zum ersten Mal wurde ihre Perspektive auf institutioneller Ebene anerkannt –, aber nur, um sie gegen sie zu verwenden: als Beweis, dass sie eine Strafe verdient hatte.

Eigentlich wollten Naomi und ihre Familie vor Gericht argumentieren, dass sie auf der Brücke nicht richtig verstanden hatte, was sie tat. »Die Wahrheit sollte dargelegt werden«, sagte ihre Schwester Natalie. Aber als die Staatsanwaltschaft Naomi einen Vorschlag zur Verständigung unterbreitete – achtzehn Jahre, davon vierzehn im Vollzug, dann vorzeitige Haftentlassung mit vier Jahren Bewährung –, riet Naomis Anwalt ihr, das Angebot anzunehmen.

Naomi willigte ein, weil sie nicht riskieren wollte, den Rest ihres Lebens von ihren Kindern getrennt zu sein. »Ich musste mich dem Staat beugen und meine Strafe antreten«, sagte sie. Auch Khalid, der Vater der Zwillinge, war der Ansicht, dass sie bestraft werden sollte. »Angesichts der Schwere der Tat war es richtig, dass sie zur Rechenschaft gezogen wurde«, sagte er mir. »Und vielleicht trifft die Schuld nicht nur sie: Sollten auch der Bezirk oder der Bundesstaat zur Verantwortung gezogen werden? Haben sie ihre Probleme vernachlässigt? Hätten sie genauer hinhören müssen?«

Bei der Urteilsverkündung fragte der Bezirksstaatsanwalt Naomi, ob sie gewusst habe, dass ihre Söhne sterben würden, wenn sie sie in den Fluss werfe. Sie zögerte, dann antwortete sie leise: »Ja.«

»Sie alle wissen, dass das nicht stimmt«, sagte Natalie, stand auf und verließ den Gerichtssaal.

Naomi kam in die einzige Frauenvollzugsanstalt in Minnesota, die vierzig Kilometer von Saint Paul entfernte Shakopee Correctional Facility. Bei der Ankunft beschrieb eine psychologische Fachkraft sie als »zögerlich, still«[92] und »besorgt, dass sie das Gefängnis nicht übersteht und nicht hierhergehört«. Die Fachkraft ergänzte, dass Naomi dachte, eine Klinik sei »der einzige Ort, an dem sie das bekommt, was sie braucht«. Ihre gerichtlich angeordnete Unterbringung, weil sie »psychisch krank und gefährlich« sei, galt noch, und nach der Haft würde sie beweisen müssen, dass sie psychisch stabil genug war, um sich wieder in die Gesellschaft einzugliedern. Doch zunächst sollte sie bestraft werden.

Minnesota war einst Vorreiter in der Reform der psychiatrischen Versorgung. In den späten 1940er-Jahren besichtigte der Gouverneur von Minnesota Luther Youngdahl die Nervenheilanstalten im Bundesstaat und fand in verdreckten, überfüllten Einrichtungen Männer und Frauen an Bänke und Stühle gefesselt vor.[93] Ein Viertel von ihnen war seit durchschnittlich dreißig Jahren in staatlichen Einrichtungen weggesperrt.[94] Der Staat habe sich der »Mittäterschaft«[95] schuldig gemacht, sagte Youngdahl. »Wir alle haben uns an einem gesellschaftlichen Verbrechen gegen diese kranken Menschen beteiligt.« 1949 setzte sich Youngdahl für ein neues Gesetz zur Behandlung psychisch Erkrankter ein, das es mehr Patient:innen erlaubte, in ihr heimisches Umfeld entlassen und dort behandelt zu werden. An Halloween besuchte er eine Nervenheilanstalt nördlich von Minneapolis und entzündete einen Scheiterhaufen mit 359 Zwangsjacken. »Die Wurzeln des Dämonischen reichen tief«, sagte er. »Einen Beweis dafür haben wir heute Abend verbrannt. Wir müssen wachsam sein, damit es sich nicht in anderer Form wieder einschleicht.«[96] Im Jahr darauf verkündete Youngdahl auf einem Kongress der American Psychiatric Association: »Es gibt keinen reichen oder armen Patienten … Es gibt keinen schwarzen oder weißen Patienten. Es gibt nur eine Art von Patient – und das ist ein kranker.«[97]

Zwar trug sein Ansatz zur Entstigmatisierung psychischer Erkrankungen bei, spiegelte aber auch das mangelnde Interesse am Einfluss von *race* und wirtschaftlichen Aspekten wider. 1963 verabschiedete John F. Kennedy den Community Mental Health Act. Das Gesetz sollte das »unbarmherzige Wegsperren«[98] durch ein Versorgungsnetz aus Übergangsheimen und Zentren für

Verhaltensmedizin ersetzen – ermöglicht wurde diese Entwicklung unter anderem durch Psychopharmaka. Doch letztlich wurden in den unterfinanzierten Zentren nur die einfachsten Fälle behandelt, nämlich Menschen ohne größere soziale und finanzielle Probleme. Donald G. Langsley, der in den frühen Achtzigern Präsident der American Psychiatric Association war, prangerte an, dass die Kliniken nur für »berechenbare Lebensprobleme«[99] Beratung boten. Laut einem 1978 veröffentlichten Bericht der von Jimmy Carter eingesetzten Kommission für Fragen der psychischen Gesundheit unterstützen nur wenige Zentren Personen mit Schizophrenie. Stattdessen wurden Menschen behandelt, die »sozial fehlangepasst«[100] waren oder gar keine psychische Störung hatten.

Schutzbedürftige Menschen wurden aus den Psychiatrien zurück in ihr heimisches Umfeld entlassen, aber bei der Integration unterstützt wurden sie kaum. »Für die größte Entwicklung in der medizinischen Versorgung im einundzwanzigsten Jahrhundert in Amerika«, schreibt der Psychiater E. Fuller Torrey, »gab es keinen übergeordneten Plan, keine Koordination, keine Verbesserungsprozesse, keine zuständige Behörde.«[101] Statt in Krankenhäusern wurde die Freiheit der Patient:innen nun in anderen Einrichtungen eingeschränkt: in Obdachlosenheimen, Wohngruppen und Gefängnissen. In den Achtziger- und Neunzigerjahren wollten die Politikschaffenden schließlich zeigen, dass sie hart gegen Kriminalität durchgreifen, und erließen zunehmend Gesetze, die weitere Verhaltensweisen unter Strafe stellten. Menschen, die früher vielleicht in eine Nervenheilanstalt eingewiesen worden wären, landeten nun hinter Gittern, weil sie Schwierigkeiten hatten, sich den gesellschaftlichen Normen anzupassen oder sich im Falle einer Anklage zu verteidigen. Laut einer Studie des Justizministeriums der Vereinigten Staaten wurde bei mehr als zwei Dritteln der inhaftierten Frauen schon einmal eine psychische Erkrankung diagnostiziert.[102] In Minnesota ist die Zahl der Frauen im Strafvollzug in den letzten vierzig Jahren um mehr als 1000 Prozent gestiegen.[103]

Das Shakopee wurde von einigen Angestellten als »Zuckerguss-Gefängnis« bezeichnet. Die Flure waren mit Teppich ausgelegt, die Stühle gepolstert, und man konnte draußen im Garten essen. Bis 2016 hatte das Shakopee weder einen Zaun noch eine Mauer, nur eine kniehohe Hecke. »Freiheit ist der Test einer Strafanstalt«[104], hatte Isabel Higbee Hall, die das Gefängnis mitgegründet hatte[105], 1915 gesagt. Naomi zufolge brauchte man sich keine Sorgen zu machen, dass die Frauen flüchten würden. »Sie wüssten, wo sie uns finden«, sagte sie. »Zuallererst würden wir nach unseren Kindern sehen.«

Naomis jüngstes Kind Supreme, der Zwilling, der überlebt hatte, wuchs bei Khalid auf, aber manchmal war er auch bei Naomis Schwester Natalie, die sich um die beiden größeren Kinder kümmerte. Um in Minnesota bleiben und Naomis Kinder großziehen zu können, hatte Natalie auf ihren Platz am Spelman College verzichtet, dem ältesten US-amerikanischen geisteswissenschaftlichen College für Schwarze Frauen. »Ich selbst war auch wütend«, erzählte sie mir. »An manchen Tagen wollte ich nicht mit ihr sprechen. Aber ich habe dafür gesorgt, dass ihre Kinder zusammenbleiben können – das war für mich die Hauptsache.«

Supreme wollte so gern mitkommen, wenn seine Geschwister Naomi im Gefängnis besuchten, aber die zuständige Strafvollzugsbehörde verbietet Straffälligen den Kontakt zu ihren Opfern. Supreme wusste nur noch, dass seine Mutter Dreadlocks hatte. Er erzählte mir, was er von seinen Geschwistern nach den Besuchen im Gefängnis hatte wissen wollen: »Ich habe immer gefragt: ›Wie sieht sie aus? Wie ist sie so?‹« Seine ältere Schwester Kaylah sagte mir: »Ich konnte ihm von ihr erzählen – wie sie riecht, wie sie sich verhalten hat.« Und weiter: »Ich hatte das Gefühl, dass er mir nahestand, weil ich so aussah wie sie.«

Naomi hatte erwartet, dass sie sich im Vollzug mit anderen Müttern of Color anfreunden würde – etwa 16 Prozent der Frauen im Shakopee sind Schwarz[106], mehr als doppelt so viel wie der Anteil der Schwarzen Menschen im Bundesstaat –, aber sie erzählte, »sie haben einen großen Bogen um mich gemacht. Sie haben mich angeguckt, als würden sie denken: ›Wie kannst du es wagen, zusammenzubrechen und deinem Kind so etwas anzutun?‹« Sie hatte den Eindruck, dass die Justizvollzugsbeamten das ähnlich sahen. In einer Nachricht an einen von ihnen schrieb sie: »Als Sie mit mir gesprochen haben, habe ich mich wie eine kleine Ameise gefühlt, auf die man gerade getreten, die dabei aber nicht gestorben ist.« Sie fing an, Tagebuch zu führen. »Liebes Papier«, schrieb sie. »Ich fühle mich überflüssig.«[107] Sie fuhr fort: »Ich brauche Hilfe, und zwar nicht die Art von Hilfe, die trockene Therapiesitzungen mit voreingenommenen Promovierten bieten.«

Sie war schon ein paar Monate im Gefängnis, als sie Khoua Her kennenlernte, die Hmong, die in den McDonough Homes bei ihr um die Ecke gewohnt hatte. Khoua, die zu fünfzig Jahren Haft verurteilt worden war, lebte in einem Trakt mit Bildungsprogramm, einem Angebot für Menschen mit vorbildlichem Verhalten. Naomi erzählte: »Sie kam einfach auf mich zu und hat gesagt: ›Hey, ich weiß nicht, ob du mich kennst, aber falls du mal jemanden zum Reden brauchst, ich bin da. Ich weiß, was du durchmachst. Ich versteh dich.‹«

Einen großen Teil ihrer Kindheit hatte Khoua in einem Flüchtlingslager in Thailand verbracht, und sie sagte, sie sei mit zwölf Jahren von dem Mann vergewaltigt worden, den sie später heiraten sollte. »Ich dachte, meine Erfahrungen sind schlimm, aber sie verblassen verglichen mit dem Patriarchat«, sagte Naomi. »Als sie mir von ihrer Geschichte erzählt hat, war das für mich eine Art spirituelles Erwachen.« Beide waren sie junge Mütter gewesen, die an der Vorstellung zerbrochen waren, dass ihre Kinder in einer Gesellschaft aufwuchsen, die ihr Potenzial nicht erkannte. »Wenn ich daran denke, dass ich mir früher ein Urteil über sie erlaubt habe …«, sagte Naomi.

In einem vierteiligen Essay, der 2000 in der *Hmong Times* veröffentlicht wurde, erklärte Khoua, am Höhepunkt ihrer Depression, als »die Last in der Welt schwer und erdrückend war«,[108] verschwammen die Grenzen zwischen ihrem Leid und dem ihrer Kinder. »Je mehr ich ihren Schmerz spürte, umso schwächer wurde ich«,[109] schrieb sie. »Das erinnerte mich an meine Kindheit und daran, dass ich genau wie sie gelitten hatte.« Sie forderte die Lesenden auf: »Bitte hören Sie in sich hinein und fragen Sie sich: ›Wie kann ich mir bei meinen Problemen helfen lassen?‹ Niemand weiß von Ihren Problemen, wenn Sie nicht darüber sprechen.«[110]

In der Hmong-Community glauben einige, dass die Seele nach dem Tod in anderer Form zurückkehrt und ein Mensch mehrere Seelen hat, wovon nur eine im Körper wohnt.[111] Naomi war von dieser Vorstellung fasziniert. »Ich fing an, darüber nachzudenken, ob Khoua und ich ein Teil von etwas Größerem waren, das sich meinem und ihrem Verständnis entzog«, erzählte sie mir. Eine Lokalzeitung berichtete von »Sorgen innerhalb der Hmong-Community, dass die Geister der sechs Kinder im Haus zurückblieben«.[112]

In der Haftanstalt sah Naomi den Film *Menschenkind* und begann, mehr über die Rolle von Geistern in ihrer eigenen Geschichte nachzudenken. In dem auf Toni Morrisons gleichnamigem Roman basierenden Film läuft die Protagonistin einem Sklavenhalter davon, und kurz bevor sie und ihre Familie gefangen werden, bringt sie eine ihrer Töchter um, damit sie nicht unter seiner Herrschaft aufwachsen muss. Jahre später kehrt die tote Tochter als Geist in das Haus der Mutter zurück, und schließlich nimmt die Familie das Eindringen als gegeben hin. »Gibt kein Haus im ganzen Land, in dem nicht der Kummer von irgendeinem toten N****r bis an die Dachsparren reicht«,[113] erklärt die Großmutter des toten Babys.

Auch Florida war von dem Film zutiefst berührt. »Ich konnte nachvollziehen, dass die Mutter dachte, sie würde ihr Kind beschützen«, erzählte sie mir. »Genau wie Naomi.« Naomi wollte mit ihrer Mutter darüber sprechen, wie Traumata von Generation zu Generation weitergegeben werden, aber sie schämte sich, weil ihre Mutter womöglich denken könnte, sie würde nach Ausreden suchen. Als Naomi sich einmal über das ungerechte Strafverfahren beklagte, erinnerte ihre Mutter sie daran, dass sie nach der Haft immer noch ein Leben führen könne. Ihr Sohn nicht. Naomi erzählte mir: »Ich werde nie den Schmerz in ihrer Stimme vergessen, als sie das gesagt hat.«

Naomi verfasste einen Brief an ihren toten Sohn Sincere. »Verzeih mir«, schrieb sie. »Ich dachte, ich würde das Richtige tun … Alles, was ich in meinem Leben gelernt habe, hat sich in meinem Kopf zu einem psychologischen Gumbo vermischt.« Sie entschuldigte sich für jedes Lebensereignis, das er wegen ihr verpassen würde. »Wir werden uns wiedersehen«, versprach sie. »Ich spüre es, wenn du in meiner Nähe bist. Kein Band ist stärker als das zwischen einer Mutter und ihrem Kind.«

So viel Zeit wie möglich verbrachte Naomi in der Gefängnisbibliothek, die zu den wenigen Orten im Vollzug gehörte, an denen es gesellschaftlich akzeptiert war, sich über Ideen auszutauschen. Die Gefängnisbibliothekarin Andrea Smith erzählte mir: »Von Anfang an verstand Naomi sich als wissbegierig, und ich glaube, in mir hat sie eine Gleichgesinnte gesehen. Sie kam in die Bibliothek, um sich mit spirituellen und philosophischen Konzepten vertraut zu machen – mit Konzepten, wie man in der Welt lebt, wie man gesehen wird und wie man andere sieht.«

Naomi gewöhnte sich an, jede Woche zwei bis drei Bücher zu lesen. Sie bastelte Lesezeichen. »Die waren sehr farbenfroh, individuell und groß«, sagte Smith. »Sogar ein wenig Glitzer war dran.« In der Zelle sammelte Naomi ein paar rosafarbene Zettel, die für Krankmeldungen gedacht waren, und kritzelte die Titel der Bücher darauf, die sie in der Bibliothek bestellen wollte: *All God's Children* von Fox Butterfield, *The Resurrection of Nat Turner* von Sharon Ewell Foster, *We Real Cool: Black Men and Masculinity* von bell hooks, *Mystik und Widerstand. Du stilles Geschrei* von Dorothee Sölle.

Smith gab Naomi die Stelle der Bibliotheksassistentin, einen der begehrtesten Jobs in der Strafanstalt. (Andere Frauen wurden dazu eingeteilt, Ballons zu falten, Polizeiuniformen zu nähen oder Hundespielzeug aus Gummi herzustellen.) Auf dem Whiteboard hinter dem Schreibtisch notierte Naomi Zitate aus ihrer Lektüre. Lange stand dort: »Gefängnisse lassen keine Probleme verschwinden, sondern Menschen.« Eine der Gefangenen sagte zu Naomi: »Du liest nicht für dich – du liest für andere.« Naomi meinte: »Das hat mir gefallen. Nicht jede ist eine leidenschaftliche Leserin, aber was ich auf jeden Fall tun kann, ist, die Informationen an alle weiterzugeben, die bereit sind, mir zuzuhören.«

Naomi hatte immer das Gefühl gehabt, eine Depression passe nicht zu einer Schwarzen Frau, aber beim Lesen (und auch in der Musik) entdeckte sie Lebensgeschichten, mit denen sie sich identifizieren konnte. »Ich dachte: ›Mein Gott, irgendwo da draußen gibt es Leute, die meine Sichtweise verstehen können‹«, sagte sie. »Ich atmete die gleiche Luft wie sie. Es gab eine Art unsichtbare Verbundenheit.«

Laut Smith passierte es nicht selten, dass Schwarze oder Native American Frauen in die Gefängnisbibliothek kamen, Bücher über ihre Geschichte lasen und zum ersten Mal erkannten, wie sie von ihr geprägt worden waren. »Ihnen geht ein Licht auf«, sagte sie. In Naomis Fall hingegen »rumorte das alles bereits in ihrem Kopf: dass die Sklaverei Teil ihrer Vergangenheit war, dass sie aus einer Familie stammte, deren Wurzeln nicht anerkannt wurden, und dass es einen Grund gibt, warum ihre Familie zerrüttet und entfremdet ist«. Sie sagte, Naomi beschreibe Menschen oft »nicht nur als Individuen, sondern als Schachfiguren in einem größeren Spiel«. Wenn Schwarze Frauen ins Gefängnis kamen, die längere Haftstrafen erhalten hatten als *weiße* Frauen für die gleiche Tat, dann, so Smith, »machte Naomi Bemerkungen über das Orchester, das vor unseren Augen dirigiert wird«.

Smith und Naomi führten lange Gespräche darüber, dass »der Schmerz irgendwo hinmuss – er kann nicht einfach verschwinden«, sagte Smith. »Er löst sich nicht einfach auf. Man gibt ihn weiter.«

Naomi wollte auch andere einsame Leser:innen diese Verbundenheit spüren lassen. Sie fing an, einen dystopischen Roman zu schreiben, in dem Hip-Hop illegal war. Dann begann sie mit einem Memoir, in dem sie die Erfahrung, das Trauma ihrer Mutter in sich zu tragen, festzuhalten versuchte. »Ich habe meine dunkleren Seiten überlebt«, heißt es darin. »Was ich getan habe und wo ich war, bestimmt nicht, wer ich bin.«

Für die Buchrecherche interviewte Naomi ihre Mutter. Sie hatte sich immer davor gescheut, Florida Fragen zu ihrer Vergangenheit zu stellen, aber jetzt, sagte sie, »hatte ich die passende Ausrede«. Naomi erfuhr, dass Floridas Mutter Velma einen Nervenzusammenbruch gehabt hatte. »Ihre psychische Erkrankung war das schmutzige kleine Familiengeheimnis, mit dem sich niemand befassen wollte«, sagte Naomi.

Velma trank viel, war tagelang außer Haus und ließ Florida und ihre sechs Geschwister allein. Sie lebten in den Ida B. Wells Homes[114], einem Gebäudekomplex mit Sozialwohnungen in Chicago, der eigens für Schwarze Mieter:innen gebaut worden war. Velmas sieben Kinder waren so hungrig, dass sie trockene Haferflocken direkt aus der Packung aßen. Als Florida zwei Jahre alt war, kam die Polizei, weil jemand gemeldet hatte, die Kinder würden in der Wohnung weinen. Zunächst weigerten sich Floridas ältere Schwestern, die Beamten hereinzulassen. Dann brachten die Polizisten Donuts mit. Floridas Schwestern gaben nach und öffneten die Tür.

Florida sah ihr Zuhause nie wieder. Jemand vom Jugendamt setzte sie an Ms Jacksons Haustür ab und sagte ihr, ab sofort wohne sie hier. Ihre sechs Geschwister wurden über ganz Chicago verteilt in Pflegefamilien untergebracht. »Ich war so verängstigt, dass ich mich nicht zu rühren wagte«, erzählte Florida. Zwei Jahre lang sagte sie kein Wort.

In der Schule kam Florida in eine Klasse, die ihrer Lehrerin zufolge für Kinder sei, die später mal in einer Fabrik arbeiten oder Dienstmädchen werden würden. Florida starrte aus dem Fenster oder legte den Kopf auf den Tisch und schlief. »Ich habe nichts gelernt – ich war nur traumatisiert«, sagte sie. »Aber ich wusste nicht, warum ich mich so fühlte – ich konnte mich nicht einmal an meine Geschwister erinnern. Das habe ich alles erst später von Ms Jackson erfahren.« Ms Jackson hatte auch eine leibliche Tochter, die ein Jahr jünger war als Florida und in der Schule hervorragende Leistungen zeigte. Florida erzählte: »Ich habe mich getröstet, indem ich mir immer wieder gesagt habe: Du kannst nicht erwarten, dass sie die Tochter von jemand anderem behandelt wie ihr eigenes Kind. Ich vergebe ihr, ich vergebe ihr.« In der neunten Klasse ging Florida durch den Eingang der Schule hinein und durch die Hintertür wieder hinaus. Sie kehrte nie mehr zurück.

Florida, eine geistreiche, eiserne Frau mit heiserer Stimme, sprach oft unaufgeregt mit mir über Hunger, Armut und häusliche Gewalt. Aber als sie an ihre Schulzeit zurückdachte, fing sie an zu weinen. »Ich bin sechzig Jahre alt und kann nicht einmal grundlegende Mathematik«, erzählte sie mir. Hin und wieder kaufte sie sich Lesebücher, aber sie kam nie über das Leseniveau der fünften Klasse hinaus. »Es ist sehr belastend, Kinder großzuziehen und ihnen nicht vorlesen zu können«, sagte sie. »Vielleicht haben die Lehrerinnen einfach resigniert die Hände gehoben und gesagt: ›Wir können's ihr einfach nicht beibringen‹, aber ich weiß auch nicht. Ich habe den Eindruck, sie haben es nicht einmal versucht.«

Schließlich nahm sie an einem vom Arbeitsministerium organisierten Bildungsprogramm teil. Erst dort fasste sie den Mut, etwas zu fragen, das sie schon seit Jahren hatte wissen wollen: Wenn man zwei Zahlen multipliziert, zum Beispiel neunzehn mal zwei, und da wird Eins gemerkt, wo kommt die Eins dann hin?« »Sie können die Eins einfach irgendwo oben hinschreiben«, antwortete die Lehrerin. Florida fing an zu weinen. »Das war unglaublich - einfach unglaublich -, dass mir das endlich mal jemand verraten hat.«

Als Florida mit Toma schwanger war, beschloss sie, nach ihrer Herkunftsfamilie zu suchen. Sie hatten über zehn Jahre lang keinen Kontakt gehabt. »Jemand hat mir gesagt, dass zwei meiner Schwestern in einem Viertel im Norden von Chicago lebten, also bin ich in den L-Zug gestiegen und hingefahren«, erzählte Florida. »Ich habe an Türen geklopft und Leute auf der Straße angesprochen und gefragt: Kennen Sie meine Schwester?«

Schließlich fand sie alle Schwestern, einschließlich einer, die, wie sich herausstellte, die ganze Zeit über nur zwei Blocks entfernt gewohnt hatte. »Niemand von uns hat verstanden, wie sie das tun konnten – uns Kinder allesamt aus der Familie zu reißen«, sagte Florida. Auch ihre Mutter, die sie seit vierzehn Jahren nicht mehr gesehen hatte, traf sie wieder. Doch durch den Schock und die Demütigung, sieben Kinder verloren zu haben, hatte sich Velmas Zustand offenbar verschlimmert – das konnte Florida einige Jahre später nachempfinden, als ihr die älteste Tochter Toma weggenommen wurde. »Wenn du denkst, du bist keine gute Mutter, dann ist deine Haltung eine ganz andere.«

Jedes Jahr am 4. Juli, am Todestag ihres Sohnes, brach Naomi zusammen. Sie versuchte sich durch Lesen abzulenken, aber sobald sie die Zahl elf sah – die Summe von sieben plus vier, das Datum ihrer Straftat – oder die Worte »fallen« oder »Freiheit«, war sie wie betäubt. Sie hörte auf zu essen. Sie wollte ihr Zimmer nicht verlassen.

Im Gefängnis wurde Naomi eine Therapeutin zugeteilt, Karley Jorgensen, eine zierliche Frau, die in einer kleinen, homogenen Stadt in Minnesota aufgewachsen war. Jorgensen befürchtete, dass Naomi dachte: »Da kommt dieses junge, *weiße* Mädchen daher, das ein ganz anderes Leben geführt hat als ich.« In der Haftanstalt gab es nur eine einzige Schwarze Therapeutin. Native-American-Therapeut:innen gab es gar keine, obwohl fast jede vierte Insassin Native American war. Jorgensen stellte fest, dass Frauen of Color vor der Inhaftierung seltener Zugang zu psychiatrischer Versorgung gehabt hatten als *weiße* Frauen, und dass ihre Probleme im Vollzug eher als Aufsässigkeit galten denn als Symptome einer Krankheit.

Fast alle von Jorgensens Patientinnen hatten traumatische Erfahrungen: körperlicher oder sexueller Missbrauch, Inzest, häusliche Gewalt, Vergewaltigung oder Verlassenwerden. Arthur Blank, einer der ersten Psychiater:innen, der die Probleme der aus dem Krieg heimgekehrten Vietnamveteranen erkannte, bezeichnete Trauma als Erfahrung, die jemand nicht »zu integrieren, zu bewältigen, zu schildern in der Lage ist ... ein Fremdkörper in der Psyche«.[115] Aber das Unvermögen, ein Trauma zu verarbeiten, kann auch einen Therapeuten quälen, warnte er. »Als Arzt habe ich schon oft gesehen, dass resigniert wird, weil die Behandlung als zu belastend empfunden wird«, sagte er in einem Interview. »Viele, viele Therapeuten haben mit mir darüber gesprochen: ›Ich weiß nicht, was ich tun soll, wie kann ich diese Menschen behandeln? Soll ich versuchen, sie zu therapieren, selbst wenn ich nicht weiß, wie?‹«[116] Eine Beziehung aufzubauen kann besonders schwierig sein, wenn ein *weißer* Arzt mit einem Schwarzen Patienten zu tun hat, dessen Erfahrungen ihm fremd sind. In dem 1968 veröffentlichten Buch *Black Rage*, einem der ersten Werke über die psychische Gesundheit von Schwarzen Menschen, das ein breites Publikum erreichte, warnten die Psychiater William Grier und Price Cobbs: »Weiße Ärzte verschließen sich womöglich unbewusst davor, sich näher mit den Lebensumständen eines schwarzen Menschen auseinanderzusetzen, weil es zu schmerzhaft ist, sich auch nur gedanklich in die Lage des Patienten hineinzuversetzen.«[117]

Eigentlich sind im Strafvollzug wöchentliche Therapiesitzungen unüblich, aber eine Zeit lang traf Jorgensen sich jede Woche für eine Stunde mit Naomi. Da zusätzlich zu Naomis Haftstrafe auch noch die gerichtlich angeordnete Unterbringung galt, erhielt sie leichter Zugang zu psychiatrischer Versorgung als andere. Jorgensen hoffte, dass ihr winziges, fensterloses Büro »eine Atmosphäre der Akzeptanz vermittelte. Ich wollte, dass Naomi weiß: ›Ich bin hoffnungsvoll und glaube an Sie als Mensch; ich sehe nicht auf Sie herab; ich nehme Sie als unglaubliche Frau wahr, die alles in ihrer Macht Stehende tut, um sich weiterzuentwickeln.‹« Jorgensen hörte Naomi zu, ohne sie zu verurteilen, und versuchte, ihr das Gefühl zu geben, nicht gefürchtet, sondern respektiert zu werden. Wie Fromm-Reichmann, die Königin der Lodge, wie sie genannt wurde, geschrieben hat: »Der Patient braucht keine Erklärung, sondern eine Erfahrung.«[118]

Aber im Alltag kam es immer wieder zu Situationen, die den Therapiefortschritt behinderten. Tom Vavra, ein Lieutenant, der mit Naomi befreundet war, erzählte mir, wenn Frauen im Shakopee auf ihn losgingen, tue er Folgendes: »Ich frage mich: Was ist ihnen in der Kindheit und Jugend zugestoßen? Wenn Frauen, die ein sexuelles Trauma erlitten haben, hier unbekleidet eine Leibesvisitation über sich ergehen lassen müssen, kann ich verstehen, dass ihnen das schwerfällt.« Er fuhr fort: »Offen gesagt sind viele Frauen hier aus psychischen Gründen inhaftiert worden. Ob ich denke, dass sie in einer Klinik besser aufgehoben wären? Ja, gar keine Frage.«

Naomi hasste das tägliche Anstehen vor der Medikamentenausgabe. Sie störte sich weniger an der Einnahme als an dem Ritual: eine Stunde lang mit Frauen, die sie nicht mochte, in einer Schlange warten und wie ein Kind kontrolliert werden, ob sie die Tabletten auch wirklich schluckte. Manchmal rief jemand im Vorbeigehen: »Guckt mal, die Verrückten da in der Schlange!« Am liebsten wäre Naomi aus der Reihe getreten und weggegangen. »Die sagen immer: ›Nimm deine Pillen, schluck einfach deine Pillen‹, als würde dann alles gut werden«, beklagte sie sich ihrer Gefängnisakte zufolge. »Nichts ist gut und es geht auch nicht ›einfach weg‹.«

2010 wurde Naomis Antipsychotikum Geodon »aus Kostengründen« abgesetzt, wie es in einem Pflegebericht heißt. Schon nach wenigen Tagen konnte sie nicht mehr schlafen. Sie hatte Angst, Gefängniswärter würden sie vergewaltigen, sobald sie einnickte. »Sie will nicht einschlafen, solange sie sich ›nicht sicher‹ fühlt«, notierte eine Psychologin. Naomi hatte Tegretol eingenommen, ein Medikament zur Behandlung von Manie und Schlaflosigkeit, aber auch das setzte sie ab. Zudem aß sie nichts, aus Angst, vergiftet zu werden. Als ihr an einem Abend ein Gefängniswärter nicht gestattete, ihre Familie anzurufen, warf sie einen Metallstuhl gegen die Wand, und ein Fenster ging zu Bruch. Sie wurde aufgefordert, sofort in ihr Zimmer zu gehen. Als sie sich weigerte, setzten die Beamten ein Reizstoffspray gegen sie ein.

Sie wurde in einen Isolationstrakt mit dreiunddreißig Zellen gebracht. Zwei Gefängniswärter standen an der Zellentür und forderten sie auf, sich auszuziehen, sich durch die Haare zu fahren, den Mund zu öffnen, in die Hocke zu gehen, die Haut hinter den Ohren und die Fußsohlen zu zeigen und dreimal zu husten. Sie bekam eine schwere, reißfeste Decke, wie ein Babyschlafsack, die sie sich um die Schultern legen konnte.

Sechzig Tage lang blieb sie in Einzelhaft. Dreiundzwanzig Stunden am Tag war sie allein in einer drei mal dreieinhalb Meter großen Zelle. Einem Psychologen sagte sie, sie fühle sich »verrückt, unerwünscht und unproduktiv«. Sie bekam weder Stift und Papier noch Bücher. Ihre Mahlzeiten wurden ihr in einer Tüte durch ein kleines Fenster in der Tür geschoben. Wenn sie zur Toilette wollte, musste sie einen Gefängniswärter um ein paar Blätter Toilettenpapier bitten. Während der Therapiesitzungen wurde sie mit Handschellen an den Tisch gefesselt. »Sie redete in einer anderen Sprache und teilte mir mit: ›Wir sprechen nicht dieselbe Sprache‹«, hielt eine Therapeutin fest.

Eine andere Insassin im Shakopee, Elizabeth Hawes, hat vor Kurzem einundfünfzig Frauen dazu befragt, wie sie die Einzelhaft erlebt hatten, und schickte das Projekt an die politischen Entscheidungsträger:innen im Bundesstaat. Sie kam zu dem Schluss, dass »unabhängig von Alter, *race* oder sexueller Orientierung der gemeinsame Nenner keine Neigung zu Gewalt, sondern eine traumatische Vorgeschichte war«.[119] Die Frauen, mit denen Hawes gesprochen hatte, waren wegen unterschiedlicher Verstöße in Einzelhaft gewesen, beispielsweise, weil sie zur falschen Zeit gesungen, jemandem ein Stück Kuchen weggegessen oder gegen das Berührungsverbot verstoßen hatten. Die Frauen im Shakopee durften sich nicht umarmen, kein High Five geben, sich nicht unter dem Tisch mit den Füßen berühren oder gegenseitig die Haare flechten. Naomi erzählte, um die Regeln nicht zu brechen, hätten sie und andere Frauen sich an sonnigen Tagen im Hof so hingestellt, dass es so aussah, als würden sich zumindest ihre Schatten umarmen.

Mehrere von Hawes interviewte Frauen waren wegen Suizidversuchen im Isolationstrakt untergebracht worden. Viele hatte man bestraft, weil sie einen Rasierer zerbrochen hatten – was gegen die Gefängnisregeln verstieß –, um sich zu verletzen. Die Frauen erzählten Hawes, dass sie in der Einzelhaft erst recht an den Tod gedacht hatten. »In Isohaft gesteckt zu werden macht psychisch krank«,[120] sagte eine Frau zu Hawes. »Die Mauern atmen«,[121] so eine andere. Eine anorektische Frau erzählte: »Suizidgefährdet war ich ab dem Augenblick, als die Tür meiner Einzelzelle ins Schloss fiel. Nach fünfzehn Tagen hatte ich Halluzinationen. Ich habe Opern und Marschkapellen gehört.«[122]

Lieutenant Tom Vavra erzählte mir, als er Naomi im Isolationstrakt besucht habe, sei er schockiert gewesen, in was für einer schlechten Verfassung sie war. »Es hörte sich an, als würde sie in der Sprache eines Tribes sprechen«, sagte er. »Immer wieder hat sie ihre Vorfahren erwähnt.«

Andrea Smith, die Bibliothekarin, hatte noch nie eine Gefangene in Einzelhaft besucht, aber für Naomi erhielt sie eine Sondergenehmigung. Smith stand vor ihrer Zelle und versuchte, ein Gespräch mit ihr zu führen. »Ich konnte sie nicht verstehen, aber sie verwendete Worte, die mir vertraut vorkamen«, erzählte mir Smith. »Sie erinnerten mich an unsere Unterhaltungen über ihre Überzeugungen und die größeren Mächte, die in der Welt am Werk sind. Naomi nimmt die Dichotomie zwischen Gut und Böse besonders deutlich wahr.« Ohne die Medikamente hatte Naomis symbolisches Denken einen neuen Höhepunkt erreicht. »Es war wohl unvermeidlich, vor allem, weil sie so viel CNN guckte«, erzählte Smith, »dass sie manchmal an einen Punkt gelangte, an dem sie dachte: Das Böse gewinnt. Die Ungerechtigkeit siegt.« Smith sagte zu Naomi: »Das macht mir Angst. Ich versuche, Sie zu verstehen, aber ich erkenne Sie kaum wieder.«

Smith war sich nicht sicher, ob Naomi sie überhaupt wahrnahm. Aber für Naomi war der Besuch ein Wendepunkt. »Ms Smith behandelte mich nicht wie ein Problem, das nur mit Medikamenten gelöst werden kann. Sie verstand meine Sprache. Sie verstand mich intellektuell, philosophisch und sogar auf einer gewissen spirituellen Ebene. Sie war wie ein großes Barometer, das mein Wohl- und Unwohlbefinden misst.« Nach dem Besuch begann Naomi wieder mit der Einnahme von Tegretol. Wäre Naomi schon Jahre vorher auf diese Art von Verständnis gestoßen – auf jemanden, der die anderen Ansätze verstand, die nötig waren, um ihren Schmerz zu beschreiben –, wäre ihre »Krankheitskarriere« womöglich anders verlaufen. Hätte sie sich nicht so einsam gefühlt, dann hätten sich ihre Wahnvorstellungen vielleicht nicht derart verfestigt.

Als sich Naomis Zustand allmählich besserte, vertrieb sie sich in der Einzelhaft die Zeit, indem sie sich mit geschlossenen Augen die Texte ihrer Lieblingslieder vorstellte. »Ich habe sie so deutlich gehört, als wäre in meiner Zelle ein Radio gelaufen«, erzählte sie mir. Irgendwann fing sie an, laut zu singen. Sie stellte fest, dass der Isolationstrakt der einzige Ort im Gefängnis mit »ausgezeichneter Akustik« war. Die Frauen in den Nachbarzellen gaben ihr den Spitznamen »das Radio« und reichten Liedwünsche ein. Naomi sagte: »Durch die Musik hatte ich das Gefühl, immer noch ein Leben zu haben.«

Im April 2014 – Naomi war bereits zehn Jahre im Gefängnis – erreichte sie ein am Computer abgetippter Brief von einem Fremden. »Hallo Naomi, ich hatte nie die Gelegenheit, mich richtig vorzustellen«[123], schrieb der Mann, den ich Carl nennen werde. »Ich war an jenem Juliabend bei Ihnen im Fluss, als sich unsere Leben miteinander verwoben haben.«

Carl sagte, er habe zehn Jahre lang an dem Brief gearbeitet. Jedes Jahr an Weihnachten habe er sich an den Computer gesetzt, um die Nachricht fertigzustellen, aber jedes Mal sei er ins Stocken gekommen. »Zu schnell sprudeln zu viele Gedanken auf einmal hervor, und dann ist es fast so, als würden die Wörter und ihre Bedeutungen in meinen Fingerspitzen feststecken und könnten nicht raus«, schrieb er. Als er in den Mississippi gesprungen war, sei er depressiv gewesen, erzählte er Naomi. »Auch ich musste mich diesem Zerstörer von Hoffnung und Liebe stellen«, schrieb er. »Der Angst vor dem Versagen – der Dunkelheit und dem Kummer –, die sich in den Herzen aller Menschen verbirgt.«

Naomi bat Carl, sie im Gefängnis zu besuchen. Ein paar Monate später fuhr er von seinem Haus in einem Vorort von Saint Paul zum Besuchsraum im Shakopee. Er war ein stämmiger *wei-*

ßer Mann und sechsfacher Großvater. Sein Vater war Chief Petty Officer der Marine gewesen, und Carl hatte seine frühe Kindheit in Pflegefamilien verbracht, nachdem seine Mutter einen Nervenzusammenbruch erlitten hatte und verschwunden war. »So sah meine Kindheit aus: immer unterwegs, nie echte Freunde«, sagte er mir. Er wisse noch, wie er sich unter der Decke versteckt und sich gefragt habe: »Warum bin ich hier?«

In den Monaten vor dem 4. Juli 2003 ging es für ihn steil bergab. Er war Schwingungstechniker in einer Ölraffinerie gewesen. Als die Wirtschaft ins Stocken kam und die Arbeit rationalisiert wurde – seine Firma konsultierte zur Steigerung der Effizienz externe Berater:innen –, fühlte er sich ausgegrenzt und erniedrigt. »Ständig hieß es: ›Veränderung ist gut, Veränderung ist besser‹, aber für manche ist sie ein Todesurteil.« Als bei der Arbeit neue Verfahren eingeführt wurden, rastete er aus und wurde so paranoid und wütend, dass man ihn freistellte. »Man kann alle Experten zusammenrufen, um über Depressionen zu sprechen, aber solange man das nicht selbst erlebt hat – die ganze Bandbreite der Depression –, weiß man nicht, wovon die Rede ist«, sagte er. Wenn er nachts neben seiner Frau im Bett lag, konnte er nicht schlafen. »Ich bin oft nach unten gegangen und habe gebetet und gebetet und gebetet«, erzählte er. »Ich musste aufschreien und mir eingestehen: ›Ein aufgeblasener Wichtigtuer bist du. Gib's zu, du bist ein Versager. Diese tolle Persönlichkeit, die du zu haben glaubst – das ist doch alles nur heiße Luft.‹«

Im Besuchsraum im Shakopee war Naomi erstaunt, wie herzlich Carl war. »Da kommt dieser Mann mit grau meliertem Haar rein und breitet die Arme aus«, erzählte sie. Sie umarmten sich – zu Beginn eines Besuchs war eine kurze Berührung erlaubt – und setzten sich, wie vorgeschrieben, mit gut einem halben Meter Abstand und Blick zum diensthabenden Beamten. Carl erklärte Naomi, dass er die Begegnung im Fluss als Wiedergeburt betrachtete, als »zweite Taufe«. In seiner psychischen Verfassung war bis zu diesem Moment jede Brücke und jeder Balkon eine Einladung zum Springen gewesen. »Sie haben mich gerettet und ich lass mich von niemandem vom Gegenteil überzeugen«, sagte er ihr. Er bedankte sich überschwänglich.

Smith erinnert sich, dass Naomi nach dem Besuch »ein tiefes Gefühl der Ehrfurcht und Dankbarkeit empfand – ich glaube, sie fühlte sich geliebt, und ich glaube auch, sie spürte, dass sie diese Liebe erwidern konnte. In dem Augenblick waren sie beide so traurig und verletzt gewesen, und ich glaube, ihre Verbundenheit basiert auf der Gewissheit, dass die Welt so viel größer ist als sie.«

Als ich Carl Jahre später einen Brief schrieb, rief er mich sofort an. Er habe seine Geschichte schon seit Jahren erzählen wollen, aber sein Pastor habe ihm geraten abzuwarten; die richtige Zeit würde noch kommen. Jetzt, im Alter von achtundsechzig, hatte er Lungenkrebs im vierten Stadium. Er wusste, er würde bald sterben, auch wenn seine Familie nicht wollte, dass er darüber sprach. Als hätte er vor langer Zeit den Vortrag in allen Einzelheiten einstudiert, begann er zu erzählen, was an dem Tag geschehen war, an dem er Naomi gerettet hatte. »Der Abend war herrlich, einfach herrlich«, erzählte er mir mit rauer Stimme. »Wir wollten uns das Feuerwerk ansehen. Es roch nach Essen, Musik spielte, und auf einmal hörte ich ein Platschen.« Er sah ein kleines Kind mit offenen Augen auf dem Wasser treiben.

Carl gab seine Brieftasche seiner Frau, kletterte über den Zaun an der Uferböschung unterhalb der Brücke und rannte den felsigen Abhang hinunter. Er schickte ein Stoßgebet zum Himmel: »Steh mir bei!« Dann sprang er von den Felsen ins Wasser. Er schwamm zu der Stelle, an der er das Kind zuletzt gesehen hatte, das »sich langsam drehte wie in einer Waschmaschine und den Fluss hinabtrieb«. Doch als er dort ankam, war der Junge nicht mehr an der Oberfläche. »Ich griff tief hinunter, und das Erste, was ich zu fassen bekam, war ein Bein«, sagte Carl. Er wollte das Kind beatmen, aber war zu erschöpft, um sich nur mithilfe der Beine über Wasser zu halten. Da tippte ihm jemand auf die Schulter. Ein Mann war Carl in den Fluss gefolgt. Er nahm ihm das Kind ab und schwamm zurück ans Ufer.

Naomi befand sich weiter flussabwärts, in einem Abschnitt, in dem das Wasser dunkler war und die Strömung schnell. Unter normalen Umständen hätte Carl sich nicht einmal mit einem Boot dorthin gewagt. Trotzdem schwamm er auf Naomi zu. Er dachte an Psalm 69: »Rette mich, Gott, denn das Wasser geht mir bis an die Kehle! Ich bin versunken im Schlamm des Abgrunds.« Als er Naomi erreichte, schien sie ihn kaum wahrzunehmen. Er dachte: »Wohin Sie auch gehen, junge Frau, ich komme mit. Ich lasse Sie nicht los.«

In meinem Gespräch mit Carl fiel oft das Wort »Streichholzschachtel«. Damit bezeichnete er den Raum, in dem der Druck der Gesellschaft auf einen einwirkt. »Meine Probleme kamen daher, dass ich in der Schachtel bleiben musste«, sagte er mir. »Ich hatte solche Angst, die Kontrolle zu verlieren. Es zeigte sich in meiner Arbeit, an meiner Körperhaltung, daran, wie ich mit meiner Familie umging.« Er war selbst erstaunt gewesen, sich im Wasser wiederzufinden – er war übergewichtig und kein guter Schwimmer –, und überrascht, dass er die Hand einer Schwarzen Frau hielt. »Das hat etwas in mir ausgelöst – ich wurde weniger voreingenommen«, sagte er mir. »Wie kann man jemanden lieben, den man nicht einmal kennt?«

Carl bat mich, nicht seinen richtigen Namen zu verwenden, denn Naomi und ihren Sohn zu retten sei Gottes Werk gewesen, nicht seines. »Ich weiß nicht, ob man das nun Wiedergeburt nennen kann, aber es ist ein wunderbares, schlicht und ergreifend wunderbares Gefühl«, sagte er. »Als ich von dem Felsen sprang, kletterte ich aus der Schachtel und trat hinein ins Nichts, in die grenzenlose Weite. Ich gab meinen Platz in der Welt auf.«

Ich wies auf die tiefe Symbolik der Taufe im Fluss hin.

»Das ist keine Symbolik«, antwortete er. »Das ist die Wahrheit. Für mich jedenfalls.«

Er hatte zwar jahrelang Psychopharmaka genommen – »Mir ist bewusst, dass Tabletten helfen«, sagte er mir –, aber die Heilung von der Depression habe er der Begegnung mit Naomi im Wasser zu verdanken. »Ich habe einen Ort gefunden, an den ich nachts gehen kann, wenn die Lichter aus sind, wenn ich panisch im Bett liege und mich frage, was ich morgen mit mir anfangen werde«, sagte er. »Ich brauchte einen Fels in der Brandung. Die Erfahrung mit Naomi hat mir geholfen, mich zu sammeln und diesen Felsen zu finden.«

Während der Chemotherapie hatte er ihren Roman gelesen, den über Hip-Hop, den sie mithilfe eines Verlags namens Page Publishing veröffentlicht hatte. Er bat mich, Naomi seine Telefonnummer zu geben. »Sagen Sie ihr, ich möchte von der großartigen Autorin hören, die sie geworden ist.« Nach ein paar Besuchen war der Kontakt eingeschlafen, weil Naomi den Eindruck hatte, dass Carls Ehefrau nicht gefiel, welche Rolle sie in seinem Leben spielte. Carl merkte, dass Naomi ihm vielleicht mehr bedeutete als umgekehrt, aber das störte ihn nicht. »Ich wollte einfach jemand sein, der ihr Mut und Erlösung geben konnte – ich behaupte nicht, dass ich das alles bieten kann, aber die Leute begegneten ihr mit so viel Zweifel, und sie sollte wissen, dass ich sie nicht verurteile«, sagte er mir. »Ich wollte nicht das Gesetz spielen. Ich wollte einfach jemand sein, der sie im Fluss nicht losgelassen hat.«

In Momenten, in denen Naomi aufgeben wollte, gab ihr der Kontakt zu Carl das Gefühl, dass »es meine Verantwortung ist, am Leben zu bleiben«. Außerdem sah sie darin ein Zeichen, dass sie bereit war, wieder in die Gesellschaft integriert zu werden. Doch als 2016 der Tag ihrer Freilassung näher rückte, erfuhr sie, dass der Staat andere Pläne hatte. Die gerichtliche Anordnung zur Unterbringung, weil sie als »psychisch krank und gefährlich« galt, war nach wie vor in Kraft. Nach einer dreistündigen Befragung kam eine Psychiaterin zu dem Schluss, dass »Ms Gaines derzeit nicht in der Lage ist, sich angemessen an die Gesellschaft anzupassen. Sie ist noch nicht ausreichend stabil.« Die Psychiaterin vermerkte: »Ms Gaines hat alles getan, was sie konnte, aber sie braucht Zeit, um sich wieder in die Gemeinschaft einzufügen.« Dreizehn Jahre zuvor hatte sie die gesetzlichen Voraussetzungen nicht erfüllt, um für unzurechnungsfähig erklärt zu werden, aber jetzt galt sie als so krank, dass sie auf unbestimmte Zeit weggesperrt werden sollte.

Bei einer Anhörung vor einem Sonderprüfungsausschuss, der über ihre Unterbringung entscheiden sollte, kritisierte Naomi die Ergebnisse des Gutachtens. »Dem Bericht mangelt es an Verständnis für das afroamerikanische Leben und die afroamerikanische Kultur«, sagte sie vor dem Ausschuss. Dass sie sich fortwährend mit ihren Vorfahren beschäftigte, galt in dem Gutachten als Beweis für eine Psychose.[124] »Natives dürfen erzählen, dass sie von toten Verwandten hören, aber uns wird diese Freiheit nicht eingeräumt«, sagte sie. Zudem prangerte sie an, dass die Psychiaterin ihre Angst, mit Gas angegriffen zu werden, als Beweis für Wahnvorstellungen anführte. Aber wie Naomis Psychologe in ihrer Akte vermerkte, »setzten die Beamten tatsächlich Reizgas gegen sie ein«, kurz bevor sie in den Isolationstrakt gebracht wurde.

Am Tag der Haftentlassung wurde Naomi zurück in das

Minnesota Security Hospital gebracht. »All die Jahre hatte Naomi um Hilfe gebeten – sie war bereit gewesen, alles zu tun, was laut ihrem Psychologen notwendig war, um gesund zu werden, und das alles spielte anscheinend keine Rolle«, sagte Smith. »Es war wirklich schwer, nicht zu sagen: ›Ja, das liegt daran, dass du Schwarz bist.‹ Der Gedanke kam mir, weil ich mir die Nachrichten ansehe. Ich bekomme mit, dass *weiße* Frauen straffällig werden, und mir fällt auf, dass sie nicht bei mir im Gefängnis landen – die kommen woanders hin.«

Im Minnesota Security Hospital sagte Naomi zu den Angestellten: »Das ist mein letzter Test, ob ich bereit bin, in Freiheit zu leben.« Sie trat der Krankenhausband Therapeutics bei, die aus fünfzehn Mitgliedern bestand, darunter Patient:innen, Psychiater:innen, Sicherheitsleute und für Beschäftigungsangebote zuständiges Personal. »In der Band war ich mit den Ärzten und Mitarbeitern auf Augenhöhe und hatte die seltene Gelegenheit, sie zu kritisieren und zum Beispiel zu sagen: ›Das ist der falsche Akkord. Können Sie es mal etwas höher versuchen?‹«[125]

Die Therapiegruppen, an denen Naomi teilnahm, hatten Namen wie »Jenseits der Gewalt«, »Selbstfürsorge«, »Gesunde Beziehungen«, »Begeisterte Leser« und »Einsicht«.[126] Im Einsicht-Kurs lernte Naomi, dass sie keine Schuld an ihrer psychischen Krankheit hatte. Auf einem Arbeitsblatt definierte Naomi sie als »eine medizinische Erkrankung des Gehirns, die das normale Denken stört«. Florida, der Naomi erzählte, was sie gelernt hatte, empfand die Definition als Erleichterung. »Ich hatte gedacht, ich wäre die Einzige, der das passiert, die diese psychische Krankheitssache durchmachen muss«, sagte sie. »Das war das sprichwörtliche Tüpfelchen auf dem i: die Gewissheit, dass ich nicht allein war.«

Aber manchmal ärgerte sich Naomi über die Vorstellung,

dass auf biologischer Ebene alle gleich seien. Sie wollte ihren Ärzt:innen sagen: »Bei Ihnen wäre ein Zusammenbruch etwas ganz anderes als bei mir. Wir haben völlig andere Ängste als *weiße* Menschen, darum bringt uns das hier sowieso nicht weiter.« Für sie war das im Grunde wie: »Ich gehe wegen Kopfschmerzen zum Arzt, aber Sie schauen sich mein Knie an?«

Psychiatrische Einsicht kann ein Lebensretter sein – wenn eine Frau überzeugt ist, dass sie fliegen kann, und kurz davor ist, von einem Gebäude zu springen, muss sie wissen, dass ihr Gehirn nicht richtig funktioniert. Aber ein zu eng gefasstes Konzept von Einsicht kann Ärzt:innen und der Familie auch den Blick auf bestimmte Überzeugungen versperren – eine Beziehung zu Gott, ein neues Verständnis der Gesellschaft und für den eigenen Platz darin –, die für die Identität und den Selbstwert eines Menschen unentbehrlich sind. Naomi vermisste das Gefühl, Zugang zu Wahrheiten zu haben, die anderen vorenthalten waren. Als ihre Psychose noch nicht medikamentös behandelt wurde, sagte sie: »Ich fühle mich, als wäre ich auf einer höheren Ebene, auf dem Dach eines Hochhauses, und hätte Blick auf alles.« Aber anders als befürchtet hatten ihr die Medikamente nicht das Bewusstsein für soziale Zusammenhänge genommen. Es war kein Nullsummenspiel. Sie beabsichtigte, den Rest ihres Lebens Medikamente zu nehmen – »es sei denn, jemand findet ein Heilmittel gegen psychische Erkrankung«, sagte sie. Florida war nicht optimistisch, dass dieser Tag jemals kommen würde. »Das liegt in der Hand Gottes«, sagte sie mir. »Über das Gehirn entscheidet nur Gott allein.«

Wenn Naomi Supreme ans Telefon bekam – immer, wenn er bei Natalie war –, versuchte sie, ihn über psychische Erkrankungen aufzuklären. Einmal fragte er sie: »Wenn sie sagen, dass du krank warst, was heißt das? Wie krank? So was wie Kopfschmerzen?« Sie erzählte die Geschichte von Anfang an, als sie seinen

Vater kennengelernt hatte, bis zum Ende, als sie überzeugt gewesen war, dass die Regierung ihre Familie umbringen würde. Dann bat sie ihn: »Supreme, Schätzchen, jetzt möchte ich, dass du mir erzählst, was ich dir gerade gesagt habe. Erklär mir das noch mal mit eigenen Worten.«

Supreme sagte mir: »Ich war nie sauer auf sie, weil sie mir erklärt hat, dass man, wenn man krank ist, Sachen macht, die man normalerweise nicht tun würde – man ist nicht man selbst.«

Naomi hatte schreckliche Angst, auf unbestimmte Zeit im Minnesota Security Hospital bleiben zu müssen. Manche sind dort ihr ganzes Leben lang untergebracht, aber sie durchlief das Programm in weniger als einem Jahr. Im Herbst 2019, sechzehn Jahre nach der Straftat, zog Naomi in eine Zweizimmerwohnung. Sie dekorierte sie mit gerahmten Sprüchen wie »Liebe macht aus einem Haus ein Zuhause« und »Free Hugs« sowie Hinweisen an Gäste, als würde sie immer noch in einer Einrichtung leben, wie »Hände bitte mit Papiertüchern unter dem Waschbecken abtrocknen«.

Ich traf Naomi und ihre Tochter Kaylah in der neuen Wohnung, und anfangs sah Kaylah, die neunzehn Jahre alt war, kaum von den Hausaufgaben auf. Sie studierte im zweiten Jahr an der University of St. Thomas in Minneapolis und schrieb einen Essay über die Haitianische Revolution in ein Notizbuch, das sie auf der Sofalehne balancierte. Die Haare trug sie zu einem hohen Dutt zusammengebunden, und sie sah Naomi verblüffend ähnlich. Auch charakterlich hatte sie viel mit ihrer Mutter gemeinsam, wie ihre Familie oft anmerkte. Kaylah sagte: »Manchmal haben sie uns verglichen, wenn ich etwas Kreatives gemacht habe oder in mich gekehrt war, aber ab und zu schwang da so ein Unterton mit. Ich hatte den Eindruck, dass das nicht als …«

»Kompliment gemeint war«, half Naomi ihr auf die Sprünge.

Kaylah nickte.

Als Kaylah in der Highschool einen Gesundheitskurs belegte und die genetischen Zusammenhänge von psychischen Erkrankungen durchgenommen wurden – Studien mit Zwillingen deuten darauf hin, dass die Vererbbarkeit einiger psychischer Erkrankungen bei 50 bis 80 Prozent liegt[127] –, bekam sie panische Angst. »Sie hat sich da komplett reingesteigert«, erzählte mir Natalie später. »Sie hat gesagt: ›Ich habe heute gelernt, dass psychische Krankheiten vererbbar sind und ich vielleicht den Verstand verliere!‹«

Ein paar Jahre zuvor war Naomis ältester Sohn kurzzeitig wegen eines Nervenzusammenbruchs im Krankenhaus gewesen, aber er hatte sich erholt und inzwischen ging es ihm gut. Seine Familie war für ihn auf eine Weise da, wie sie es gern für Naomi gewesen wäre: Von morgens um sechs bis abends um zehn saßen sie im Krankenhaus an seinem Bett, puzzelten mit ihm und sorgten dafür, dass er nicht allein war. »Nachdem mein Bruder das durchgemacht hatte, habe ich darüber nachgedacht, ob ich vielleicht doch nicht diejenige bin, die krank wird«, erzählte mir Kaylah. »Vielleicht ist es meine Aufgabe, jemand anderem zu helfen – dabei zu sein, Verständnis zu zeigen –, anstatt das alles selbst durchzumachen.« Wie Carl würde sie diejenige sein, die nicht loslässt.

Im Mai 2020 wurde Supreme achtzehn. Da er nun volljährig war, erlaubte Naomis Bewährungshelferin ihr, ihn zu besuchen. Am Geburtstag trafen sie sich in Floridas Wohnung in einem Gebäudekomplex für einkommensschwache Menschen, wo auch Natalie lebte. Als Naomi Supreme zuletzt gesehen hatte, war er ein Kleinkind mit kurzen lockigen Haaren gewesen und hatte gerade laufen gelernt. Jetzt war er schlaksig und größer als sie. Er stand kurz vor dem Schulabschluss. Weinend schloss Naomi ihn in die Arme. Siebzehn Jahre lang hatte sie ihn nicht umarmen dürfen. »Supreme war nicht schüchtern – er ist ihr gleich um den Hals gefallen«, erzählte Florida. »Er lag einfach da, als würde er denken: ›Genau danach habe ich mich immer gesehnt.‹«

Sein Vater Khalid, der inzwischen als Koch arbeitete, hatte seit Naomis Verhaftung nicht mehr mit ihr gesprochen. »Ich hasse sie nicht«, erzählte er mir, »aber man darf auch nicht vergessen, dass ich den Schmerz nicht abschalten kann, den ich über den Verlust meines Sohnes empfinde.« Über Supremes Wiedersehen mit Naomi sagte er: »Ich glaube, er hat Wunder erwartet. Er dachte, er würde sofort auf alles eine Antwort finden – dass sich alles gleich klärt. Er wollte gehätschelt und gewiegt und geheilt werden, aber so funktioniert das nicht. Die Realität hat ihn eingeholt und er hat verstanden, dass er auch Teil *ihres* Heilungsprozesses ist.« Trotzdem bezeichnete Khalid das Wiedersehen als »das Beste, was Supreme passieren konnte. Man hat es ihm sofort angesehen: Er war erfüllter – einige Lücken konnten geschlossen werden.«

Kurz nachdem sie ihre Wohnung bezogen hatte, nahm Naomi an einer zweiwöchigen Schulung zur Peer-Beraterin teil, die vom Minnesota Department of Human Services angeboten wurde. Peer-Berater:innen besuchen Menschen mit psychischen Erkrankungen zu Hause, leisten ihnen Gesellschaft und unterstützen sie. Eine Woche vor Arbeitsbeginn, im Juli 2020, wurde ihr mitgeteilt, sie dürfe aufgrund der Art ihrer Straftat nicht als Peer-Beraterin tätig sein. »Die Schuld gegenüber meiner Familie und meinem Sohn werde ich mein ganzes Leben lang bezahlen«, sagte sie mir. »Aber ich dachte, die Schuld gegenüber der Gesellschaft hätte ich bereits beglichen.« Stattdessen bekam sie eine Stelle bei Dollar Tree. Nach ein paar Monaten wurde sie befördert. Doch als sie die nötigen Unterlagen einreichte, erfuhr sie, dass sie aufgrund ihrer Vorstrafe auch für diese Stelle nicht infrage kam.

Wenn Naomi einen destabilisierenden Gedanken hat – zum Beispiel, dass es ihre Aufgabe sei, die Welt vor Rassismus zu retten –, stellt sie sich vor, sie würde hundert Leute dazu befragen: Würden sie den Gedanken als wahnhaft bezeichnen? Wenn die Antwort »Ja« lautet, versucht sie, dem Gedanken weniger Bedeutung beizumessen. Sie erzählte mir: »Einige Überzeugungen über mich und meine Bestimmung habe ich immer noch – in meinem Kopf sind nach wie vor ein paar Rätsel, ein paar Fragezeichen –, aber ich bin in der Lage, diese Gedanken zurückzustellen, damit ich eine gute Schwester, Tochter und Mutter sein kann; damit ich duschen, normale Gespräche führen und zur Arbeit gehen kann. Die Medikamente lassen jedenfalls nicht alles verschwinden – bestimmte Vorstellungen trage ich immer noch in mir.«

In Naomis Bücherregal standen einige ihrer Lieblingsbücher aus dem Gefängnis, aber auch ein paar neue, darunter *A Guide to Starting A Business in Minnesota* und *Music Marketing for the DIY Musician*. Sie arbeitete an einem Album mit Liedern, die sie überwiegend während ihrer Haft komponiert hatte. Vor Kurzem hatte sie der Bibliothekarin Andrea Smith den Link zu ihrem YouTube-Kanal gemailt. »Wenn ich auf die Zeit im Shakopee zurückblicke«, schrieb sie ihr, »frage ich mich, ob dort jetzt gerade eine Frau wie ich ist. Nicht eine, die die gleiche Straftat begangen oder die gleiche Haftzeit hat, sondern eine Frau, von der niemand glaubt, dass sie über ihre Vergangenheit hinauswächst, und die im Moment vielleicht noch nicht das Gegenteil beweisen kann, nicht einmal sich selbst gegenüber.«

In einem Lied, das allen durch Gefängnismauern getrennten Familien gewidmet ist, beschreibt Naomi, wie sie im Shakopee davon geträumt hat, die Hand von jemandem zu halten. Ein anderes Lied handelt von dem Bibelvers Johannes 3:16, der sie nach ihrer Verhaftung nicht mehr losgelassen hatte. Ein drittes Lied ist Khoua Her gewidmet, der Hmong-Mutter, die zur gleichen Zeit wie Naomi in den McDonough Homes gelebt hatte. In dem Lied erinnert sich Naomi daran, wie sie 1998 die Nachrichten über Khouas Straftat verfolgt und sie verflucht hatte.

When I came to prison, guess who held out her hand?
Guess who said, »If you need someone, I'm a friend?«
Guess who understands what no perfect mom will?
The same mom back in '98
I condemned Her
My friend

Laura

»Es war, als könnte er meine
Gedanken lesen, als müsste
ich ihm nichts erklären«

Laura Delano war der Ansicht, sie sei »in allem hervorragend, aber das hatte nichts zu bedeuten«.[1] Sie wuchs in Greenwich, Connecticut, auf, in einer der wohlhabendsten Gegenden Amerikas. Ihr Vater war ein Nachfahre von Franklin Delano Roosevelt, ihre Mutter wurde bei einem Debütantinnenball im Waldorf Astoria, einem der ältesten Hotels Manhattans, in die Gesellschaft eingeführt. 1996, in der achten Jahrgangsstufe, war Laura Klassensprecherin an einer Privatschule – sie kandidierte mit dem Vorschlag, Narzissen pflanzen zu wollen – und eine der landesweit besten Squashspielerinnen in ihrem Alter. Trotzdem fürchtete sie, den Erwartungen an sie nicht gerecht geworden zu sein. Sie sagte: »Es gab das Beste – und es gab alles andere.«

Laura, die älteste von drei Schwestern, hatte das Gefühl, zwei verschiedene Leben zu führen, eines auf der Bühne und das andere als Zuschauerin, die auf ihre eigene Darbietung reagierte. Sie fühlte sich erschöpft und »innerlich leer«. Sie hatte nicht vor, die prüden Ideale der Greenwich-Society zu erfüllen, indem sie, wie sie sich ausdrückte, das »Lebensmodell des braven Mädchens« verfolgte. Sie schrie ihre Mutter an und schloss sich in ihrem Zimmer ein. Zwei ihrer Freundinnen ritzten sich, und sie war fasziniert von den Wunden, die sie als Male der Individualität und Auflehnung empfand. Sie probierte es ebenfalls aus. »Der Schmerz fühlte sich so echt und roh und mein an«, sagte sie.

Ihre Eltern schickten sie zu einem Familientherapeuten, der

sie nach einigen Monaten an einen Psychiater überwies, dem sie gestand, dass sie Suizidgedanken hatte. Er diagnostizierte ihr eine bipolare Störung – eine bei Kindern noch recht neue Diagnose. Ein paar Jahre zuvor hatte ein einflussreicher Forscher in Harvard die These aufgestellt, dass Reizbarkeit in der Jugend – »affektive Stürme«[2], wie er sie nannte – ein Zeichen von Manie sein könnte. Zwischen 1995 und 2003 stieg die Zahl der Kinder und Jugendlichen mit dieser Diagnose um fast 4000 Prozent.[3] Laura bekam den Stimmungsstabilisierer Depakote verschrieben, der gerade erst für die Behandlung von bipolaren Störungen zugelassen worden war, versteckte die Tabletten aber in einer Schmuckschatulle im Schrank. Später spülte sie sie im Waschbecken hinunter.

Laura beschäftigte sich nicht weiter mit der Diagnose und konzentrierte sich stattdessen auf ihr Sozialleben. Eine Klassenkameradin beschrieb sie als »eine wichtige Instanz in unserer Klasse, ein geselliger Mensch, eine Frau von Welt, extrovertiert und eine Art Gestaltwandlerin«, die sich nahtlos in jede Clique an der Schule einfügte. Aber Laura bezweifelte, dass sie »darunter ein echtes Ich«[4] hatte.

Sie hoffte, es in Harvard zu finden, wo sie 2001 ihr Studium begann. Ihre Mitbewohnerin Bree Tse sagte: »Laura hat mich geradezu umgehauen – sie war dieses Goldmädchen, so dynamisch und aufmerksam und mit anderen auf einer Wellenlänge.« Am ersten Abend in Harvard ging Laura auf dem Campus spazieren und dachte: »Das ist es, worauf ich die ganze Zeit hingearbeitet habe. Endlich bin ich hier.«

Sie probierte neue Identitäten aus. Manchmal trank sie bis in die frühen Morgenstunden, und die Jungs äußerten sich anerkennend, wie locker sie drauf war. An anderen Tagen war sie ganz die Nihilistin, die mit Ernüchterung feststellte, dass ihre Kommiliton:innen allesamt um ein letzten Endes bedeutungsloses Ziel konkurrierten. »Ich weiß noch, dass wir oft über Oberflächen gesprochen haben«, erzählte ihr Studienfreund Patrick Bensen. »Das war ein Dauerthema: ob die Oberflächen von Menschen jemals mit dem im Einklang stehen können, was in ihren Köpfen vor sich geht.«

An manchen Abenden gelang es ihr nicht, ein Gespräch zu führen. »Warum habe ich diese zusätzlichen Gedankenebenen, die andere nicht haben und die mich immer weiter vom Menschsein wegziehen?«,[5] schreibt sie in ihrem Tagebuch. Jeder Tag kam ihr wie eine neue Aufführung vor. »Morgens musste ich mich aufraffen, zu duschen, mich anzuziehen und wieder Laura Delano zu sein«, erzählte sie.

In den Winterferien war sie eine Woche lang in Manhattan und bereitete sich auf zwei Debütantinnenbälle im Waldorf Astoria und im Plaza Hotel vor. Ursprünglich hatten diese Bälle den Zweck, dass sich Mädchen erstmals potenziellen Partnern zeigten – Eleanor Roosevelt, mit der Laura über Ecken verschwägert war, bezeichnete den eigenen Debütantinnenball als »reine Tortur«[6] –, und obwohl es bei den Partys nicht mehr explizit ums Heiraten ging, hatte sich an dem Prunk drum herum kaum etwas geändert. In einem Brautmodengeschäft suchte sich Laura ein bodenlanges, trägerloses weißes Kleid von Vera Wang und weiße Satinhandschuhe aus, die ihr bis über die Ellenbogen reichten. Als Vorbereitung für die formelle Einführung in die Gesellschaft lernte sie an den Tagen vor dem Ball zusammen mit den anderen Debütantinnen, wie man sich dreht, verbeugt und elegant auf Absätzen geht.

Beim ersten Ball wurden Laura und die anderen Mädchen per Lautsprecher in alphabetischer Reihenfolge vorgestellt. Als sie an der Reihe war, ging sie auf die Bühne, ihr Begleiter, ein Schulfreund, drehte sie, und sie machte einen Knicks. »Ich weiß noch, dass ich dachte: Laura passt da so gut rein – sie schwimmt einfach mit dem Strom«, erzählte ihre Schwester Nina. »Wir haben alle versucht, den Erwartungen gerecht zu werden, schön, gut gekleidet, witzig und mitten dabei zu sein.«

Doch auf den Fotos vor der zweiten Party steht Laura leicht vornübergebeugt da, als bemühe sie sich, ihre muskulösen Schultern kleiner wirken zu lassen. Um den Hals trägt sie eine Perlenkette, und ihre Haare sind ordentlich zu einem kunstvollen Dutt nach hinten gekämmt. Sie lächelt verkniffen und pflichtbewusst. Auf dem Ball führte sie die vorgeschriebene Choreografie aus, trat auf die Bühne, machte wieder einen Knicks. Doch am Ende des Abends schluchzte sie betrunken vom Champagner so heftig, dass ihre Begleitung ihr ein Taxi rufen musste. Sie empfand »reine und unverfälschte Einsamkeit«, erzählte sie. Am nächsten Morgen teilte sie ihrer Familie mit, dass sie nicht mehr leben wolle. Sie nahm die Symbolik der Partys, die quasi den Eintritt ins Erwachsenenleben markierten, wörtlich. Aber sie glaubte nicht an die Erwachsene, die sie werden sollte. Sie sagte mir: »Ich war im Leben einer Fremden gefangen.«

Als Laura im nächsten Semester nach Harvard zurückkehrte, vereinbarte sie mit Unterstützung ihrer Eltern einen Termin im McLean Hospital, der ältesten Psychiatrie New Englands, die auf einem ehemaligen Gut erbaut worden war. Das McLean, weniger utopisch als die Chestnut Lodge, ist seit über einem Jahrhundert ein Wahrzeichen des medizinischen Establishments. Zahlreiche namhafte Patient:innen wurden dort behandelt, darunter Robert Lowell, James Taylor und Sylvia Plath, die es als »die beste Nervenklinik in den Vereinigten Staaten«[7] bezeichnete. Die High-Society-Lady Marian Hooper Adams hat einmal gesagt, dass das McLean »anscheinend das Ziel jedes guten, pflichtbewussten Bostoners ist«.[8] Als Laura durch das doppelflügelige Eisentor trat und den Hügel hinauf zu ihrem Termin ging, erschien ihr die Einrichtung wie ein »pulsierendes, lebendiges Geschöpf von sagenumwobener Stärke«.

Ihr Psychiater hatte mehrere Abschlüsse von Eliteuniversitäten, und Laura war dankbar für seine Aufmerksamkeit. In seinen Notizen beschreibt er sie als »sympathische, aufgeschlossene und intelligente junge Frau«, die mit »hohen Erwartungen an soziale Anpassung aufgewachsen ist« und »von den Werten ihrer Erziehung unterdrückt« wurde. Im Wartezimmer plauderte Laura so unbeschwert mit den anderen Patient:innen, dass er vermerkte: »Zuerst dachte ich gar nicht, dass sie das ist, weil sie den Eindruck erweckte, als wäre sie schon oft hier gewesen.«

Der Psychiater bestätigte den früheren Befund, diagnostizierte allerdings die weniger starke Form Bipolar II, eine Diagnose für Patient:innen mit mindestens einer depressiven und einer hypomanischen Episode, die sich durch ein vermindertes Schlafbedürfnis, ein überhöhtes Selbstwertgefühl und unerschöpfliche Energie auszeichnet. Im Gegensatz zur Manie beeinträchtigt Hypomanie (was wortwörtlich »weniger als Manie« bedeutet) nicht zwingend die Leistungsfähigkeit – manchmal verbessert sie sich sogar vorübergehend.

Diesmal war Laura erleichtert zu hören, dass sie eine Krankheit hatte. »Es war, als hätte man mir gesagt: Das ist nicht deine Schuld. Du bist nicht faul. Du bist nicht verantwortungslos.« Nach der Entlassung aus dem Krankenhaus war ihr geradezu schwindlig. »Der Psychiater hat mir auf eine Art gesagt, wer ich bin, die sich konkreter angefühlt hat als jedes Bild, das ich zuvor von mir gehabt hatte«, erzählte sie. »Es war, als könnte er meine Gedanken lesen – als müsste ich ihm nichts erklären, weil er bereits wusste, was ich sagen würde. Ich hatte eine Bipolare Störung. Schon die ganze Zeit.« Unter Tränen rief sie ihren Vater an. »Ich habe gute Neuigkeiten«, sagte sie. »Er hat herausgefunden, was los ist.«

Sie begann mit der Einnahme von 20 Milligramm Prozac. Aber die Tabletten schlugen nicht an, daher wurden ihr 40 Milligramm verschrieben, und da auch das nicht wirkte, 60 Milligramm. Als Laura sich beklagte, dass sie sich in Harvard, am Gipfel des Erfolgs, fremd fühlte, konnten sich die von den gleichen kulturellen Erwartungen geprägten Ärzt:innen wohl nur schwer vorstellen, dass diese Umgebung höchst unangenehm und dissonant sein könnte. Ihr Leben wirkte so frei von jeglichen Hürden, dass jede Form von Schmerz der Krankheit zugeschrieben wurde.

Jedes neue Rezept fasste Laura als Zeichen auf, dass ihr Leid ernst genommen wurde. Sie war sich nicht einmal sicher, ob Prozac ihre Stimmung tatsächlich hob – bei rund einem Drittel der Patient:innen schlagen Antidepressiva nicht an[9] –, aber ihre Gefühle kamen ihr weniger dringend und überwältigend vor und sie war produktiver. Sie widmete ihre Aufmerksamkeit ganz dem Studium, ihrer Behandlung und dem Squash. Unter Leute ging sie nicht mehr, das tat sie als belanglos ab, und sie empfand es als Triumph, wenn ein Tag verging, an dem sie mit höchstens fünf Menschen gesprochen hatte. Ihre Freund:innen kamen ihr inzwischen »emotional gierig« vor – wie Insekten schwirrten sie herum und hatten Spaß, was sie als protzig empfand.

Hin und wieder trank Laura genug, damit ihr die Vorstellung, sich mit Menschen zu treffen oder gar romantische Beziehungen einzugehen, wieder attraktiv erschien. Allerdings berichten bis zu 65 Prozent der mit Antidepressiva Behandelten von einer verringerten Libido[10], und auch Laura war von dieser Nebenwirkung betroffen, schämte sich aber, das ihrem Psychiater, der ihr das Medikament verschrieben hatte, gegenüber anzusprechen. »Ich bin davon ausgegangen, dass er Sexualität als Luxus sehen würde«, erzählte sie mir. »Dass er sagen würde: ›Ernsthaft? Sie haben diese schwere Krankheit und *darüber* machen Sie sich

Sorgen?‹« Auf Partys flirtete sie gern, aber sobald sie nackt mit einem Partner im Bett lag, »traf mich irgendwie die Erkenntnis, dass ich körperlich distanziert war. Und dann habe ich mich ausgenutzt gefühlt, bin ausgeflippt und habe angefangen zu weinen, und der Kerl hat sich nur gedacht: ›Was ist denn mit der los?‹«

Schließlich verschrieb ihr Psychiater ihr 80 Milligramm Prozac, die Höchstdosis. Da sie davon schläfrig wurde, stellte er ihr ein Rezept für 400 Milligramm Provigil aus, ein Medikament gegen Narkolepsie, das häufig von Soldat:innen und Lkw-Fahrer:innen genommen wird, damit sie bei einer langen Schicht fit bleiben. Davon strotzte sie geradezu vor Energie: »Ich war wie eine Maschine.« Sie spielte so gut Squash wie noch nie. Ihre Aufmerksamkeit war so gesteigert, dass sie das Gefühl hatte, »die Leute zu durchschauen«, ihre Körpersprache zu entschlüsseln und zu erahnen, wie ihre Kindheit gewesen war. Sie blieb gern lange wach und saß auf der Treppe am Pit an der Haltestelle Harvard Square der T-Linie, ein Treffpunkt von obdachlosen Jugendlichen. Bree, Lauras Mitbewohnerin im ersten Studienjahr, die zu ihrer besten Freundin wurde, erzählte: »Sie kam oft um zwei Uhr morgens nach Hause, dann haben wir sie gefragt: ›Hast du dich wieder mit Fremden über Gott und die Welt unterhalten?‹ Sie fand die Gespräche wirklich interessant, darum dachte ich mir bloß: ›Hey, gut für sie.‹«

Da Laura vom Provigil Schlafstörungen bekam, verschrieb ihr Psychiater ihr Ambien, das sie jeden Abend einnahm. Innerhalb eines Jahres hatten ihre Ärzt:innen eine sogenannte Verschreibungskaskade geschaffen: Die Nebenwirkungen eines Medikaments werden als Symptome einer anderen Krankheit interpretiert, was zu einer Reihe weiterer Verschreibungen führt. Verschreibungskaskaden ermöglichen es Psychiater:innen, sich schnell um eine große Anzahl von Fällen zu kümmern, und sind oft mit einer Verletzung der Sorgfaltspflicht verbunden. Aber in

Lauras Fall verstanden ihre Psychiater:innen es offenbar als ihre Pflicht, Lauras Produktivität möglichst hoch zu halten, fast so, als würden sie suboptimale Leistungen als eigenständiges Symptom behandeln. Sie schraubten an Lauras Medikation, als könnten sie sie irgendwann in eine Gefühlslage bringen, die zu den ganzen Privilegien passte, die sie genoss. In ihren Schriften über Ungerechtigkeit setzt sich Miranda Fricker mit der unfairen Verteilung »epistemischer Güter«[11] (wie Bildung oder Beratung durch Experten) auseinander. Manche, wie Naomi, erhalten zu wenig, andere hingegen, wie Laura, vielleicht ein bisschen zu viel.

Laura kaufte sich für 121 Dollar eine eigene Ausgabe des *DSM*. Ihr fiel es auf, wenn ihre Impulse »wie aus dem Lehrbuch waren« – zum Beispiel bei Nordstrom gleich drei Kleider auf einmal zu kaufen –, aber die Einsicht änderte nichts am Verhalten. Ihr Vater, ein Vermögensverwalter, schlug ihr einen neuen Ansatz vor: ein Semester auszusetzen und drei Monate in der Wildnis zu verbringen. Laura gefiel die Vorstellung, Henry David Thoreaus Erfahrung am Walden Pond nachzuahmen, von der sie in der Highschool gelesen hatte: ein einfaches Leben in der Natur zu führen. Sie meldete sich zu einer Outward-Bound-Reise am Rio Grande an, und ihre Medikamente ließ sie zu Hause.

Auf dem Flug nach Texas erstellte sie in einem Notizbuch eine Liste mit ihren Zielen für die Reise. »Das Überanalysieren muss weg«, »Bindungen zu Menschen langsam aufbauen – mich von der starken Sucht nach der starken Leidenschaft lösen, jemandem meine Seele auszuschütten«, »Vertrauen in etwas – in irgendetwas – finden«.

In ihrem Tagebuch wechselt sie zwischen schwärmerischen Beschreibungen der unendlichen Weiten der Erde (sie sehnte sich danach, zu sein wie »der Wind, stark und überwältigend in seinem Nichts«) und der Angst, dass sie sich in Wahrheit gar nicht veränderte. Sie tadelte sich, weil sie zu viel Studentenfutter aß, und fürchtete sich vor dem Moment, wenn ihre Familie ihre neue Figur sah und feststellte, dass sich ihre Hoffnungen (»sie wird schlank und fit«, »sie wird glücklich«, »sie wird wieder gesund«) nicht erfüllt hatten. Auf einer blauen Plane liegend, den Kopf auf ihrem Beutel mit Kleidung abgelegt, formulierte sie einen Brief an ihr zukünftiges Ich: »Kannst du nachempfinden, dass du dich in diesem Moment, am 15. März irgendwann am späten Nachmittag, so sehr für deinen Körper und deine Gedanken schämst, dass du nicht so recht weißt, was du mit dir anfangen sollst?«

Als Laura wieder zu Hause war, löste die Vorstellung, nach Harvard zurückzukehren, so heftige Panik in ihr aus, dass sie Suizidgedanken hatte. Auf ihren Wunsch hin brachten ihre Eltern sie in ein Krankenhaus in Westchester County in New York, wo sie zwei Wochen lang blieb. In ihrer Krankenakte wurde sie als »angenehm und gesellig«, »kooperativ und motiviert« beschrieben – eine Patientin mit guter Einsicht. Ihr fiel es leicht, die Perspektive der Ärzt:innen einzunehmen. Allerdings traute Laura der eigenen Sicht auf sich und die Welt nicht mehr. Sie brauchte die Bestätigung von Expert:innen, damit sich ihre Traurigkeit echt anfühlte. In der Klinik bekam sie eine neue Tablettenkombination: den Stimmungsstabilisierer Lamictal, das Antidepressivum Lexapro und das Antipsychotikum Seroquel, das sie zum Einschlafen nehmen sollte. Ihr Vater Lyman sagte jedoch: »Ich war nicht davon überzeugt, dass die Medikamente halfen. Aber auch nicht, dass sie nicht halfen.«

Laura kehrte nach Harvard zurück und schaffte den Abschluss – eine Leistung, die sie dem motorischen Gedächtnis zuschrieb. Sie begriff sich als die Art von Studentin, die Informationen nachbeten konnte, ohne sie zu verinnerlichen. Nach dem Abschluss wechselte sie oft den Job, unter anderem arbeitete sie in einer Behörde für Baugenehmigungen, aber ihrer Meinung nach führte davon keiner zu einer Karriere. Sie griff fast jeden Abend zur Flasche und ließ sich hin und wieder sexuell mit Männern ein, aber auf eine Art, durch die sie sich benutzt fühlte. Jede Enttäuschung interpretierte sie als Beginn einer niemals enden wollenden düsteren Stimmung. Es war, als wäre sie in einer Endlosschleife gefangen: Sie war deprimiert, weil wieder eine depressive Phase anfing. Die Diagnose spiegelte einerseits ihre psychische Verfassung wider, beeinflusste andererseits aber auch ihre Erwartungen an sich selbst.

Justin Cambria, ein Freund, den sie von Squash-Turnieren kannte, war überrascht zu hören, dass Laura den Rest ihres Lebens auf Tabletten angewiesen sein würde. »Wir hatten uns darüber ausgetauscht, dass wir beide aus diesen großspurigen Gesellschaftskreisen stammen, aber mir war nicht bewusst gewesen, wie ernst das bei ihr ist«, sagte er. »Ich dachte, sie hätte nur Schwierigkeiten, herauszufinden, wer sie sein wollte.«

Ein paar Monate lang ging Laura zu einem Psychiater, der auch Psychologe war und ihre Version ihrer Geschichte infrage stellte. In einem Brief erklärte er ihr, dass er sich nicht sicher sei, was er mit ihrer frühen Bipolar-Diagnose anfangen solle, denn »eine Depression bekommt oft einen ›medizinischen‹ Namen von einem Psychiater, der das Problem als ein ›chemisches‹ identifiziert und sowohl den Kontext als auch die spezifischen Umstände außer Acht lässt, warum jemand zu genau diesem Zeitpunkt genau diese Lebensprobleme hat«. Er rief ihr in Erinnerung: »Sie haben erwähnt, dass Sie es hassten, eine Frau zu werden.« Laura nahm die Termine nicht mehr wahr. Seine Erklärung passte nicht zu ihrer, und sie kam zu dem Schluss, dass »er nicht seriös« sei.

Sie ging zu einer neuen Psychiaterin, die ich Dr. Roth nennen werde. Bei den Terminen bezeichnete Laura die Medikamente als Präzisionsinstrumente, die ihr Leiden beenden würden, sobald Dr. Roth die richtige Kombination fand. Wenn sie sich mit jemandem auf einen Kaffee traf und zu begeistert und redselig wurde, dachte sie: »Oh Gott, vielleicht bin ich gerade hypomanisch.« Wenn sie mit rasenden Gedanken aufwachte, dachte sie: »Meine Angstsymptome nehmen zu. Das sollte ich im Blick behalten. Wenn sie länger als einen Tag anhalten, muss Dr. Roth vielleicht meine Dosis erhöhen.« Sie wurde immer besser darin, ihre Symptome zu interpretieren: »Ich bin schon mit einer fertigen Analyse zum Termin gegangen, und sie musste das im Grunde nur noch abnicken.« Im Laufe der nächsten vier Jahre wurde die Dosis ihres Antidepressivums verdreifacht. Die Lamictal-Dosis vervierfachte sich. Zudem begann sie mit der Einnahme des Benzodiazepins Klonopin, das beruhigend wirken soll.

Allmählich glich sie den Patient:innen, wie sie in *Liebe in Ruinen* beschrieben werden, einem 1971 veröffentlichten Roman von Walker Percy über einen Kleinstadtpsychiater. »Jeder Psychiater kennt den Typ«, schreibt Percy, »den redegewandten schlanken jungen Mann, der seine Symptome mit Präzision und Objektivität rezitiert – so objektiv, als seien es die Symptome eines anderen – und vor allem mit jenem Eifer, Sie wissen schon, als ob ihm nichts so viel Freude machen würde wie die Tatsache, daß sein Symptom, sein Traum, sich als interessant erweisen sollte, als ein Fall fürs Lehrbuch. Lassen Sie mich eine richtige Krankheit haben, Herr Doktor, gibt er mir zu verstehen, ohne es offen auszusprechen.« So ein Patient, bemerkt Percy, »hat sich so weit von sich selber und von der Welt um ihn herum abstrahiert, indem er Dinge als Theorien sieht und sich selber als Schatten, daß er in die schöne gewöhnliche Welt sozusagen nicht mehr zurückfinden kann«.[12]

In Lauras Leben mangelte es zunehmend an Interessen. Als

Barack Obama 2008 zum Präsidenten gewählt wurde, sagte Laura: »Ich hatte, was das anging, weder eine Meinung noch eine Emotion.« Sie verlor den Kontakt zu ihren Freund:innen. »Irgendwann hieß es nur noch: ›Ach Gott, Laura Delano – die ist krank‹«, erzählte eine Freundin aus der Highschool. Laura nahm fast zwanzig Kilo zu, woran sie den Medikamenten die Schuld gab. Ihr Spiegelbild fühlte sich fremd an. »Ich wollte nichts anderes, als im Bett liegen, mit meinem Hund kuscheln und Bücher von Autor:innen lesen, in deren Gedankenwelt ich mich hineinversetzen konnte«, schrieb sie einem Psychiater. Sie identifizierte sich sehr stark mit Sylvia Plath, ebenfalls eine grandiose, privilegierte, charismatische junge Frau, die sich in ihrem Tagebuch selbst anprangert, nur eine weitere »EGOISTISCHE, EGOZENTRISCHE, EIFERSÜCHTIGE UND PHANTASIELOSE FRAU«[13] zu sein. Um dem Wahnsinn zu entgehen, überlegte Plath, ob sie ihr »restliches Leben einer guten Sache widmen« sollte, sich »nackt ausziehen und die Kleider den Bedürftigen schenken, in einen Konvent fliehen, in Hypochondrie, in religiösen Mystizismus, in die Wellen«.[14]

Als Laura fünfundzwanzig Jahre alt war, fuhr sie am Tag vor Thanksgiving an die Nordküste von Maine zu einem Haus, das ihren verstorbenen Großeltern gehört hatte. Ihre Verwandtschaft kam dort für den Feiertag zusammen. Ihr fiel auf, dass ihre Familie die Schultern verkrampfte, wenn sie mit ihr sprach. »Sie wirkte gedämpft und weit entrückt«, sagte ihre Cousine Anne. Als Laura durch das Haus ging und die alten Holzdielen unter ihren Füßen knarzten, schämte sie sich für ihr Gewicht.

Am dritten Tag baten ihre Eltern sie ins Wohnzimmer, schlossen die Türen und sagten, sie hätten das Gefühl, Laura sei in einer Sackgasse. Sie weinten beide. Laura saß auf dem Sofa mit Blick aufs Meer und nickte, aber sie hörte nicht zu. »Der erste Gedanke, der mir kam, war: Du hast allen schon genug zugemutet.«

Ihren Eltern sagte sie, sie würde rausgehen und schreiben. Sie ging in ihr Schlafzimmer und leerte den Inhalt ihrer Klonopin-, Lexapro- und Lamictal-Flaschen in einen Fäustling. Anschließend schlich sie sich in die Speisekammer, nahm eine Flasche Merlot und packte den Wein zusammen mit ihrem Laptop in einen Rucksack. Ihre Schwestern und Cousinen machten sich für einen Bikram-Yoga-Kurs fertig. Ihre jüngste Schwester Chase lud sie ein mitzukommen, aber Laura lehnte ab. »Ihr Blick war so leer«, sagte Chase. »Völlig ausdruckslos. Da war einfach nichts. Ich weiß noch, dass ich die Hände auf ihre Schultern gelegt und gesagt habe: ›Das wird schon wieder.‹« Ihre andere Schwester Nina ärgerte sich darüber, dass Laura nicht mit zum Yoga kam. Sie sagte: »Ich erinnere mich, dass ich dachte: ›Warum tust du denn nichts, womit es dir besser gehen würde? Was ist denn so schwer am Leben? Warum ist es so schwer für dich?‹«

Als Laura aus dem Haus ging, war sie dankbar, dass ihre Großmutter nicht mehr lebte. Sie stellte sich vor, wie sie sagen würde: »Ach Gott, Laura, reiß dich zusammen. Mach dich nicht lächerlich.« Zum Meer führten zwei Wege, der eine zu einer kleinen Sandbucht und der andere zu einer Felsenküste, an der Laura und ihre Schwestern früher Felsenbarsch geangelt hatten. Laura wählte den zweiten und kam an einem großen Felsblock vorbei, über den Nina im Geologiestudium ihre Abschlussarbeit geschrieben hatte. Laura lehnte sich an einen Felsen, nahm den Laptop aus dem Rucksack und tippte los. »Ich werde nicht versuchen, das poetisch klingen zu lassen, denn das soll es nicht sein«, schrieb sie. »Es ist ein peinliches Klischee, anzunehmen, dass man seinen Liebsten einen Brief schreiben sollte, bevor man seinem Leben ein Ende setzt.«

Sie ging auf eine Studie ein, der zufolge Menschen, die einen

Abschiedsbrief verfassen, mit geringerer Wahrscheinlichkeit tatsächlich Suizid begehen. Dennoch, schrieb sie, »verstehe ich nach allem, was ich mir durch den Kopf habe gehen lassen (schon seit Jahren, aber insbesondere heute), dass es auf lange Sicht das Beste für euch alle ist«. Und weiter: »Ich würde nie ein normales Leben führen.«

Sie schluckte drei große Handvoll Tabletten und spülte die über dreißig Pillen mit Wein hinunter. »Ich spüre, dass meine Gedanken zusammenhanglos werden, daher folgen jetzt wahrscheinlich Tippfehler und gegebenenfalls unverständliche Wörter«, schrieb sie. Aufrecht zu sitzen fiel ihr zunehmend schwer, und ihr Blickfeld verengte sich. Sie war dankbar, ihr Leben an so einem schönen Ort zu beenden. Sie kippte um und stieß mit dem Kopf gegen einen Stein. Sie hörte zwar den Aufschlag, spürte aber keinen Schmerz.

Als der Abend dämmerte und Laura noch nicht zurück war, ging ihr Vater mit einer Taschenlampe ans Ufer. Zwanzig Minuten lang schritt er die Küste ab. Dann entdeckte er auf einem Felsen Lauras Laptop. Er ging um ihn herum. »Da war sie, vornübergekippt«, erzählte er. »Ich bin hinuntergesprungen, habe sie geschüttelt, ihr eine Ohrfeige verpasst, versucht, sie zu wecken, aber das war unmöglich.« Er rannte zurück zum Haus und rief einen Rettungswagen.

Laura wurde mit dem Hubschrauber ins Massachusetts General Hospital geflogen, aber die Ärzt:innen meinten, sie seien sich nicht sicher, ob sie das Bewusstsein je wiedererlangen würde. Sie war unterkühlt – ihre Körpertemperatur war auf beinahe 34,5 Grad gesunken. »Uns wurde gesagt, selbst wenn sie überleben sollte, könnte sie einen Hirnschaden davontragen«, erzählte mir ihr Vater Lyman. »Sie haben uns vor die Wahl gestellt, sie einfach gehen zu lassen.«

Zwei Tage später wachte Laura auf der Intensivstation auf. Ihre Schwestern und Eltern sahen zu, wie sie die Augen aufschlug. Tränen liefen ihr übers Gesicht. »Warum bin ich immer noch hier?«, fragte sie. Nina erzählte mir: »Ich glaube, ich hatte diese spirituelle Vorstellung, dass sie durch Tore gegangen ist und ihr vielleicht jemand auf der anderen Seite gesagt hat, sie solle umkehren. Aber so war das nicht. Es war reine Wissenschaft. Auf den Felsen war es so kalt gewesen, dass ihr Körper in eine Art Winterschlaf verfallen war. Wäre ihr Körper wärmer gewesen, hätte sie das nie überlebt.«

Ein paar Tage danach wurde Laura auf einer Trage ins McLean Hospital transportiert – das Krankenhaus, auf das sie sich sieben Jahre zuvor gefreut hatte. Diesmal war sie schwach, ihr war schwindlig, sie schwitzte stark und war blutarm. Sie hatte Schmerzen aufgrund einer Krankheit namens Rhabdomyolyse, bei der Skelettmuskelfasern zerfallen und in den Blutkreislauf freigesetzt werden. Von dem Aufschlag auf den Stein hatte sie ein blaues Auge.

Trotz allem notierte ein Arzt: »Ihr Blickkontakt und Sozialverhalten sind intakt.« Zwar war sie enttäuscht, dass ihr Suizidversuch missglückt war – sie erzählte ihren Ärzt:innen, dass sie die Tabletten nach einer »Kosten-Nutzen-Analyse« geschluckt hatte –, fühlte sich aber auch schuldig, weil sich ihre Familie Sorgen um sie gemacht hatte. Sie gab an, ein »Bedürfnis zu haben, Regeln zu befolgen«, schrieb ein Arzt. Ein anderer notierte, dass sie die Kriterien für eine schwere Depression offenbar nicht erfüllte, obwohl sie beinahe durch einen Suizid gestorben war. Ihm zufolge hatte sie eine Borderline-Persönlichkeitsstörung, die sich durch instabile Beziehungen, ein instabiles Selbstbild und ein chronisches Gefühl der Leere auszeichne. In ihrer Krankenakte steht, dass Laura zustimmte. »Vielleicht bin ich borderline.«

Kurz vor ihrer Entlassung schrieb sie dem Stationsteam einen Brief: »Ich weiß gar nicht, wo ich anfangen soll, die Dankbarkeit in Worte zu fassen, die ich für alles empfinde, was Sie für mich getan haben.« Und weiter: »Es ist schon so viele Jahre her, dass ich die positiven Gefühle empfand, die mich hier erfüllt haben – insbesondere Hoffnung.« Selbst nicht überzeugt von ihrer Sentimentalität brach sie den Brief mitten im Satz ab und verschickte ihn nicht.

Im McLean suchte Laura einen neuen Psychiater auf, der bestätigte, dass ihr zugrunde liegendes Problem eine Borderline-Persönlichkeitsstörung war. »Es ist unklar, ob sie bipolar ist (wie früher diagnostiziert)«, schrieb er.

Das Konzept der Borderline-Persönlichkeitsstörung tauchte erstmals in den 1930er-Jahren in der medizinischen Fachliteratur auf und beschrieb Patient:innen, deren Symptome zu keiner anderen Diagnose passten. Harold Searles, ein Psychiater in der Chestnut Lodge, bezeichnete diese Patient:innen als zu »publikumsorientiert«[15]: Sie würden ihr Selbstverständnis an die Erwartungen anderer anpassen. 1980 wurde die Diagnose mit dem Kommentar »Die Störung wird bei Frauen häufiger diagnostiziert«[16] im *DSM* aufgenommen. Die charakteristischen Merkmale, darunter übermäßige Emotionen, mangelnde Selbstkontrolle und ein fragmentiertes Selbstgefühl, scheinen typisch weibliche Eigenschaften zu pathologisieren. Die Soziologin Janet Wirth-Cauchon bezeichnete die Borderline-Persönlichkeitsstörung als das »neue ›weibliche Leiden‹ der spätmodernen Gesellschaft«.[17]

2010, da war Laura siebenundzwanzig, zog sie zu ihrer Tante, die außerhalb von Boston lebte, und suchte in der Stadt eine Borderline-Tagesklinik auf. »Das war ein neues Angebot, was mich vielleicht wieder hinbiegen konnte und das ich noch nicht ausprobiert hatte«, erzählte sie. Beim Aufnahmegespräch sagte der Leiter des Borderline-Programms zu ihr: »Sie haben also in Harvard studiert. Ich wette, Sie hätten nicht gedacht, dass Sie mal an so einem Ort wie diesem hier landen.« Laura fing an zu weinen, obwohl ihr klar war, dass man ihre Reaktion als »emotionale Instabilität«, ein Symptom der Borderline-Störung, interpretieren würde. Ein Arzt dort stellte fest, dass Laura »Einsicht in sich zeigte, aber ohne durch die Einsicht Linderung zu erfahren«. Sie sagte dem Arzt, sie habe ihre »Handlungskompetenz aufgegeben«.

Früher hatte Laura eine Art Trost darin gefunden, sich der Krankheit zu überlassen. Sie hatte ihr Leben, ob bewusst oder nicht, so ausgerichtet, dass es besser dazu passte, wie man sie kategorisiert hatte. Aber nun, da sie begriff, dass die Geschichte, die ihr Leben hätte erklären sollen, doch nicht die Klarheit oder Heilung brachte, die ihr ihrer Meinung nach versprochen worden war, fühlte sie sich verraten. Sie hatte Einsicht in die falsche Krankheit entwickelt.

Sie war zufrieden damit gewesen, bipolar zu sein. »Ich passe perfekt in die *DSM*-Kriterien«, hatte sie gesagt. Bei der Borderline-Persönlichkeitsstörung hingegen hatte sie nicht das Gefühl, frei von Schuld zu sein. In Lauras Gruppe waren fast nur Frauen, und viele hatten eine von Drogenmissbrauch, sexuellem Trauma und destruktiven Beziehungen geprägte Vorgeschichte. Laura, die damals viel und häufig trank, meinte, sie interpretiere die Diagnose so, als würden die Ärzt:innen sagen: »Sie sind nuttig, manipulativ und kaputt.«

Ihr Psychiater verschrieb ihr Naltrexon, was ihr Verlangen nach Alkohol unterdrücken sollte. Zum ersten Mal war Laura von einer Medikamentenverschreibung gekränkt. Wenn sie schon mit dem Trinken aufhören sollte, dann wenigstens mit dem Gefühl, das aus freien Stücken geschafft zu haben. Sie nahm bereits Effexor (ein Antidepressivum), Lamictal, Seroquel, Abilify, Ativan, Lithium und Synthroid gegen Schilddrüsenunterfunktion, eine Nebenwirkung des Lithiums. Von den Medikamenten war sie so matt, dass sie nachts manchmal vierzehn Stunden lang schlief.

Ein paar Monate nach der Anmeldung in der Borderline-Klinik ging Laura in eine Buchhandlung, obwohl sie kaum noch las. Auf einem Tisch mit Neuerscheinungen lag ein Buch mit der Zeichnung eines Kopfes, der mit den Namen mehrerer Medikamente, die sie genommen hatte, ausgefüllt war.[18] Sie kaufte das Buch, *The Anatomy of an Epidemic*, von dem mit dem Pulitzer-Preis ausgezeichneten Journalisten Robert Whitaker, der zur Leitfigur der Psychiatriekritik geworden ist. In dem Buch untersucht er, warum sich trotz der Entwicklung neuer Psychopharmaka wie Prozac die Zahl der Inanspruchnahmen der US-Social-Security-Invaliditätsleistungen zwischen 1987 und 2007 verdoppelt hatte, wobei psychische Erkrankungen den größten Anteil des Anstiegs ausmachten. Whitaker argumentiert, Psychopharmaka, die ein Leben lang in hohen Dosen genommen werden, könnten womöglich aus krankhaften Episoden, die sich sonst vielleicht von selbst gelegt hätten, chronische Behinderungen machen. (Whitaker klammert die sozialen und ökonomischen Gründe größtenteils aus, wie Kürzungen von Sozialleistungen und fehlende Arbeitsstellen für Menschen ohne höheren Bildungsabschluss, die zu der steigenden Zahl von Amerikaner:innen geführt haben, die aus der Arbeitswelt ausscheiden und Berufsunfähigkeitsleistungen in Anspruch nehmen.)[19]

Laura nahm das Buch zum Anlass, sich in die Geschichte der Psychiatrie einzulesen. Ihr war nicht klar gewesen, dass die Vorstellung, die Ursache einer Depression sei ein chemisches Ungleichgewicht, nur eine Theorie war – »bestenfalls eine reduktionistische grobe Vereinfachung«[20], wie Schildkraut, Wissenschaftler am National Institute of Mental Health, sich ausgedrückt hatte. Rays ehemaliger Arzt Nathan Kline war zuversichtlich gewesen: »Wir werden einen oder eine Reihe von biochemischen Tests finden, die sich als äußerst spezifisch für eine bestimmte Form der Depression erweisen werden.« Aber daraus wurde nichts. Seit über fünfzig Jahren wird in der Wissenschaft nach den genetischen oder neurobiologischen Ursprüngen einer psychischen Erkrankung gesucht, es werden Milliarden von Dollar in die Forschung investiert, aber bislang konnte kein spezifischer biologischer oder genetischer Marker lokalisiert werden, der mit einer Diagnose in Verbindung steht.[21] Noch immer ist unklar, warum Antidepressiva wirken. Die Theorie des chemischen Ungleichgewichts, die sich in den Neunzigerjahren durchgesetzt hatte, behauptet sich vielleicht deshalb schon so lange, weil die Realität – dass eine psychische Erkrankung durch ein Zusammenspiel biologischer, genetischer, psychologischer und Umweltfaktoren ausgelöst wird – schwieriger zu begreifen ist, und darum hat noch nichts ihren Platz eingenommen.[22] 2022 veröffentlichte Thomas Insel, der dreizehn Jahre lang das National Institute of Mental Health leitete, ein Buch, in dem er sich beklagt, dass er, als er das Amt 2015 verließ, trotz der großen Fortschritte in der Neurowissenschaft[23] begriff: »Nichts von dem, was meine Kollegen und ich taten, konnte etwas gegen die stetig zunehmende Dringlichkeit oder das Ausmaß des Leids ausrichten, das Millionen von Amerikanern erleben – und daran sterben.«

Laura schrieb Whitaker eine E-Mail mit dem Betreff »Psychopharmaka und Selbstsein« und listete die vielen Medikamente auf, die sie genommen hatte. »Ich bin in einer Vorstadt aufgewachsen, in der die Überzeugung vorherrschte, dass Glück davon abhängig ist, dass man auf andere einen perfekten Eindruck macht, und Traurigkeit und Wut keine zulässigen Gefühle sind und man sie für sich behalten sollte«[24], schrieb sie. In gewisser Hinsicht war die perfekte Patientin zu sein eine Vermeidungsstrategie gewesen, eine Möglichkeit, sich mit einer begrenzten Anzahl von Symptomen zu befassen statt mit der Unzufriedenheit in ihrer sozialen Welt – den Zielen, für die sie kämpfen, der makellosen Persönlichkeit, die sie pflegen sollte. Die Theorien über ihre Psyche hatten ihr tatsächliches Erleben überlagert. Selbst in den Gesprächen mit mir scheute Laura sich, Genaueres über ihre Erziehung zu erzählen, weil sie ihre Familie nicht vor den Kopf stoßen wollte.

Whitaker erzählte mir, dass Laura ihn an viele junge Menschen erinnerte, die sich nach der Lektüre des Buchs an ihn gewandt hatten: »Ihnen wird erst ein Medikament verschrieben, dann ein zweites und ein drittes, und sie landen auf diesem Kurs, auf dem sich ihre Selbstidentität von normal zu abnorm ändert – im Grunde wird ihnen gesagt, dass mit ihrem Gehirn etwas nicht stimmt, und zwar nicht nur vorübergehend –, und dadurch verändern sich ihre Belastbarkeit und die Art und Weise, wie sie sich anderen gegenüber präsentieren.«

Bei den Terminen mit ihrem Psychologen sprach Laura an, dass sie ihre Medikamente absetzen wolle. Innerhalb von vierzehn Jahren hatte sie neunzehn verschiedene Präparate genommen. »Ich hatte nie ein grundlegendes Gefühl für meine Identität, für das, was ich bin und was meine Fähigkeiten sind«, erzählte sie. Den Rahmen, der ihrer Identität auferlegt worden war, wollte sie irgendwie abstreifen.

Die Ärzt:innen in der Borderline-Klinik lehnten ihre Bitte, die Medikamente abzusetzen, zunächst ab, sahen aber auch ein, dass sich ihre Probleme nicht durch Technologie lösen ließen. Ein paar Monate zuvor hatte ein Arzt auf einem Rezeptblock notiert: »Selbstmitgefühl praktizieren«, und als Anzahl der Weiterverschreibungen: »Unendlich«.

Auf Anraten ihres Psychologen setzte Laura zunächst das Benzodiazepin Ativan ab. Ein paar Wochen später das Antipsychotikum Abilify. Als sie die beiden Medikamente nicht mehr einnahm, kamen ihr die Lichter im Haus auf einmal zu grell vor. Sie schwitzte so stark, dass sie nur noch Schwarz trug. Wenn sie den Kopf zu schnell drehte, wurde ihr schwummrig. Sie hatte Schmerzen, und hin und wieder wurde sie von Übelkeit übermannt. In ihr war so viel merkwürdige Energie, dass ihre Haut prickelte. »Ich bin in meinem Körper nie zur Ruhe gekommen«, erzählte sie mir. »Es hat sich angefühlt, als wäre eine Art Strömung unter meiner Haut und ich wäre in dieser ständig vibrierenden Umhüllung gefangen.«

Sie befürchtete, nie wieder einschlafen zu können. Von Farben und Geräuschen war sie reizüberflutet. »Mir war, als könnte ich mich nicht vor dem ganzen Leben schützen, das um mich herum gelebt wurde«, sagte sie. Sie ging kaum noch vor die Tür. Wenn ihre Tante Sara der Familie Bericht erstattete, sagte sie scherzhaft, Laura sei mit der Couch verwachsen. Ihre Familie gewöhnte sich an, um sie herum Staub zu saugen.

Einen Monat später setzte sie das Antidepressivum Effexor ab. Innerhalb einer Woche trafen sie Lappalien und kleinere Kränkungen unverhältnismäßig stark. Im Supermarkt war sie überzeugt, dass der Kassierer nur freundlich tat und dass er eigentlich sagen wollte: »Sie sind ein abstoßender, widerlicher, erbärmlicher Mensch.« Ihre Reaktionen fühlten sich unecht und aus dem Zusammenhang gerissen an. »Es ist, als wäre man von etwas besessen«, erzählte mir Laura. »Die Gefühle ergreifen Besitz von einem, man ist ihnen auf Gedeih und Verderb ausgeliefert, und doch ist einem in gewisser Weise klar, dass die Gefühle nicht man selbst sind.«

Später fand Laura eine Online-Community mit Menschen, die Probleme hatten, ihre Psychopharmaka abzusetzen, und sich bereits ein Wort für diese Erfahrung ausgedacht hatten: »Neuro-Emotion«, ein übersteigertes Gefühl ohne Grundlage in der Realität. Im Onlineforum *Surviving Antidepressants*, das jede Woche von Tausenden Menschen besucht wird, wurden die vielen Varianten von Neuro-Emotionen aufgelistet: Neuro-Angst, Neuro-Wut, Neuro-Schuld, Neuro-Scham, Neuro-Bedauern. Ein anderes Wort, das die Mitglieder verwendeten, lautete »Dystalgia« – ein Anflug von Verzweiflung darüber, dass das eigene Leben sinnlos war.

Im Forum konnten viele nicht in Worte fassen, wie sich die Entwöhnung für sie anfühlte. »Die Wirkung dieser Medikamente kommt so nah an deine grundlegenden ›Pole des Seins‹ heran, dass es echt schwer ist, sie irgendwie zuverlässig zu beschreiben«[25], lautete ein Beitrag. Jemand anderes schrieb: »Allmählich hat mich der Entzug von allem beraubt, was ich über mich und das Leben geglaubt hatte. Ein Teil von ›mir‹ nach dem anderen ist abgefallen, und ich habe jegliches Gefühl dafür verloren, überhaupt jemand zu sein.«[26]

Wenn Laura früher Symptome ihrer Depression oder Manie wahrgenommen hatte, dann hatte sie damit umzugehen gewusst: Sie merkte sich die Einzelheiten und gab ihrem Arzt Bescheid. Jetzt erschien ihr dieses Ritual kaum noch zweckdienlich. »Bipolar war ein Weg, auf dem ich mich befand«, sagte sie mir. »Und dann war ich auf einmal nicht mehr auf diesem Weg.« Sie hatte das Gefühl, einen Schritt ins Leere zu machen.

Früher war Psychoanalyse ein lebenslanger Prozess. Heute, fast zwanzig Jahre nach der Schließung der Chestnut Lodge, hat die Psychopharmakologie einen vergleichbar chronischen Status erreicht. Inzwischen nimmt jede:r achte Amerikaner:in Antidepressiva, und ein Viertel davon bereits seit über zehn Jahren.[27] Vor diesem Problem hat Nathan Kline schon 1964 gewarnt.

»Wann man eine Behandlung beginnen sollte, ist relativ einfach zu bestimmen«, schrieb er, »wesentlich schwieriger jedoch, wann man aufhören sollte.«[28]

Als sich die Theorie des chemischen Ungleichgewichts durchgesetzt hatte, wurde psychische Gesundheit zum Synonym für die Abwesenheit von Symptomen statt für die Rückkehr zum Grundzustand, der Stimmung oder Persönlichkeit eines Menschen vor und zwischen den Krisen. Dorian Deshauer, Psychiater und Historiker an der University of Toronto, erklärte mir: »Sobald man die Vorstellung von einem persönlichen Grundzustand aufgibt, kann es passieren, dass man emotionales Leid als Rückfall betrachtet – statt als etwas, das im Leben auf dieser Welt nun einmal zu erwarten ist.« Möglich ist auch, dass psychische Gesundheit nicht nur von Symptomen, sondern auch von Sehnsüchten definiert wird, wie beispielsweise dem Erleben des »ozeanischen Gefühls« oder anderen Arten der Zugehörigkeit. Jugendliche, die mit der Medikamenteneinnahme starten, während sie noch dabei sind, sich selbst und ihre Persönlichkeit zu entdecken, erfahren vielleicht nie, ob sie einen Grundzustand haben und falls ja, wie dieser aussieht. »Es geht weniger um die Frage: ›Bringt die Technologie etwas?‹«, sagte Deshauer. »Sondern vielmehr: ›Was verlangen wir von ihr?‹«

Psychiater:innen hofften, sich durch die Ablehnung der Autorität der Psychoanalyse vom Einfluss der Kultur und der damit verbundenen grundlegenden Subjektivität zu befreien. Aber wie die Geschichte der Psychoanalyse ist auch die der biologischen Psychiatrie von Vorurteilen über Geschlecht und *race* geprägt. Benzodiazepine, eine Klasse von Beruhigungsmitteln, die als Ersatz für Psychoanalyse gefeiert wurden, hatte man in den Siebzigerjahren vor allem an Frauen vermarktet, um ihnen eine für Ehemänner ansprechendere Persönlichkeit zu verleihen. In Werbeanzeigen mit dem Titel »35 und Single«, die 1970 in den

Archives of General Psychiatry erschienen, forderte das Pharmaunternehmen Roche Ärzt:innen dazu auf, Valium jener nervösen Patientin zu verabreichen, die »erkennt, dass sie auf verlorenem Posten steht – und dass sie womöglich *niemals* heiraten wird«.[29] Zwischen 1969 und 1982 war Valium das am häufigsten verschriebene Medikament in Amerika, und etwa drei Viertel der Patient:innen waren Frauen.[30] In einem Leitartikel in der französischen Zeitschrift *L'Encéphale* warnten zwei Psychiater des größten psychiatrischen Krankenhauses in Paris: »Benzodiazepine haben ihren Status als Medikament [...] verloren und sind zu einem Hausmittel geworden.«[31]

Die in den Achtzigerjahren entwickelten Serotonin-Wiederaufnahmehemmer (SSRI) – allen voran Prozac und Zoloft – füllten eine Marktlücke, die durch die Befürchtung entstanden war, Benzodiazepine könnten süchtig machen.[32] Schon bald wurden sie nicht nur gegen Depression verschrieben, sondern auch gegen Angstzustände, die man zuvor mit Benzodiazepinen behandelt hatte. Inzwischen nimmt mehr als jede fünfte *weiße* Amerikanerin Antidepressiva.[33] Peter Kramer, der Autor von *Listening to Prozac*, sagte mir, dass die SSRIs »auf unheimliche Weise mit dem übereinstimmen, was die Gesellschaft von Frauen verlangt: weniger Zerbrechlichkeit, mehr Jonglierakte außerhalb des Hauses«. Eine der ersten Werbeanzeigen für Zoloft zeigte eine *weiße* Frau im Hosenanzug, an jeder Hand eins ihrer Kinder, und den Satz: »Macht, die mit sanfter Stimme spricht.«[34] Eine Werbung für Prozac, die zweieinhalb Jahre lang lief, zeigte ebenfalls eine *weiße* Frau mit sichtbarem Ehering und dem Slogan: »Für erholsame Nächte und produktive Tage.«[35]

Während bei Schwarzen Frauen eine Depression tendenziell eher unterbehandelt bleibt, werden *weiße* Frauen, vor allem ehrgeizige, häufig überbehandelt, damit sie »alles haben« können: sowohl Familie als auch eine erfolgreiche Karriere. Doch eine häufige Nebenwirkung der Medikamente ist Libidoverlust, eine Erfahrung, die mit den heutigen Geschlechterrollen wohl besser vereinbar ist, als wir uns vorstellen möchten. Allen Frances, ein emeritierter Professor für Psychiatrie in Duke, der 1994 den Vorsitz der Arbeitsgruppe für die vierte Auflage des *DSM* innehatte, sagte mir: »Schon sehr früh war klar, dass SSRIs einen sehr dramatischen Einfluss auf das sexuelle Interesse und die sexuelle Leistungsfähigkeit haben. Mich hat es immer gewundert, dass das der allgemeinen Beliebtheit keinen Abbruch getan hat.«

Audrey Bahrick, eine Psychologin des University of Iowa Counseling Service, die Arbeiten über die Auswirkungen von SSRIs auf die Sexualität veröffentlicht hat, erzählte mir, sie berate jedes Jahr Tausende von Studierenden, von denen viele seit ihrer Jugend SSRIs einnehmen würden: »Intuitiv würde ich sagen, dass die sexuellen Nebenwirkungen junge Menschen doch sehr beunruhigen müssten, aber meine Beobachtung in der Praxis zeigt, dass sie noch gar nicht wissen, was Sexualität eigentlich bedeutet und warum sie solch eine treibende Kraft ist. Wenn es ums Verlieben oder um sexuelles Verlangen geht, bleiben sie mit der Zeit ein wenig hinter ihren Altersgenossen zurück.«

Frauen in ihrem Alter, die sich vorteilhaft kleideten, hatten Laura schon immer verunsichert. Sie wirkten »so sehr in ihrem Körper zu Hause«, sagte sie. Masturbiert hatte sie noch nie, weil sich ihr der Sinn dahinter nicht erschloss. »Ich habe mich gefragt: ›Wozu macht man das?‹ Das habe ich nicht verstanden.«

Acht Monate nachdem Laura die Medikamente abgesetzt hatte, ging sie in Boston die Straße entlang und spürte plötzlich Lust aufflackern. »Das war so unangenehm und fremd für mich, dass ich nichts damit anzufangen wusste«, erzählte sie. Sie fühlte sich entblößt, als wäre ihre Sexualität öffentlich sichtbar. Immer mal wieder trat das Gefühl zu beliebigen Tageszeiten auf, oft in der Öffentlichkeit und ohne konkreten Auslöser. Sie sagte: »Es war, als ob dieser Teil meines Körpers wieder komplett hochfährt, und ich hatte keine Ahnung, wohin damit.«

Ein Jahr später, als sie einunddreißig war, begann sie eine Fernbeziehung mit dem Journalisten Rob Wipond aus Victoria in Kanada, der unter anderem über das psychiatrische Versorgungssystem in Kanada schreibt. Als Laura und Rob mit mir über Lauras Sexualität sprachen, wurden beide emotional. Laura erzählte mir: »Ich fühlte mich wie neugeboren. Ich hatte noch nicht begriffen, wofür mein Körper bestimmt war.« Rob sagte: »Plötzlich war sie offen und wach und betrachtete Sexualität aus der Perspektive einer Erwachsenen. Alles war neu für sie. Wir haben uns gefragt: ›Wow, okay, was hat's mit dieser Sexualitätssache auf sich – was sollen wir damit anfangen?‹«

Jahrelang war Laura nicht in der Lage gewesen, stabile Beziehungen zu führen, was sie für ein Symptom der Borderline-Persönlichkeitsstörung gehalten hatte. »Ich dachte tatsächlich, das Taubheitsgefühl sei nun mal ein Teil von mir, weil ich psychisch krank war«, erzählte sie mir. »Ich habe mir schöne Sexszenen in Filmen angesehen, und dabei ist mir nie in den Sinn gekommen, dass das auch für mich infrage kommen könnte.« Im Nachhinein fragte sie sich, ob die Unfähigkeit, Kontakt zu anderen aufzubauen, zumindest teilweise auf die vielen Medikamente zurückzuführen war. »Auf dieser sehr sinnlichen, physischen Ebene konnte ich keine Beziehung zu einem anderen Menschen aufbauen«, erzählte sie. »Es hat sich nie echt angefühlt. Sondern künstlich.«

Laura kaufte sich ein Buch über weibliche Sexualität, und mit einunddreißig Jahren lernte sie, sich selbst zum Orgasmus zu bringen. »Es hat so lang gedauert, aber endlich hatte ich es hinbekommen, und ich bin in Tränen ausgebrochen, habe Rob angerufen und gesagt: ›Ich hab's geschafft! Ich hab's geschafft! Ich hab's geschafft!‹«

Laura schrieb ihrer ehemaligen Psychiaterin Dr. Roth und bat, ihre Krankenakte lesen zu dürfen. Sie wollte wissen, wie Dr. Roth die emotionale und sexuelle Taubheit interpretiert hatte. »Am schwersten fällt es mir, mit dem Libidoverlust Frieden zu schließen«, erzählte sie mir. »Das fühlt sich an wie Verrat.«

Da Laura keine Antwort erhielt, ging sie zu Dr. Roths Privatadresse, um ihre Unterlagen noch einmal persönlich anzufragen. Als sie die Einfahrt hinaufging, sah sie Dr. Roth ihren Hund ausführen. »Es war mir unangenehm«, erzählte Laura. »Ich habe so was gesagt wie: ›Oh, hi. Ich bin's, Laura Delano.‹ Wir haben uns sogar umarmt. Ich habe ihr gesagt: ›Ich möchte Ihnen versichern, dass ich keine Hintergedanken habe. Ich will nur herausfinden, was um Himmels willen los war.‹«

Dr. Roth schlug vor, einen Termin zu vereinbaren. Stundenlang bereitete Laura sich darauf vor. Als sie am vereinbarten Tag in Dr. Roths Wartezimmer saß, versuchte sie sich auf die Fragen zu konzentrieren, die sie stellen wollte. Sie hatte geplant, so zu beginnen: »Ich sitze hier vor Ihnen, habe die ganzen Medikamente abgesetzt, und ich habe mich noch nie vitaler und lebhafter und leistungsfähiger gefühlt, und doch hatte ich diese schwere psychische Krankheit. Wie können Sie sich das erklären?«

Doch die Nostalgie lenkte sie ab: das vertraute weiße Rauschen aus dem Klanggenerator, das Geräusch des Windes, der ins Haus eindrang, wenn Dr. Roth die Eingangstür öffnete. Sie hatte Dr. Roths Anwesenheit immer geliebt – die Art, wie sie mit verschränkten Beinen im Sessel saß, eine große Tasse Kaffee in der Hand, die Fingernägel fein säuberlich lackiert. Als Dr. Roth die Tür des Wartezimmers öffnete, weinte Laura bereits.

Sie umarmten sich. Dann nahmen sie ihre üblichen Positionen in Dr. Roths Büro ein. Allerdings, so Laura, wirkte Dr. Roth sehr nervös, redete während des gesamten Termins und fasste die Gespräche zusammen, die sie geführt hatten. Erst als Laura die Praxis verließ, wurde ihr klar, dass sie ihre Fragen gar nicht gestellt hatte.

Laura startete einen Blog über ihre Erfahrungen mit Psychopharmakologie und beschrieb, wie sie im Laufe von zehn Jahren das Gefühl verloren hatte, die Kontrolle über das zu haben, was mit ihr geschah. Sie hatte so viel Vertrauen in »diese winzigen Pillen und Kapseln«[36] gesetzt, schrieb sie, dass sie sich selbst als »lebendes, atmendes Medium« betrachtete, »durch das sie ihre Arbeit verrichteten«. Schon bald wandten sich Leute an sie und baten um Rat, wie sie von hohen Dosen diverser Medikamente loskommen könnten. Einige versuchten das schon seit Jahren. Sie hatten Methoden entwickelt, um ihre Medikamente langsam und in mühevoller Kleinarbeit abzusetzen, wie zum Beispiel mithilfe einer Saatgut-Zählmaschine einzelne Kügelchen in den Kapseln zu rationieren.

Die klinischen Studien, bevor Psychopharmaka auf den Markt gebracht werden, dauern in der Regel keine zwölf Wochen. Nur wenige Studien untersuchen Patient:innen, die die Medikamente länger als ein Jahr einnehmen. In der Forschung wird die Frage vernachlässigt, wie die Medikamente wieder abgesetzt werden können[37] – ein Vorgang, der als »Deprescribing« bekannt ist. Einige der ersten Studien dazu befassten sich mit Schwangeren, die ihre Medikamente absetzen sollten, da davon ausgegangen wurde, dass sich die Medikamente auf den Fötus auswirkten. In den Neunzigerjahren veröffentlichten sowohl die *Annals of Pharmacotherapy* als auch das *British Journal of Psychiatry* Fallstudien über zwei Schwangere, von denen die eine Prozac und die andere den SSRI Luvox einnahm und die beide erfolglos versuchten, die Medikamente abzusetzen.[38] Die eine »empfand heftige Aggression«.[39] Der anderen war »es nicht möglich«, die Medikamente »abzusetzen«, denn »bei jedem Versuch wurde sie von starken

Aggressionen überwältigt (ihr war, als ›könnte sie jemanden umbringen‹)«.[40]

Guy Chouinard, ein emeritierter Psychiatrieprofessor an der McGill University, der zehn Jahre lang als Berater für den Pharmakonzern Eli Lilly tätig war, der Prozac produziert, erzählte mir, dass er nach der Markteinführung von SSRIs begeistert festgestellt hatte, dass seine Patient:innen, die zuvor von Selbstzweifeln und Ängsten gelähmt waren, ein passables, erfülltes Leben führten. Chouinard gilt als einer der Begründer der Psychopharmakologie in Kanada. Er führte die ersten kontrollierten Studien für vier verschiedene Antidepressiva durch. Ab Anfang der 2000er-Jahre wurden ihm Patient:innen überwiesen, die ihre Antidepressiva nach jahrelanger Einnahme abgesetzt hatten und nun unter – wie er es nannte – »crescendoartigen« Angst- und Panikzuständen litten, die wochen- und in manchen Fällen sogar monatelang anhielten. Erst als er ihnen die Medikamente wieder verschrieb, verschwanden die Symptome allmählich, meist innerhalb von zwei Tagen.

Viele haben nach dem Absetzen von Antidepressiva höchstens ein paar Tage mit dem Entzug zu kämpfen. Bei manchen treten überhaupt keine Probleme auf. »Die medizinische Fachliteratur dazu ist ein einziges Durcheinander«, erklärte mir Chouinard. »Die Psychiater kennen ihre Patienten nicht gut genug – sie begleiten sie nicht über einen längeren Zeitraum – und wissen daher nicht, ob sie ihren Patienten glauben sollen, wenn sie sagen: ›So etwas habe ich noch nie erlebt.‹« Er ist der Ansicht, in vielen Fällen vermitteln Entzugssymptome, die falsch diagnostiziert werden und denen keine Zeit zum Abklingen gegeben wird, den falschen Eindruck, die Patienten könnten kein funktionierendes Leben führen, wenn sie nicht wieder mit der Einnahme begannen.

Laura tauchte in ein Netzwerk aus Onlineforen und Facebookgruppen ein, das sie als »Laien-Entzugsgemeinschaft« bezeichnete und in dem sich Menschen gegenseitig beim Absetzen von Psychopharmaka beraten: »Surviving Antidepressants«, »International Antidepressant Withdrawal Project«, »Benzo Buddies«, »Paxil Progress«, »Cymbalta Hurts Worse«. Die Gruppen bieten sowohl Tipps zum Ausschleichen von Medikamenten als auch einen Ort, an dem man sich über emotionale Erfahrungen, für die es keinen Namen gibt, austauschen kann. Die Websites ziehen Menschen an, die früher womöglich mit der Antipsychiatrie-Bewegung sympathisiert hätten, die in den Siebzigerjahren ihren Höhepunkt erreichte, als Psychiater:innen wie R. D. Laing und Thomas Szasz die Ansicht vertraten, Geisteskrankheiten seien eine natürliche Reaktion auf den Wahnsinn des modernen Lebens. Aber diese Frage – »Bin ich verrückt oder ist es die Gesellschaft?« – redet psychische Beeinträchtigungen klein und geht vom Unmöglichen aus: dass sich das Selbst von der Gesellschaft, durch die es geprägt wird, trennen lässt.

Ein häufiges Thema in den Foren ist, dass die Menschen das Gefühl haben, sie seien nach jahrelanger Einnahme zahlreicher Medikamente irgendwann invalide geworden, und sich nun nicht mehr sicher sind, ob das an der zugrunde liegenden Erkrankung liegt, an den starken Medikamenten, die sie dagegen eingenommen haben, oder daran, wie ihre Familien und ihr Umfeld mit ihnen umgegangen sind – was manchmal mit dem Druck zusammenhängt, ihre Behinderung nachweisen zu müssen, um Sozialleistungen zu erhalten. Die Professorin an der Yale School of Medicine Swapnil Gupta erzählte mir, dass Patient:innen, die Angst vor dem Absetzen der Medikamente haben, oft soziale und finanzielle Probleme ebenso sehr fürchten wie medizinische. »Manche machen sich Sorgen, dass sie ihre Erwerbsunfähigkeitsrente verlieren, weil die Einnahme einer Vielzahl von Medikamenten zum Abzeichen ihrer Krankheit geworden ist«, sagte sie. Für andere repräsentieren »die Pillen eine Bindung an einen Arzt, und ihnen die Medikamente wegzunehmen bedeutet, diese Bindung zu verlieren«. Sie fuhr fort: »Das ist ein Identitätsverlust, eine andere Lebensweise: Plötzlich hat man sich alles, was man tut, selbst zuzuschreiben und nicht mehr zwangsläufig den Medikamenten.«

Auch Gupta versucht ein neues Verständnis des Gefühlslebens ihrer Patient:innen zu gewinnen. »Wir neigen dazu, Patienten in einem zeitlich begrenzten Kontext zu betrachten – nicht als Menschen, die, wie wir alle, Höhen und Tiefen haben –, und es kann echt beunruhigend sein, wenn sie plötzlich sagen: ›Sehen Sie, ich weine – verschreiben Sie mir wieder meine Medikamente.‹« Sie erzählte: »Ich muss mich mit ihnen hinsetzen und sagen: ›Es ist okay zu weinen – zu weinen ist völlig normal.‹ Erst heute hat mich jemand gefragt: ›Weinen Sie auch?‹ Und ich habe geantwortet: ›Ja, das tue ich.‹«

***

Zum ersten Mal stieß ich auf Lauras Blog, als ich versuchte, den Zusammenhang zwischen der Einnahme von Medikamenten und meinem Selbstwertgefühl zu verstehen. Die Psychiatrie der späten Achtziger, von der die ersten Jahre meines Lebens geprägt waren, hatte kaum noch etwas mit der Praxis zu tun, die Laura ein Jahrzehnt später kennenlernen sollte. Mein Krankenhausaufenthalt lag vor der Zeit, in der es üblich wurde, Kinder medikamentös zu behandeln. Stattdessen hatte ich gelernt, meine Krankheit als eine Art Stressreaktion zu betrachten. »Die Anorexie ist offenbar eine Bewältigungsstrategie, um mit dem Druck umzugehen, den sie empfunden hat«, hatte mein Psychiater notiert. Laura und ich waren gewissermaßen Spiegel, in denen verschiedene Gesichter der Psychiatrie reflektiert wurden.

Meine Freundin Anna, die gerade ihr Medizinstudium abgeschlossen hatte, half mir, mich wieder mit dem Fachgebiet vertraut zu machen. Ich empfand ständig eine gewisse Unzulänglichkeit in Bezug auf meine Arbeit, was Anna (in einem Versuch, mir meine Irrationalität vor Augen zu führen) als »anorektisch« bezeichnete. Sie empfahl mir, einen Termin bei einem Psychiater zu vereinbaren, ihrem ehemaligen Professor, den sie bewunderte. Zu der Zeit machte ich gerade eine Phase sozialer Ängste durch, die durch eine Reihe beruflicher Erfolge ausgelöst worden waren, die zu mehr Interaktionen mit Menschen führten, die ich als einschüchternd empfand. Anna und ich witzelten immer, dass unsere Köpfe voller »Müll« waren – so nannten wir das Gedankenkreisen um kleinere soziale Ausrutscher oder E-Mails, die wir bereuten. In meinem damaligen Tagebuch beschrieb ich mein Problem so, dass ich »unentwegt darüber nachdenke, was ich sage, wie ich wahrgenommen werde – anstatt zu *kommunizieren*«. Nach einer Party notierte ich: »45 Prozent von dem, was ich gesagt habe, war sinnlos dahergefaselt.« Ich drängte mich selbst, »menschlicher« zu sein, statt »übertrieben unnahbar«, »undurchdringlich«.

Beim ersten Termin fragte mich der Psychiater, den ich Dr. Hall nennen werde, nach dem Grund für meinen Besuch. Eine besonders gute Antwort hatte ich nicht. Ich erzählte, dass ich mich manchmal, nachdem ich eine E-Mail abgeschickt hatte, so sehr für eine Formulierung schämte – sobald ich auf »Senden« drückte, fiel mir die falsche Wortwahl ins Auge –, dass ich die Mail in Microsoft Word noch einmal neu verfasste, um das Ausmaß meines Fehlers einzuschätzen. Dr. Hall zufolge fühlte ich mich womöglich isoliert und das Schreiben imaginärer E-Mails sei meine Strategie, ein Gefühl der Verbundenheit herzustellen. Ich stimmte zu und bezeichnete mich selbst abschätzig als »worried well« – als Brunnen der Sorge, ein Ausdruck, bei dem ich immer vor Augen hatte, wie eine undefinierte Gruppe von Pessimist:innen ein Loch mit Wasser füllte. Erst im Gespräch über den Ausdruck wurde mir klar, dass ich die falsche Bedeutung von »well« im Kopf gehabt hatte – gemeint ist eigentlich ein eingebildeter Kranker. Er schlug vor, dass ich für einen kurzen Zeitraum – weniger als sechs Monate – Antidepressiva ausprobieren sollte. Die Medikamente, so sagte er, könnten mir helfen, so etwas wie eine »Fähigkeit zum Negativen« zu entwickeln, womit er meinte, dass ich lernen sollte zu akzeptieren, dass ich weder kontrollieren noch wissen kann, welchen Eindruck ich auf jemanden gemacht habe. Der Dichter John Keats beschreibt die Fähigkeit zum Negativen als den Zustand, »in dem ein Mensch dazu in der Lage ist, mit Ungewissheiten, Mysterien, Zweifeln zu leben, ohne nervös nach Fakten und Vernunftgründen zu greifen«.[41] Ich verließ den Termin mit einem Rezept für 10 Milligramm Lexapro, ein SSRI.

Ich saß gerade an einer Story für *The New Yorker* über obdachlose Teenager in New York City. Monatelang hatte ich mich mit dem Artikel herumgequält und befürchtet, dass die Interviews zu nichts führten. Es schien beunruhigend viel auf dem Spiel zu stehen, unter anderem, weil ich mich nach einem gewissen Gemeinschaftsgefühl sehnte, nach einer beruflichen oder sozialen Welt, in der ich mich weniger allein fühlte, und irgendwie hatte ich den Eindruck, das würde mir gelingen, wenn nur mein nächster Artikel gut genug werden würde. Ich erinnere mich an den Moment, als das Lexapro anscheinend zu wirken begann: Mir wurde klar, es würde ausreichen, einfach einen informativen Artikel zu schreiben. Es musste nicht die perfekte Story sein. Ich musste nur den Anforderungen gerecht werden. Und in dem Moment wurde das Thema auf einmal deutlich spannender. Als ich mir Audioaufnahmen von Interviews anhörte, von denen ich bislang das Gefühl gehabt hatte, dass sie ins

Leere liefen, stellte ich fest, dass diese Menschen faszinierende Geschichten erzählt hatten. Es war, als hätte ich zuvor nach etwas zu eng Gefasstem gesucht. Meine Neugierde hatte sich ausgeweitet.

Die ersten sechs Monate auf Lexapro waren wohl das beste halbe Jahr meines Lebens. Ich war das, was Psychiater:innen einen »guten Responder«[42] nennen. Mein Gehirn erschien mir plötzlich wie ein frischer, vergnüglicher Ort. »Heute: nichts, wofür ich mich schäme«, schrieb ich in mein Tagebuch. Ich fing damit an, Leuten witzige Mails zu schicken, einfach nur, weil ich so viel Wärme für sie empfand. An einem Abend versuchte ich in der Küche den Vogue nachzuahmen, den ein paar Jugendliche, die ich interviewt hatte, auf Partys tanzten. Mein Freund, mit dem ich seit fünf Jahren zusammen war, sagte: »So etwas Albernes habe ich dich noch nie tun sehen.« Ich hatte mich immer für einen zutiefst albernen Menschen gehalten, aber nach außen hin war diese Eigenschaft anscheinend nicht offensichtlich gewesen. Bei einer gemeinsamen Reise nach Portugal hatte ich das Gefühl, das Konzept von Urlaub endlich zu begreifen – warum Menschen ihn schätzen und genießen.

Ich empfahl auch meinen Freundinnen Lexapro. Sie hatten mit ähnlichen Selbstzweifeln zu kämpfen, und einige nahmen meinen Rat an. Zwei Wochen nach Beginn der Einnahme erzählte mir meine Freundin Helen, eine Romanautorin, in einer E-Mail: »Ich werde dadurch unendlich viel netter meiner Familie gegenüber.« Eines Tages wurde ihr in der U-Bahn klar, dass sie gern ein Baby hätte. »Aber ich kann Babys nicht leiden«, schrieb sie. Eine andere Freundin berichtete, dass sie durch Lexapro maßvoller wurde: »Das Medikament bremst mich nach vier oder fünf Stunden Arbeit, während ich früher bis zu neun oder zehn Stunden unproduktiv weitergemacht hätte.« Zusammen mit zwei weiteren Freundinnen gingen Helen und ich alle paar Wochen essen, und die Abende waren elektrisierend. Ich beteiligte mich so ausgelassen an den Gesprächen, dass ich mich manchmal fragte, ob ich versehentlich schrie. Ich genoss ihre Gesellschaft vorbehaltlos, was mich an eine Beobachtung eines Kollegen von Nathan Kline erinnert, die 1958 in einem Artikel im *Journal of Clinical and Experimental Psychopathology* veröffentlicht wurde. Nach der Behandlung mit Iproniazid schrieb er über einen Patienten: »Zum ersten Mal seit fünfzehn Jahren konnte [der Patient] Kaffeepausen einlegen und sich zwanglos mit Kollegen unterhalten, ohne Angst, Zeit zu verschwenden.«[43]

Helen und ich fanden ständig neue Lexapro-Anwender:innen im Kolleg:innen- und Freund:innenkreis. Es beunruhigte uns, wie viele – meist *weiße* Frauen – das gleiche Medikament einnahmen. »Die kommen mir immer mehr wie Macht-die-ehrgeizigen-Frauen-erträglicher-Pillen vor«, schrieb mir Helen. Als ich Dr. Hall erzählte, dass fast alle meine Freundinnen Lexapro nahmen und dabei aufblühten – was auf mich wirkte, als wären wir Teil eines kulturellen Phänomens, anstatt an der gleichen Krankheit zu leiden –, scherzte er, ich sei wohl besorgt, in das, wie er es nannte, »rote Zelt« verbannt zu werden – wohl eine Anspielung auf das Zelt, in dem die Frauen des Stammes Jakobs während der Menstruation und Geburten Trost und Zusammenhalt fanden. Zwar erkannte Dr. Hall offenbar an, dass das Medikament vor allem Frauen ansprach, aber der Grund schien ihn nicht zu interessieren. Ich erinnere mich, dass ich ihm, bevor das Lexapro seine volle Wirkung entfaltete, erzählte, dass ich mir oft Sorgen machte, ungewollt »dreist« gewesen zu sein – dass geheime Teile von mir (von denen nicht mal mein Freund wusste) zu laut und lotterig und aggressiv aus mir hervorbrachen. Vor Kurzem fragte ich Helen, was ihrer Meinung nach die Quelle unserer Ängste sei, und sie schrieb mir: »Wir alle sind in jeglichem Sinne ›brave Mädchen‹ (aber auch böse Mädchen).«

Meine Freundin Anna, die mir Dr. Hall empfohlen hatte, nahm ebenfalls Lexapro und half mir, meine Medikamenteneinnahme existenziell zu rechtfertigen. Selbst wenn ich nie krankhaft depressiv gewesen sei, mutmaßte sie, gebe es vielleicht eine Diskrepanz zwischen meinem Geist und dem Rhythmus des modernen Lebens. Der Bioethiker Carl Elliott schreibt, dass Antidepressiva bei manchen Menschen weniger an einem inneren psychischen Zustand ansetzen, sondern vielmehr an »einer Inkongruenz zwischen dem Selbst und äußeren Bedeutungsstrukturen – eine fehlende Übereinstimmung zwischen dem, was man ist, und dem, was von einem erwartet wird«. Elliott fragt sich, ob »bei allem Guten, was die Medikamente leisten, zumindest ein Teil der großen Sorge über Prozac und Co. daher rührt, dass die damit behandelten Krankheiten untrennbar mit dem einsamen, vergesslichen, unerträglich traurigen Ort verbunden sind, an dem wir leben«.[44]

Aber natürlich gibt es einen Unterschied zwischen einsamer Traurigkeit und der Art von Entbehrungen, die Naomis Geschichte geprägt haben – und der kognitiven Dissonanz, wenn dieses Unrecht nicht anerkannt wird, dem Gefühl, dass man der Realität nicht trauen kann. Die Psychiatrie jedoch geht diese Probleme auf die gleiche Weise an, indem sie eine neutrale Position einnimmt, die als gewaltsam empfunden werden kann. Was soll ein Psychiater, fragt Elliott, »einem entfremdeten Sisyphos, der den Stein den Berg hinaufschiebt, schon sagen? Dass er den Stein mit mehr Enthusiasmus, Kreativität und Einsicht schieben würde, wenn er Prozac einnähme?«[45]

Ein Stück weit war Lexapro eine soziale Droge gewesen, eine kollektive Erfahrung. Nachdem wir mehrere Monate lang das Gefühl gehabt hatten, auf einer geradezu unheimlichen Erfolgswelle zu schwimmen, überlegten meine Freundinnen und ich, ob wir das Medikament nicht allmählich absetzen sollten. Helen war die Erste, die Lexapro nicht mehr nahm. Innerhalb weniger Tage spürte sie die Wirkung. »Praktisch ab dem Moment, an dem ich Lexapro abgesetzt habe, war ich gereizt und wütend«, mailte sie mir und fügte (herablassend, wie ich vermutete) hinzu: »Dich hingegen habe ich noch nie so entspannt erlebt.« Nun, da sie Lexapro abgesetzt hatte, berichtete sie: »Ich habe keine Lust mehr, mich mit Leuten zu treffen. Und wenn ich doch etwas unternehme (zum Beispiel mit meiner Familie, die will, dass ich die Medikamente wieder einnehme), spüre ich den heftigen Drang, nach Hause zu gehen und etwas Sinnvolles zu tun.«

Als Helen Lexapro absetzte, war ich der Ansicht, dass ich das auch tun sollte. Mein sechsmonatiger Versuch war vorbei, die Medikamente hatten gewirkt – ich steckte nicht mehr in einer Sackgasse. Über eine Woche hinweg ließ ich Lexapro ausschleichen. Zwei Wochen später erlebte ich zum ersten Mal in meinem Leben eine Depression wie aus dem Lehrbuch: als Unfähigkeit, sich zu bewegen oder etwas zu tun. Jegliche Illusion, die den Glauben an die Bedeutung und Relevanz der eigenen Arbeit aufrechterhält, verschwand. Ich erlebte einen für mich neuen Grad der Befangenheit: Beim Sprechen war ich manchmal abgelenkt davon, dass mir bewusst wurde, wie sich meine Lippen bewegten. An einem sonnigen Tag, nachdem ich den Nachmittag mit einer Freundin draußen verbracht hatte, notierte ich alles, wofür ich in meinem Leben dankbar sein sollte. »Aber ohne Lexapro werde ich gierig und weiß nichts davon zu schätzen«, schrieb ich.

Ich fing wieder mit der Einnahme an, und innerhalb von zwei Wochen ging es mir besser. In den folgenden zwei Jahren versuchte ich noch drei weitere Male, Lexapro abzusetzen, aber jedes Mal war ich wie außer Gefecht gesetzt und fühlte mich abgekoppelt, als ob ich meine motivierende Triebfeder verloren hätte. Dr. Hall brachte das nie mit dem Entzug in Zusammenhang, und da ich das Medikament nie länger als sechs Wochen absetzte, fand ich es auch nicht selbst heraus. Ich machte mir Sorgen, dass mein grundlegendes Ich nicht das in den Jahren vor Lexapro war, sondern das dysfunktionale Ich, das gelegentlich zum Vorschein gekommen war – am deutlichsten, als ich mit sechs Jahren im Krankenhaus gelegen hatte. Vielleicht hatten mich die Medikamente aber auch so stark verändert, dass ich mein grundlegendes Ich ohnehin nicht mehr zurückgewinnen konnte. Der Soziologe Alain Ehrenberg schreibt, dass die Langzeitbehandlung mit Antidepressiva zu einem Heilmittel für Menschen geworden ist, die sich unzulänglich fühlen. Die Medikamente schaffen eine »paradoxe Situation, dass ein Medikament mit magischen Kräften ausgestattet wird, während sich die Krankheit chronifiziert«.[46] Helen, die Lexapro erfolgreich abgesetzt hatte, war der Meinung, dass ihr plötzliches Bedürfnis, während der Einnahme an der Welt teilzuhaben, etwas Aufgesetztes an sich gehabt hatte. Auch für mich war das fremd. Aber es fühlte sich auch echt an. »Es ist eine Freude, versteckt zu sein«, schrieb der britische Psychoanalytiker D. W. Winnicott, »aber eine Katastrophe, nicht gefunden zu werden.«

Der schwedische Neuropharmakologe Arvid Carlsson beobachtete, dass mit der Einnahme von Zimelidin, einem Vorläufer von Prozac, das Einkommen der Patient:innen stieg.[47] Das trifft im Grunde auch auf mich zu. Die Einnahme von Lexapro hängt eng mit der Entwicklung meiner Karriere zusammen. Sie entspricht auch dem Zeitraum, in dem mein Freund und ich beschlossen zu heiraten. Vielleicht hätte ich diese Meilensteine auch so erreicht, aber klar vom Medikament trennen kann ich sie nicht. In *Listening to Prozac* schreibt Peter Kramer: »Als ich sah, wie schlecht es den Patienten ging, solange sie sich vorsichtig und gehemmt verhielten, und wie dieselben Menschen aufblühten, sobald sie durch die Medikamente selbstsicher und flexibel wurden, ist mir klargeworden, dass in unserer Kultur im zwischenmenschlichen Umgang ein bestimmter Stil bevorzugt wird.«[48]

Drei Jahre nach Beginn der Einnahme von Lexapro wurde ich schwanger. Trotz der Probleme beim Absetzen ließ ich das Medikament sofort weg, weil ich mir Sorgen machte, es könne dem Fötus schaden. Innerhalb von zwei Wochen hatte ich keinen Zugang mehr zu den Gründen, warum ich Mutter hatte werden wollen. Auf einmal kam mir die Schwangerschaft ungewollt vor, obwohl sie geplant gewesen war. Ich weiß noch, wie ich in einem Buch über Neugeborene blätterte und las, dass ein Baby in den ersten Lebenswochen nicht zwischen sich und der Mutter unterscheiden kann. Das fand ich erschreckend. Ich erzählte meinen Freundinnen von der Angst, dass ich mein Kind nicht lieben würde. Wenn ich ehrlich zu mir bin, befürchtete ich das Gegenteil: Meine Liebe würde so gigantisch sein, dass ich mich selbst nicht mehr erkennen würde. In der Highschool und zu Beginn des Studiums hatte ich einen Freund, dem ich mich so sehr aufgeopfert hatte, dass davon alle anderen Interessen und Ziele verdrängt wurden. Ich ging davon aus, dass mich die Rolle als Mutter auf die gleiche Weise verzehren würde. Der Psychoanalytiker Adam Phillips hat mal gesagt, dass »sich jeder damit auseinandersetzt, wie viel der eigenen Lebendigkeit er ertragen kann«.[49] Es war, als ob Lexapro direkt bei dieser Fähigkeit ansetzte. Ohne das Medikament fehlte mir der Mut, etwas Neues auszuprobieren.[50] In Roland Kuhns Worten: Ich hatte die »Kraft, zu erleben«[51], verloren.

Nachdem ich das Medikament abgesetzt hatte, fragte mich Dr. Hall in der sechsten Schwangerschaftswoche, ob ich eine Abtreibung in Betracht ziehe. Ich hatte bereits mit dem Gedanken gespielt, aber mein Körper fühlte sich ohnehin so unwirtlich an, dass ich dachte, eine Fehlgeburt würde das womöglich von selbst lösen. Ein paar Tage später erzählte mir Dr. Hall, er habe meinen Fall mit dem Leiter der Kinderpsychiatrie an seiner medizinischen Fakultät besprochen: »Ich habe ihm das Krankheitsbild erläutert«, schrieb er, »und er meinte, ginge es um seine Frau, dann würde er wieder mit der Einnahme beginnen.« Mich schockierte die Vorstellung, dass zwei Männer darüber diskutieren, welche Medikamente sie ihren Frauen ans Herz legen würden, aber ich befolgte den Rat. Ich nahm erneut Lexapro. Innerhalb von drei Wochen spürte ich wieder, warum ich ein Baby haben wollte.

Als ich Laura kennenlernte, erzählte ich ihr, dass ich vielleicht so etwas wie eine Art »Neuroabtreibung« erlebt hatte: den trügerischen Wunsch, eine Schwangerschaft abzubrechen. In einem 2001 im *Journal of Psychiatry & Neuroscience* erschienenen Aufsatz wurde von sechsunddreißig Frauen berichtet, die entweder Antidepressiva, Benzodiazepine oder eine Kombination aus beidem einnahmen und die Medikamente abrupt absetzten, als sie schwanger wurden. Ein Drittel der Patientinnen berichtete von Suizidgedanken, und vier wurden ins Krankenhaus eingeliefert. Eine von ihnen hatte eine Abtreibung, weil sie »das Gefühl hatte, die Schwangerschaft nicht durchziehen zu können, wenn es ihr so furchtbar ging«[52], obwohl die Schwangerschaft »ansonsten gewollt« war. Die Autor:innen haben den weiteren Verlauf nicht verfolgt, aber ich frage mich, ob auch sie die Medikamente zu schnell abgesetzt hatte. Als sie wieder mit der Einnahme begann, wollte sie dann auch ihr Baby wieder zurück?

Mein sechsmonatiges Experiment mit Lexapro läuft nun schon seit über einem Jahrzehnt. Seit Jahren reduziere ich langsam und unsystematisch die Dosis, weil ich befürchte, dass ich sonst den Rest meines Lebens auf dieses Medikament angewiesen sein werde. Ich mache mir Sorgen über unbekannte Spätfolgen, aber nicht genug, um das Medikament ganz abzusetzen. Ich habe ein zweites Kind bekommen und auch während dieser Schwangerschaft weiter Lexapro genommen. Ein paar Jahre lang war ich bei 2,5 Milligramm, einem Viertel der ursprünglichen Dosis. Ich war nicht depressiv, aber weniger sozial, flexibel und spontan. Anscheinend hatte ich meine grundlegende Persönlichkeit erreicht. Mir fiel auf, wie sehr sie der meines Vaters glich – es war schon immer klar gewesen, dass ich sein Temperament geerbt hatte –, und ich stellte mir vor, wie er bestimmte Momente in unserem Leben besser gemeistert hätte, wenn er das Medikament genommen hätte. Ich beschloss, meine Dosis wieder zu erhöhen, weil ich diesen Fehler bei der nächsten Generation vermeiden möchte.

In *Listening to Prozac* stellt Kramer die Frage, ob sich manch einer unter Druck gesetzt fühlt, Medikamente zu nehmen, wenn er sieht, wie Kolleg:innen und Freund:innen durch die Einnahme – sozial und emotional – aufsteigen.[53] Ich erzählte Laura, dass ich mit einem etwas anders gelagerten Dilemma zu kämpfen hatte: Um die Person zu bleiben, die ich geworden war, war ich auf ein Medikament angewiesen. Ich wollte, dass meine Kinder sich an die Version von mir erinnern, die Lexapro einnahm. Mit dem Medikament war ich besser in der Lage, meinem Mann die Art von Feedback zu geben, die für eine dauerhafte Beziehung erforderlich ist. Ich regte mich nicht so schnell über Kleinigkeiten auf, zum Beispiel, wenn sich mein Sohn, egal wie oft ich protestierte, doch wieder auf meinem Kopf abstützte, um die Balance zu halten, wenn ich ihm beim Sockenausziehen half. »Mit 7,5 Milligramm bin ich ein besseres Familienmitglied«, sagte ich ihr.

»Könnte es nicht einfach der Entzug sein, also dass du es vielleicht langsamer angehen musst?«, fragte Laura.

Ich empfand die Frage als reduktionistisch und ein bisschen beleidigend. Mir kam der Gedanke, dass sie sich immer noch der gleichen Idee verschrieben hatte – dass sich die Antwort auf das Leid eines Menschen in Medikamenten finden lässt –, aber aus der entgegengesetzten Perspektive. Wenn Medikamente die zentrale Frage sind – nehmen oder nicht –, dann darf man wieder den Kontext außer Acht lassen, sprich die sozialen Zusammenhänge, die Behinderungen schaffen und aufrechterhalten. Noch immer hatte ein einzelner Erklärungsansatz zu viel Macht.

In dem Buch *Depression: A Public Feeling* schreibt die Wissenschaftlerin Ann Cvetkovich, wenn eine Depression »als Blockade, Sackgasse oder Feststecken aufgefasst werden kann, dann ist ihre Heilung womöglich weniger in Tabletten zu finden, sondern vielmehr in Formen der Flexibilität oder Kreativität«. Der Gedanke reizt mich, obwohl ich nicht glaube, dass sich die beiden Strategien gegenseitig ausschließen. Mir ist auch bewusst, dass ich der Pille meiner Wahl mystische Fähigkeiten zugesprochen habe – sie enthält das, was ich nicht bin, aber gerne wäre –, und schon allein die Vorstellung, so etwas zu schlucken, hat heilende Kräfte. Ich wünschte, ich könnte flexibler mit meinen Gefühlen der Unzulänglichkeit umgehen (»Ich will jemand Besseres sein als ich«, hatte ich in mein Tagebuch aus der zweiten Klasse geschrieben), aber ich fühle mich dieser Flexibilität auch näher, wenn ich Lexapro nehme; mir ist, als ob es die kognitive Starrheit lockert, die oft mit Ängsten und einer Depression einhergeht – das Gefühl, dass sich die eigene Geschichte nur auf eine Weise entfalten kann.

***

Die Ärzt:innen in der Chestnut Lodge hatten ihr Krankenhaus einmal als einen in die Fluten stürzenden Leuchtturm bezeichnet.[54] Die Geschichte der Psychiatrie ist eine Chronik dieser Art von Stürzen, bei denen ein vielversprechendes Behandlungsmodell vom nächsten abgelöst wird. Nach und nach stellte ich fest, dass ich Lauras Darstellung ihrer Geschichte nicht zustimmte – dass Medikamentenfreiheit der Leuchtturm am Ende einer langen Reise sei. Ich fragte mich, ob es vielleicht gar nicht das Absetzen der Medikamente war, was die Voraussetzungen für Lauras Genesung geschaffen hatte, sondern etwas weniger Originelles: eine neue Geschichte über das, woran sie litt, eine ohne die Illusion, dass ein Leben frei von Problemen möglich sei; eine Gemeinschaft, die ihr bestätigen konnte: Ja, es ist in Ordnung, zu weinen. Sie hatte entdeckt, dass »echte Einsamkeit«, wie Fromm-Reichmann schreibt, »eine potenziell kommunizierbare Erfahrung ist, eine, die geteilt werden kann«.[55]

Nachdem ich mich fast ein Jahr lang mit Laura getroffen hatte, schickte mir ihre Schwester Nina eine SMS: »Auf den Tag genau 10 Jahre später hat Laura Neuigkeiten für dich, die ein tolles Ende für deine Geschichte sein könnten.« Laura war vor Kurzem nach Hartford gezogen, in eine Wohnung einen Block von ihrem neuen Freund Cooper entfernt, der bei einer Agentur arbeitete, die Menschen mit psychiatrischer und suchtbedingter Vorgeschichte unterstützte. Sie hatten sich auf einer Konferenz für psychische Gesundheit kennengelernt. Cooper hatte sich von seiner Abhängigkeit von Adderall erholt, das ihm mit siebzehn Jahren verschrieben worden war. Als Jugendlicher, erzählte er, habe man ihm den Eindruck vermittelt: »Ich bin nicht für diese Welt geschaffen. Ich muss optimiert, ich muss angepasst werden.«

In Coopers Küche erklärte Laura ihm, dass Holz und dünnes Plastik nicht in die Spülmaschine gehörten. Cooper fragte, ob verschiedene Haushaltsgegenstände spülmaschinengeeignet seien, bevor er eine letzte Frage stellte. Er zückte einen Verlobungsring. Bereits seit Wochen hatte er geplant, ihr einen Heiratsantrag zu machen, und ihm war nicht bewusst gewesen, dass der von ihm gewählte Zeitpunkt genau ein Jahrzehnt nach ihrem Suizidversuch lag.

Kurz nach der Verlobung flog eine dreiundzwanzigjährige Frau aus Montreal namens Bianca Gutman nach Hartford, um das Wochenende mit Laura zu verbringen. Zwei Jahre zuvor hatte Biancas Mutter Susan Lauras Blog entdeckt und ihr sofort eine Mail geschickt. »Ich habe das Gefühl, die Geschichte meiner Tochter zu lesen«, schrieb sie. Susan hatte Laura dafür bezahlt, ihre Tochter mittels Skype-Gesprächen beim Absetzen zu begleiten. Irgendwann nahm Laura das Geld nicht mehr an; inzwischen betrachtete sie Bianca, die mit zwölf Jahren die Diagnose Depression erhalten hatte, als kleine Schwester.

Laura und Bianca verbrachten das Wochenende mit Spaziergängen bei eisiger Kälte. Bianca, die kaum einen Meter fünfzig groß ist, bewegte sich und sprach langsamer als Laura, als wären deutlich mehr Entscheidungen nötig, bevor sie einen Gedanken in Worte fassen konnte. Seit fast neun Jahren nahm sie 40 Milligramm Lexapro – das Doppelte der empfohlenen Höchstdosis. Abilify, ein Antipsychotikum, nahm sie seit sechs Jahren. Nach einem Gespräch mit Laura hatte Biancas Vater, ein Arzt für Notfallmedizin, eine Apotheke in Montreal gefunden, die ihr Medikament in abnehmender Menge dosieren konnte, jeden Monat 1 Milligramm weniger. Mittlerweile nahm Bianca, die als Assistentin in einer Grundschule arbeitete, nur noch 5 Milligramm Lexapro. Ihre Mutter erzählte: »Ich sage Bianca oft: ›Wie ich sehe, kommst du besser zurecht‹, und dann antwortet sie: ›Immer mit der Ruhe, Mommy. Ist ja nicht so, als ob das Medikamenteabsetzen alles wieder ins Lot bringt und du die Tochter bekommst, die du vorher hattest« – diese Hoffnung hatte sie gehegt, als Bianca zum ersten Mal ein Medikament verschrieben bekommen hatte.

Wie Laura hatte sich auch Bianca immer gefreut, wenn ihre Psychiater:innen die Dosis erhöht hatten. Sie erzählte: »Das war, als würden sie die Einheit eben meinem Schmerz anpassen«, den sie sonst nicht ausdrücken konnte. Sie beschrieb ihre Depression als »unsinnigen Schmerz. Er ist so formlos und diffus. Er entzieht sich jeglicher Sprache.« Im ersten Gespräch mit Laura, erzählte sie, vermittelte ihr die Art, wie Laura »Mmhmm« sagte, das Gefühl, verstanden zu werden. »Schon so lange hatte ich keine Hoffnung mehr empfunden. Hoffnung in Bezug worauf? Das weiß ich nicht. Einfach Hoffnung, denke ich, weil ich diese Verbindung zu jemandem gespürt habe.« Sie sagte Laura: »Zu wissen, dass du weißt, dass es keine Worte dafür gibt – das reicht mir schon.«

Auf meine Bitte hin hatte Laura mehrere Fotoalben aus ihrer Kindheit ausgegraben, und zu dritt auf dem Boden sitzend sahen wir sie uns an. Jedes Jahr sah Laura völlig anders aus. Es gab keinerlei Kontinuität. Eine Zeit lang hatte sie zu kleine pastellfarbene Polohemden getragen, und Bianca und mir fiel es schwer, sie in dieser Phase in einer Gruppe von Freundinnen zu erkennen. Nicht nur, dass sie dicker oder dünner war, auch ihre Gesichtsstruktur wirkte verändert. Auf ihren Debütantinnenfotos sah sie aus, als trüge sie die Gesichtszüge einer anderen. Immer wieder sagte Bianca: »Ich sehe dich nicht.«

Seit ich Laura kannte, ging von ihr immer ein gewisses Strahlen aus, aber an diesem Tag leuchtete sie geradezu. Neuerdings interessierte sie sich für Mode, und sie trug eine Hose aus Schweden und hatte, um ihre Taille zu betonen, das T-Shirt eingesteckt. Als Cooper nach einem Nachmittag mit seiner Familie in die Wohnung zurückkehrte, rief sie aus: »Ha, Cooper ist wieder da!« Dann wurde sie verlegen und lachte über sich selbst.

Ich erzählte Laura, dass ich, anders als ihre Schwester, nur ungern die Ehe als das Ende ihrer Geschichte betrachten würde, als wäre die einzige heilende Form der Verbindung ein Bräutigam – eine Konvention, von der die frühe Geschichte der Psychiatrie geprägt war. In seinen Fallstudien über Frauen erklärte Freud es als therapeutischen Sieg, wenn er den Fall mit einer Heirat lösen konnte. »Es sind wiederum Jahre seit dem Besuche bei mir vergangen«, heißt es in der Fallstudie über Dora. »Das Mädchen hat sich seither verheiratet.«[56] In dem Fallbericht von Fräulein Elisabeth von R. schreibt Freud, dass er sie zuletzt auf einem Hausball gesehen habe, und »ich liess mir die Gelegenheit nicht entgehen, meine einstige Kranke im raschen Tanz dahinfliegen zu sehen. Sie hat sich seither aus freier Neigung mit einem Fremden verheiratet.«[57]

Laura teilte mein Unbehagen über das Heiraten als Ende der Story. »Es ist nicht so, dass ›Laura endlich angekommen ist‹«, sagte sie. »Wenn überhaupt, haben diese Insignien, von wie auch immer man das nennen will – Leben? –, alles noch beängstigender gemacht.« Nach wie vor war sie von Alltagsroutinen überfordert, zum Beispiel, wenn sich zu viele Mails anhäuften, und rund fünfmal die Woche weinte sie. Sie war zu sensibel. Sie ließ Situationen eskalieren. Cooper sagte, dass er in angespannten Momenten dazu neigte, sich zurückzuziehen, wodurch sich Lauras Drang, das Problem sofort gemeinsam durchzukauen, nur umso mehr verstärkte. Seit Laura die Borderline-Klinik verlassen hatte, war sie nicht mehr in Therapie gewesen, aber sie sagte: »Wenn ich jetzt vor einem Psychiater säße und mich evaluieren ließe, dann würde ich sicher die Kriterien für eine ganze Reihe von Diagnosen erfüllen.« Aber der diagnostische Deutungsrahmen war ihr nicht mehr wichtig.

Bianca, die sich immer noch schwertat, sich von der Vorstellung zu lösen, dass eine Depression erklärte, wer sie war, sagte: »Es ist, als wäre deine Dunkelheit zwar immer noch da, aber es ist eher so, als wäre sie neben dir, statt dein ganzes Wesen auszumachen.« Sie fügte hinzu: »Aber ich weiß, dass du nicht auf der anderen Seite herausgekommen bist.«

»Es ist nicht so, als wäre jetzt alles prima«, stimmte Laura zu. »So gut wie jeden Tag frage ich mich, wie ich in dieser Welt ein Leben als Erwachsene führen kann.«

Epilog: Hava

»Mir selbst fremd«

Vor ein paar Jahren schickte ich Thomas Koepke, dem Psychologen, der mich dreißig Jahre zuvor im Children's Hospital of Michigan gegen Anorexie behandelt hatte, eine Mail. Seit damals hatten wir nicht mehr miteinander gesprochen. Ich bat um ein Interview, und er schlug vor, dass ich mich auch mit drei seiner Kolleg:innen treffen sollte, die mich gekannt hatten, als ich mit sechs Jahren im Krankenhaus gelegen hatte. In den Achtziger- und Neunzigerjahren gehörten sie einem vom National Institute of Mental Health geförderten Forschungsteam an, das Behandlungen für magersüchtige Jugendliche testete. Ich war zu jung, um an der Studie teilzunehmen, aber meine Behandlung basierte auf denselben Prinzipien. »Die Prognose fällt positiv aus, wenn eine Jugendliche gleich nach dem Auftreten der Essstörung behandelt wird«, schreiben sie. »Andernfalls kann aus der Störung eine chronische Erkrankung werden.«[1]

Wir trafen uns in einem Büro in Bloomfield Hills, einem Vorort von Detroit, wo eine der Psycholog:innen arbeitete. Die Ärzt:innen standen auf und begrüßten mich herzlich wie stolze Prep-School-Lehrer:innen, die neugierig sind, wie es einer ehemaligen Schülerin, die von der Uni zu Besuch kommt, in der großen, weiten Welt ergangen ist. Zu diesem Anlass servierte uns Koepke einen Kuchen, den seine Frau gebacken hatte.

Um Koepkes Erinnerung auf die Sprünge zu helfen, hatte ich wie gewünscht ein Foto von mir als Sechsjährige mitgebracht. Darauf hatte ich eine strähnige Mähne und trug einen lila Badeanzug, der sackartig an mir herabhing. »Ach, ja«, sagte Koepke.

»Ja, ja, genau.« Er reichte das Foto weiter. »Ihre Eltern haben damals einiges durchgemacht; daran kann ich mich noch erinnern.« Ihm fiel ein, dass meine Mutter Englischlehrerin gewesen war und scheinbar ständig entweder Arbeiten korrigiert oder Tagebuch geschrieben hatte. »Sie haben ziemlich gut zugenommen. Wenn ich mich recht entsinne, haben sie mir gegenüber auch nie protestiert.« Er beschrieb Magersucht als Mittel, »den Druck, den Sie in Ihrer Familie wahrgenommen haben, auf sich selbst umzulenken. Weil Ihre Eltern getrennt und das Leben chaotisch war, dachten Sie vielleicht, Sie könnten auf diese Weise eine Art Gleichgewichtszustand in der Familie herstellen.«

Aus irgendeinem Grund zeigte ich kaum Interesse an dem Gespräch. Ich machte mir Sorgen, weil mir Ray Osheroffs Sohn Joe, den ich am nächsten Tag in seinem Wohnort Ann Arbor treffen sollte, nicht zurückschrieb. Als mein Handy piepte, hoffte ich fest, dass das Interview stattfinden würde. Aber es war nur meine Schwester Sari, die wissen wollte, wie die Unterhaltung mit meinen ehemaligen Ärzt:innen lief. Was die Psycholog:innen sagten, fühlte sich wahr und richtig an, aber auch austauschbar. Sollte das tatsächlich meine Geschichte sein, so fühlte ich keine persönliche Verbindung dazu.

»Das kommt jetzt nur von einer alten Therapeutin, die schon lange nicht mehr tätig ist und womöglich keinen guten Einblick in die Situation hat«, sagte eine der Psycholog:innen, die sich zur Ruhe gesetzt hatte. »Aber ich hatte den Eindruck, dass Ihnen die Intervention bei uns überhaupt nicht gefallen hat.«

»Das habe ich auch so empfunden«, bestätigte Koepke.

»Sagen denn andere, das sei eine tolle Erfahrung?«, fragte ich.

»Nein, nein«, antwortete eine Psychologin namens Ann Moye. »In erster Linie wird die Anorexie als Freundin betrachtet. ›Mir hilft das – und ihr versucht, mir das wegzunehmen.‹«

Ich sagte, ich sei mir nicht sicher, ob ich überhaupt jemals magersüchtig gewesen sei, zumindest nicht am Anfang; es war, als hätte man mir diese Krankheit beigebracht. »Ich weiß noch, dass ich dieses Mädchen bewundert habe – Hava«, sagte ich. »Ich wollte sein wie sie. Ich fand sie so schön.«

Sie schwiegen. »Wäre es unpassend, Ihnen von Hava zu erzählen?«, fragte Moye. »Oder wäre das in Ordnung?«

»Nein, ich weiß nicht, ob das okay wäre«, sagte Koepke.

Moye ging nicht näher darauf ein. Aber am Ende des Treffens, als ich das Büro verließ, sagte sie zu mir: »Wissen Sie, Sie und Hava waren sich so ähnlich. Sie hätten ihre jüngere Schwester sein können.«

Als ich nach Hause kam, suchte ich im Internet nach Hava und fand ihre Todesanzeige. Sie war zehn Wochen zuvor verstorben. Ich schämte mich, weil ich so nonchalant über meine Begegnung mit der Magersucht gesprochen hatte. Eine psychische Störung kann sich unterschwellig und ungewiss anfühlen, aber sie kann auch unmittelbarer sein, eine Tragödie, die die Fähigkeit, zu denken und Kontakt zu anderen zu halten, unter sich begräbt.[2] »Es war nur eine Frage der Zeit«, sagte ihr Vater David bei der Trauerfeier, die das Bestattungsunternehmen online übertragen hatte. »Wir wussten, dass ihre Tage gezählt waren.«

Ein paar Monate später rief ich David an, einen nicht mehr praktizierenden Onkologen und Intensivmediziner. Als ich ihm erklärte, wer ich war, stellte er mir eine Reihe von Fragen, um sich zu vergewissern, dass mich nicht seine Ex-Frau mit irgendwelchen dubiosen Plänen losgeschickt hatte. »Ich habe eine ungefähre Vorstellung davon, wer Sie sind«, sagte er, nachdem ich ihm von meiner Zeit im Krankenhaus erzählt hatte. »Lassen Sie mich raten: Ihre Mutter war wahrscheinlich recht intelligent, aber sowohl akademisch als auch intellektuell frustriert. Sie hat weniger erreicht als erhofft.«

Ich stimmte zu.

»Und Ihr Vater war wahrscheinlich ein professioneller Typ, hochqualifiziert und anspruchsvoll.«

»Richtig.«

»Und es gab jede Menge Konflikte.«

»Woher wissen Sie das?«, fragte ich ihn.

»Das ist die typische Geschichte«, sagte er.

Meine Mutter hatte mir mal erzählt, dass ein Arzt im Kinderkrankenhaus eine Fallstudie über mich geschrieben hatte, und obwohl es dafür keine veröffentlichten Belege gibt, fragte ich mich einen Augenblick lang, ob dieser Text nicht doch existierte. Es versetzte mir einen kleinen Dämpfer, dass Davids Bild meiner Kindheit nicht nur speziell auf mich zutraf. Ich gehörte offensichtlich zu einer großen Gruppe von Mädchen, die die gleiche falsche Lösung für so ungefähr die gleichen Spannungen fanden, oft in einem ähnlichen sozialen Umfeld. Im Laufe der letzten vierzig Jahre war David zum Experten für Essstörungen geworden. »Ich habe mich nur ein bisschen eingelesen«, sagte er und lachte.

Nachdem er sich vergewissert hatte, dass ich aus eigenem Antrieb angerufen hatte, erzählte er mir, dass Hava mehrere meiner Texte gelesen hatte. »Sie wurden in diesem Zusammenhang erwähnt: ›Da ist eine, die krank war, die im Krankenhaus lag, die jünger war als ich, und die am Ende dann doch zurechtgekommen ist‹«, erzählte er. »Hava war keine neidische junge Frau. Sie empfand Respekt und freute sich aufrichtig für andere. Wäre Hava in der Lage gewesen, zu tun, was sie gern getan hätte, dann hätte sie auf ihren Kampf und das Stigma der Krankheit aufmerksam machen wollen.«

»Ich will Ihnen eine Anekdote erzählen«, fuhr er fort. Nachdem Hava den Großteil ihrer Jugend in Einrichtungen verbracht hatte, ging sie mit etwa achtzehn, neunzehn auf eine Party und traf dort auf eine Freundin, die sie von einem ihrer Krankenhausaufenthalte kannte. Auch sie hatte mit einer Essstörung zu kämpfen gehabt. »Hava ist bewusst auf sie zugegangen«, sagte er. »Sie hat sich fehl am Platz gefühlt und wollte sich mit jemandem an die Geschehnisse in der Einrichtung zurückerinnern. Aber das Mädchen versuchte zu fliehen. Im Grunde hat sie Hava gesagt: ›Mir geht's jetzt besser. Ich integriere mich in etwas, das ich für Normalität halte. Und ich will keinen Kontakt zu meinem früheren Leben. Du machst mich verwundbar.‹« David fuhr fort: »Was das Mädchen gesagt hat, halte ich nicht für falsch – aus Sicht eines Psychologen ist es nicht unangemessen, so etwas zu sagen –, aber für Hava ist eine Welt zusammengebrochen. Sie war untröstlich.«

Ich hatte das Gefühl, dass es in dieser Geschichte in gewisser Weise auch um mich ging, und fragte, was Hava daran am meisten verletzt habe. »Eine Zeit lang werden Kinder mit schweren psychiatrischen Erkrankungen toleriert, solange sie niedlich, klein und knuddelig sind«, antwortete er. »Aber sobald es über dieses Alter hinausgeht, ist es für ältere Menschen in Hinblick auf ihre eigenen Ängste extrem beunruhigend. Und dann, an einem magischen Punkt – ich bin mir nicht sicher, ob sich sagen lässt, wann genau –, werden diese Kinder, anstatt Mitgefühl hervorzurufen, zu unbequemen Freaks.«

»Sehr geehrter Präsident Clinton«, schrieb Hava 1993 im Alter von siebzehn Jahren. »Ich weiß, dass unser Land knapp bei Kasse ist, aber kürzen Sie nicht die Mittel für psychische Gesundheitsversorgung!« Sie erzählte ihm: »Fünf Jahre lang bin ich in Krankenhäusern ein und aus gegangen, weil ich eine Essstörung hatte. Doch jede Einrichtung, die ich verlassen habe, ist hinter mir zusammengestürzt!« In den Neunzigerjahren schloss der Gouverneur von Michigan John Engler, ein konservativer Finanzpolitiker mit der Auffassung, psychische Gesundheitsversorgung sei nicht Aufgabe des Staats, überstürzt zehn Psychiatrien.[3] Hava schrieb dem Präsidenten des Hawthorn Centers, der einzigen verbliebenen psychiatrischen Kinderklinik in Michigan, in der gerade fünfzehn Mitarbeiter:innen gekündigt worden war. »Das Team, das tagein, tagaus mit uns arbeitet, besteht aus Menschen, denen wir zu vertrauen gelernt haben«, schrieb sie. »Zum ersten Mal sind da Menschen in unserem Leben, auf die wir uns verlassen können und von denen wir glauben, dass sie für uns da sein werden.«

Nicht lange nachdem Hava den Brief geschrieben hatte, wurde sie aus dem Hawthorn Center entlassen, weil sie die Leistungsgrenze ihrer Versicherung für stationäre psychiatrische Behandlungen überschritten hatte. Anorexie hat unter den psychischen Krankheiten die höchste Sterberate,[4] aber Krankenversicherungen neigen dazu, Magersüchtige als »die ›falsche‹ Art von krank«[5] zu sehen, schreibt die Anthropologin Rebecca Lester. Sie benötigen eine langwierige Behandlung, und trotzdem geht es ihnen oft nicht besser. »Wirtschaftlich betrachtet sind sie eine schlechte Investition.« Einer Umfrage zufolge gaben 97 Prozent der auf Essstörungen spezialisierten Fachärzt:innen an, dass ihre Patient:innen in eine lebensbedrohliche Situation geraten seien, weil ihre Versicherung nicht für weitere Behandlungen aufkommen wollte,[6] einer von fünf sagte, dass die Versicherungen für den Tod eines:r Patienten:in verantwortlich seien.[7] Womöglich fühlen sich die Versicherungsgesellschaften in ihrer Knauserigkeit bestätigt, schreibt Lester, weil »in der Öffentlichkeit immer noch die Meinung vorherrscht, man könne sich eine Essstörung aussuchen«[8] – als würden die Betroffenen selbst Verantwortung an der Krankheit tragen.

Oft begann Hava neue Notizbücher mit dem Versprechen, ein anderer Mensch zu werden. »Ein Neuanfang!«, schrieb sie mit zwanzig. Sie nahm einen Teilzeitjob als Betreuerin von drei Kindern an. »Wenn man so will, könnte man mich als professionelle Babysitterin oder Kindermädchen bezeichnen.« Ihr wurde klar, dass sie eine Entscheidung treffen musste: »Entweder mit dem anfänglichen Schmerz fertigwerden, der mit der Einsamkeit und Leere einhergeht, und mir ein neues Leben aufbauen, oder auf die Vertrautheit meiner Essstörung zurückgreifen.« Doch als sie zunahm, fühlte sie sich aus der Bahn geworfen. »Ich würde alles dafür geben, meine Identität zurückzubekommen«, schreibt sie. »Meine Identität als von anderen abhängige Magersüchtige.« Sie war davon überzeugt, dass man sie als begehrenswerter und sympathischer empfand, wenn man ihr ansah, dass sie hungerte. Sie suchte verzweifelt nach einer neuen Art, ihr Gefühl von Isoliertheit zu interpretieren, ihm einen Sinn zu geben, und war wütend auf Gott, weil er »ein nicht greifbares Objekt ist und nichts, woran ich mich physisch klammern kann«.

Sie entfremdete sich von ihrer Schwester und ihrem Bruder. Letzterer sagte mir: »Ich habe es ihr nicht übel genommen. Ich war nicht wütend. Ich wusste nur nicht mehr so recht, wie ich mit ihr reden sollte.« In ihren Zwanzigern war Hava bereits bulimisch. Ihre Tagebücher schlugen einen anderen Ton an: In langen Listen zählte sie die Nahrungsmittel auf, die sie in einem anderen Zustand zu sich genommen und dann erbrochen hatte. »Ich bin an einem Punkt angelangt, an dem ich mich auf nichts anderes als auf Essen konzentrieren kann«, schreibt Hava. »Immer nur Essen!«

In der Hoffnung, Informationen zur Behandlung von Opfern von Hungerkatastrophen zu gewinnen, simulierten Forscher:innen an der University of Minnesota am Ende des Zweiten Weltkriegs eine Hungersnot und untersuchten, wie sechsunddreißig Männer, die vierundzwanzig Stunden lang auf eine strenge Diät gesetzt wurden, eine durch Unterernährung ausgelöste Neurose entwickelten.[9] Essen wurde zum Hauptgesprächsthema und blieb es auch noch, als das Experiment zu Ende war. Die Männer lasen Speisekarten, sammelten Rezepte und sahen mit Vergnügen anderen beim Essen zu. In ihrem Essay *The Ascetic Anorexic* stellt die Anthropologin Nonja Peters fest, dass sich auch bei Magersüchtigen die Interessen reduzieren, ihnen aber nie gesagt wird, dass »diese Bilder und Besessenheit von Essen unwillkürlich sind und durch den Überlebensinstinkt des Körpers hervorgerufen werden«.[10]

Als Hava einmal nach der Einnahme von zu vielen Abführmitteln kurzzeitig im Krankenhaus lag, war sie schockiert, eine neununddreißigjährige Patientin zu sehen, die sie von einem über zehn Jahre zurückliegenden Klinikaufenthalt kannte. Nach einer Gruppentherapiesitzung im Krankenhaus schrieb sie: »Toll, da sind 30 Mädchen im selben Raum wie ich und wir alle sitzen im selben sinkenden Boot. Wie geht's jetzt weiter? Reden, das ist der einfache Teil. Wo soll ich meinen Fuß hinsetzen? Mir ist, als würde ich in der Luft schweben.« Sie hielt Kontakt zu Freundinnen von früheren Krankenhausaufenthalten und stellte beunruhigt fest, dass »jede, der es gut ging, ihr neues Leben Gott zuschrieb«. Anscheinend waren sie in der Lage, den Blick nach vorn zu richten, weil sie ihr Leben an einer neuen Geschichte ausgerichtet hatten.

Als ich Havas Mutter Gail zum ersten Mal traf, war ich im siebten Monat schwanger, und sie erwähnte sofort ihren Wunsch nach Enkelkindern. Ich fühlte mich unwohl dabei, plötzlich in ihrem Leben aufzutauchen und sie daran zu erinnern, was hätte sein können. Wir trafen uns in ihrem Hotelzimmer in Brooklyn – ihr Sohn lebt dort, sie besuchte ihn aus Michigan –, und sie saß auf dem Hotelbett, den Rücken gegen steife Dekokissen gelehnt, drei von Havas Notizbüchern neben sich. Sie erzählte mir, dass sie im

Abstellraum im Keller Dutzende von Havas Tagebüchern hatte. Gelesen hatte sie sie nicht. Sie hatte sie nur flüchtig durchgeblättert, lange genug, um auf einen Verweis auf eine Sechsjährige zu stoßen (»das zerzauste Haar fällt auf die hängenden Schultern«), und sie vermutete, dass damit ich gemeint war. Ich hatte angenommen, sie würde die Worte, die von ihrer Tochter geblieben waren, schützen wollen, aber stattdessen schienen sie sie zu erschöpfen. »Das Schreiben war Teil ihrer Krankheit«, sagte mir Gail.

In den Tagebüchern hatte Hava Übersichten über ihr Training, Pläne, wann sie was essen würde, und Verträge zusammengestellt, die sie unterschrieben und datiert hatte. »Ich, Hava«, schreibt sie, »werde nur essen, wenn ich Hunger habe, und zwar so selten und so wenig wie möglich.« Es gab auch anschauliche, geradezu anthropologische Berichte über unsere Krankenhausstation, auf der wir gelegen hatten. Damals hatte ich eine Art Gemeinschaftsgefühl empfunden – die anderen Mädchen schienen meine Freundinnen und Mentorinnen zu sein –, aber jetzt erkannte ich die Maschinerie hinter der Struktur unserer Tage. Es hatte etwas Erbarmungsloses, eine Art perversen amerikanischen Individualismus, wie die Mädchen Statistiken verglichen: Gewicht, Blutdruck, Herzfrequenz. Havas Zahlen waren ihr nicht niedrig genug, schreibt sie, »wenn jemand anderes das auch geschafft hat«.

Sie schien abhängig von ihrem Gewicht zwei verschiedene Schreibstile zu haben. Wenn sie sich dick fühlte, wurde ihre Sprache klischeehaft und wiederholte sich. Ständig rügte sie sich, nicht diszipliniert genug zu sein, und verlor anscheinend andere Möglichkeiten, ihr Leben zu interpretieren, aus dem Blick. Wie Ray, der durch die Hallen der Chestnut Lodge spaziert war und dabei von dem großen Mann fantasiert hatte, der er einmal gewesen war, beschrieb Hava die Gewichtsabnahme als Weg, an einer idealen und zugleich unmöglichen Version ihrer selbst festzuhalten.

Doch als sie sich dem Ideal näherte – dünn zu sein bedeutete, einen »vollkommenen, absoluten Zustand der Euphorie« zu erreichen –, bewertete sie offenbar neu, wonach sie die ganze Zeit gestrebt hatte. Sie schreibt: »Mein Leben vergeht wie im Flug, und ich opfere alles, was mir jemals etwas bedeutet hat.«

Mit fünfundzwanzig wurde Hava ungewollt schwanger. Sie hoffte, ihr Freund, ein Personal Trainer, würde mit ihr eine Familie gründen, aber er hatte kein Interesse, und sie fühlte sich nicht bereit, allein ein Kind aufzuziehen. Hava und ihre Mutter Gail fingen an, auf Adoption.com nach Adoptiveltern zu suchen. Sie lernten ein kinderloses Paar in New York kennen, das fürsorglich und hilfsbereit wirkte, und Hava beschloss, ihnen ihr Baby zu geben. Doch als Hava den Hintergrund ihrer psychischen Erkrankung offenlegte, »sagten sie: ›Ach, dann lieber nicht‹«, erzählte mir Gail. »Die Gene machten ihnen Sorgen, und sie wollten nichts mit dem Baby zu tun haben.«

Hava fand ein neues Paar, Ann und Larry, die in Virginia lebten. Ann erzählte: »Bei unserem ersten Gespräch sagte Hava zu mir: ›Sie müssen mir versprechen, dass Sie dieses Kind lieben werden, egal, ob es eine psychische Erkrankung hat oder nicht.‹« Das versprachen sie.

Sie einigten sich auf eine offene Adoption, die es Hava ermöglichen würde, am Leben ihres Kindes teilzuhaben. Zu dieser Vereinbarung gehörte auch, dass das Kind in den ersten Tagen nach der Geburt bei Hava bleiben durfte, damit sie sich verabschieden konnte. In einem 2007 veröffentlichten Artikel in der *Washington Post* über offene Adoptionen erzählte Hava, dass Ann und Larry zur Geburt ins Krankenhaus kommen wollten, was Hava ablehnte. »Ich dachte: Fragt mich das nicht«, sagte Hava. »So weit kommt's noch, dass ihr mir das Einzige wegnehmt, das mir gehört.«[11]

2002 brachte sie ihren Sohn Jonathan zur Welt. Nicht einmal eine Woche später brachten sie und Gail ihn zu seiner neuen Familie. »Wir saßen auf dem Boden und heulten und heulten und heulten«, erzählte mir Gail. »Das war das Schmerzhafteste, was ich je getan habe: dieses Baby wegzugeben.« Später nannte Hava die Adoption »die einzige gute Sache, die ich jemals auf Erden getan habe«.

In Jonathans ersten Lebensjahren besuchte Hava die Familie ihres Sohnes mehrmals im Jahr in Virginia und übernachtete dort. Laut der *Washington Post* wuchs Jonathan mit der Vorstellung von Hava als »mythische Katzenfrau« auf. Sie trug Katzenohrringe, ihre Socken waren mit Katzen bestickt, und auf ihrer Kaffeetasse stand »CATfeinated«. Doch als Jonathan anfing, immer mehr an seiner Adoptivmutter zu hängen, empfand Hava die Besuche als zunehmend schmerzhaft. Jonathans Sprachentwicklung war verzögert, und Hava machte sich Vorwürfe, weil sie ihn kaum verstand.

Als Jonathan elf Jahre alt war, zog die Familie aufgrund von Larrys Arbeit nach Christchurch in Neuseeland. Jahre später sprach ich per Videochat mit Jonathans Eltern und fragte, ob sie in ihrem Sohn Hava wiedererkannten.

»Absolut«, antworteten beide gleichzeitig.

»Auf die Gene ist noch immer Verlass«, sagte Larry.

»Er ist sehr lieb, wie sie«, so Ann. »Und er denkt unkonventionell. Er denkt anders.«

»Die Ängste, die hat er auch«, erzählte Larry. »Jede Menge davon.«

»Die Ängste und die Sache mit dem Perfektionismus«, fuhr Ann fort. »Und er ist sehr sanft. Sehr liebevoll. Vieles davon kennen wir auf jeden Fall von Hava.«

Jonathan, achtzehn Jahre alt, war im Zimmer nebenan. »Jonathan, willst du herkommen und Hallo sagen?«, fragte Ann.

Er hatte rosige Wangen, eine schwarze, rechteckige Brille und gewelltes, dunkelblondes Haar, das ihm über die Augen fiel. In Neuseeland war es morgens, und er war gerade aufgewacht. »Rachel hat Hava kennengelernt, als sie noch ein junges Mädchen war«, sagte Ann. Sie ermunterte ihn, von seinen Erinnerungen an Hava zu erzählen.

Jonathan, der auf den Computerbildschirm starrte, fühlte sich sichtlich unwohl. Nach ein paar Sekunden drehte er sich zu seiner Mutter und sagte leise: »Ich möchte nichts sagen.«

»Sie hat mit dir Eisenbahn gespielt«, half Ann ihm auf die Sprünge. Sie erinnerte ihn an Havas Katzen.

»Mir ist schon klar, dass sie zur Familie gehört und so«, sagte er mit überraschend tiefer Stimme. »Ich weiß nicht, wie ich das beschreiben soll. Ich hab nicht genug Zeit mit ihr verbracht.«

Als Jonathan wegging, fing Ann an zu weinen. »Ich empfinde einfach so viel Mitgefühl für die leibliche Mutter«, sagte sie. »Diese Entscheidung zu treffen, vom eigenen Kind weggerissen zu werden, weil du rational betrachtet weißt, dass es das Beste für ihn ist.«

Die Dichterin Louise Glück, die ebenfalls magersüchtig war, schreibt: »Mir scheint die Tragödie der Magersucht zu sein, dass die Intention dahinter zwar nicht ihr Ergebnis, aber oft sehr wohl selbstzerstörerisch ist. Die Intention ist es, auf die bei derart begrenzten Mitteln einzig mögliche Art ein schlüssiges Selbst zu konstruieren.«[12] In diesem Sinne könnte man meine Erfahrung mit der Krankheit vielleicht als Erfolg betrachten. Nachdem ich aus dem Krankenhaus entlassen worden war, hatten meine Eltern ein bisschen Angst vor mir. Sie fügten sich meinen Wünschen, und alle zogen klarere Grenzen. Gleichzeitig hatte ich die

Freiheit, mich so schräg zu verhalten, wie ich wollte, durfte im Klassenzimmer und am Esstisch stehen – als wir Thanksgiving bei einer Freundin meiner Mutter feierten, sparte sie es sich sogar, mir einen Stuhl an den Tisch zu stellen –, ohne dass ich mich verurteilt fühlte. Vielleicht war ich zu jung, um die genervten Blickwechsel am Tisch zu verstehen, aber ich fühlte mich nie in einer bestimmten Geschichte gefangen, die andere für mich geschrieben hatten. Ich hatte die Freiheit, das Verhalten irgendwann von selbst sein zu lassen, als es mir zu blöd wurde.

Erst in der Mittelstufe, als ich Freundinnen hatte, die mit Magersucht herumexperimentierten, begriff ich, welche Bedeutung die Diagnose hatte. Aber zu diesem Zeitpunkt faszinierte mich die Krankheit nicht mehr. Ich hatte mir ein Leben aufgebaut, in dem ich anderswo einen Sinn fand. »Liebes Tagebuch«, schrieb ich in der zweiten Klasse in so großen Buchstaben, dass auf jede Seite nur wenige Wörter passten.

Dinge die wichtig sint:
- Schlittschuhlaufen
- Spaß haben
- Stuart little
- Matilda Jeder Teil
- von meinem Körper
- Bäume

Ich erinnere mich, dass ich darüber nachgedacht habe, ob ich bereit wäre, noch einmal meine Kindheit zu durchleben, wenn ich dadurch die Episode, in der ich magersüchtig gewesen war, auslassen könnte, um meine Vergangenheit von dieser Peinlichkeit reinzuwaschen. Aber durch sie hatte ich Zugang zu einer Art von Erfahrung bekommen, die ich, hätte ich sie nicht selbst erlebt, vielleicht nicht verstanden hätte. Es gab einen Moment im Krankenhaus, der mich nicht mehr losgelassen hat, weil ich ihn nie habe ihn Worte fassen können. Ich stand an der offenen Tür meines Zimmers, als ich eine Stimme hörte. Ich horchte genau hin, und das Geräusch wurde schwächer, als würde es in sich selbst zusammenfallen. Da war etwas, das klang wie ein höhnisches Echo, wie wenn man sich eine Muschel ans Ohr hält. Etwas Vergleichbares hatte ich noch nie zuvor und habe ich seitdem auch nie wieder gehört. William James hätte das in dem Essay über den »nicht klassifizierten Rest« wohl als eine jener »unzähmbaren Tatsachen, die sich in keinen Stall oder Käfig einpferchen lassen«,[13] bezeichnet.

Wenn ich versuche, mir ein klares Bild von dieser Erfahrung zu machen, muss ich daran denken, was eine junge Frau, die ich vor Jahren interviewt habe, über ihren Versuch gesagt hat, die Symptome einer Psychose in Sprache zu übersetzen: »Es ist, als ob man jemandem, der noch nie von einem Hund gehört hat, erklären will, wie bellen klingt.«[14]

Manchmal stelle ich mir diese Stimme als möglichen Zugang zu einer anderen Erfahrungswelt vor, einen alternativen Weg, den ich aus Gründen, die ich selbst nicht ganz verstehe, nie eingeschlagen habe. Vielleicht war ich zu jung, und deshalb sind die anorektischen Verhaltensweisen nicht an mir haften geblieben. Zu schnell durchlief ich die Entwicklungsphasen. Wäre ich etwas älter gewesen, hätte ich womöglich mehr soziale Verstärkung erhalten und eine anorektische »Karriere« eingeschlagen. Die paar Jahre Altersunterschied zwischen Hava und mir haben womöglich den unterschiedlichen Verlauf unserer Krankheit ausgemacht. Ich finde es beklemmend, wie unwesentlich dieser Umstand ist.

Durch die Seiten, die wir hinterlassen haben, fühle ich mich mit Hava verbunden, aber auch mit allen anderen, über die ich hier geschrieben habe: »Hier will ich etwas über mich erklären«, notierte ich mit acht Jahren in meinem Tagebuch. »Ich hatte eine Krankeit die heist Anexexia.« Auch Ray, Bapu, Naomi und Laura spürten den Drang, über ihre Krankheit zu schreiben, selbst als ihnen klar wurde, dass die ihnen zur Verfügung stehende Sprache nicht ganz passte. Sie beschrieben ihre psychologischen Erfahrungen mit einem hohen Maß an Selbsterkenntnis, brauchten aber auch die Bestätigung anderer, dass das, was sie fühlten, real war. Egal, ob sie glaubten, mit Gott verheiratet zu sein oder die Welt vor Rassismus zu retten – sie wandten sich nach wie vor an Autoritäten (Mystiker:innen für Bapu, Ärzt:innen für die anderen), die ihnen erklärten, wie und warum sie sich so fühlten. Ihr Leid nahm eine Form an, die im Dialog mit anderen entstand, ein Prozess, der sowohl den Weg ihres Leidens als auch ihre Identität veränderte.

Mit einunddreißig zog Hava in die Eigentumswohnung ihres Vaters David. »Sie konnte sonst nirgendwohin«, erzählte er mir. »Ihre Versicherung zahlte nicht.« Zuvor hatte sie in einer Sozialwohnung gelebt, aber nach einem Suizidversuch, nach dem sie mehrere Wochen im Koma gelegen hatte, benötigte sie mehr individuelle Betreuung. An manchen Tagen kam sie nicht aus dem Bett. David behandelte seine Tochter wie eine Patientin und führte täglich genaue Aufzeichnungen über ihre medizinische Versorgung. Er leitete sozusagen eine Intensivstation für eine Person.

Um sein Leben mit Hava zu verstehen, empfahl David mir den Roman *Supergute Tage oder Die sonderbare Welt des Christopher Boone* über einen verhaltensauffälligen Jungen, der von seinem Vater aufgezogen wird. »Vor allem der Vater ist rührend«, sagte David. »Er zerstört sein Leben als Opfer für sein krankes Kind. Als Sühne für seine früheren Taten, die er als Sünden ansieht, will er heiliggesprochen werden.«

In ihren Tagebüchern beschreibt Hava die Beziehung umgekehrt. Sie sei diejenige, die sich um ihren Vater kümmere, der sich vom Rest der Familie entfremdet habe. Da er selbst nicht mehr als Arzt praktiziere, finde er einen Sinn darin, sich um sie zu kümmern. »Ich bin die Einzige, die es schafft, ihn für eine gewisse Zeit aus seiner Welt herauszuholen«, schreibt sie. »Er scheint darin so viel glücklicher zu sein, also dränge und ermutige ich ihn dazu.«

Zwölf Jahre lang lebte sie in der Eigentumswohnung ihres Vaters. »Ich spreche über mich selbst, als wäre ich irgendeine Fallstudie«, schreibt sie. Sie konnte die Faktoren aufzählen, die zum Ausbruch ihrer Krankheit beigetragen hatten (»die mein chemisches Ungleichgewicht befeuert haben«, schreibt sie), aber sie wusste nicht, was sie damit anfangen sollte. Trotz des umfassenden Wissens über ihre Krankheit empfand sie sich dennoch als unbekannt. »Ich gehöre wohl zu den Menschen, die sich selbst sehr gut verstehen, aber zugleich bin ich mir selbst fremd«, schreibt sie. »Ich bin mir gar nicht so sicher, ob ich wirklich gerettet werden will. Vielleicht liegt das einfach daran, dass ich nicht genau weiß, wer ich bin und was für ein Mensch ich sein werde.«

In einem Essay über Genesung kritisierte die Psychologin Pat Deegan, der mit siebzehn Jahren Schizophrenie diagnostiziert worden war, die Botschaft einer populären Werbekampagne für Antidepressiva, die Ende der Neunzigerjahre ausgestrahlt wurde. Ein Mädchen rennt lächelnd die Treppe hinauf, um seine Mutter zu begrüßen. »Ich hab meine Mami wieder«, lautet ein mit Buntstiften geschriebener Schriftzug.[15] Deegan stellt die Vorstellung infrage, dass Menschen nach einer psychischen Störung wieder zu ihrer früheren Identität zurückkehren können. »Für diejenigen von uns, die schon seit Jahren zu kämpfen haben, erweist sich das Märchen von der vollständigen Wiederherstellung nicht als wahr«,[16] schreibt sie. In einem anderen Aufsatz vergleicht Deegan sich mit einem Freund, der vom Hals abwärts gelähmt ist: »Mit Genesung ist kein Endprodukt oder Ergebnis gemeint. Es bedeutet nicht, dass der gelähmte Mann und ich ›geheilt‹ wurden. Vielmehr ist unsere Genesung von einer immer tiefer gehenden Akzeptanz unserer Einschränkungen geprägt.«[17] Sie schlägt vor, dass »Transformation statt Wiederherstellung unser Weg wird«.[18]

Deegan räumt ein, dass manche Genesungsphasen Planung und Arbeit erfordern, aber nicht jeder Schritt in dem Prozess lässt sich bewusst organisieren. »All die Polemik und Technik der Psychiatrie, Psychologie, sozialen Arbeit und Wissenschaft können dieses Phänomen der Hoffnung nicht erklären«, schreibt sie. »Aber die Genesenen unter uns wissen, dass diese Gnade real ist. Wir haben sie erlebt. Sie ist unser gemeinsames Geheimnis.«[19]

Mit einundvierzig fuhr Hava vom Haus ihres Vaters zu einem Date bei Panera Bread mit einem Finanzanalysten namens Tim. Sie hatten sich online kennengelernt. Sie bestellte einen Bagel, erzählte von ihrer Krankheit und sprach drei Stunden lang. »Aus ihrer Sicht war es taktisch geschickt, das alles gleich zu Beginn loszuwerden«, erzählte mir Tim. »Als würde sie sagen: Das erwartet dich – bist du dabei oder nicht?« Auch er war phasenweise hoffnungslos gewesen. In der Highschool kostete ihn allein die Vorstellung, zur Schule zu gehen, so viel Kraft, dass er einen Monat lang kaum das Bett verließ. Auch als Erwachsener fühlte er sich hin und wieder auf ähnliche Weise gelähmt. »Die Beziehung bin ich mit einem Verständnis dafür eingegangen, wie schwer es ist, sich zu öffnen«, erzählte er mir. »Ich sah ihr an, dass sie nervlich am Ende war. Jahrelang hatte sie in der Wohnung ihres Vaters festgesessen, und sie wollte mehr.«

Sie verabredeten sich häufiger, und als die Beziehung ernster wurde, nahm Hava Tim zu ihrem Psychiater mit, den sie kannte, seit sie vierzehn war. »Verstehen Sie, wie weitreichend ihre Essstörung ist?«, fragte ihn der Psychiater.

»Das beste Wort, das mir dazu einfällt, ist ›sehr‹«, antwortete Tim.

Tim trug die Daten sämtlicher Klinikaufenthalte von Hava in eine Excel-Tabelle ein. Beim Erzählen schweifte sie oft ab und drehte sich im Kreis, und er wollte sich ein klares Bild von ihrem Leben verschaffen. Immer wenn sie eine neue Anekdote erzählte, fügte er weitere Daten hinzu. Der letzte Eintrag lautete: »Wir haben uns kennengelernt.«

Manchmal ging Hava nach dem gemeinsamen Essen zur Toilette und übergab sich. »Ja, ich habe das infrage gestellt: Warum tust du dir das an?«, sagte Tim. Womöglich haftet einer erwachsenen Anorektikerin ein spezielles Stigma an, als hätte sie das Problem aus Eitelkeit selbst verursacht. Tim wirkte überrascht, als ich ihn fragte, ob er Hava wegen des Erbrechens jemals verurteilt habe. »Mir wäre im Traum nicht eingefallen, über sie zu urteilen«, sagte er. »Ich habe mich ein wenig über Bulimie schlau gemacht und bin zu dem Schluss gekommen, dass das eben ihre Art war, mit Ängsten umzugehen. Das war leider ein Automatismus. Darüber kann man doch nicht urteilen. Genauso wenig, wie ich möchte, dass jemand über mich urteilt, wenn ich Angst bekomme und nicht ausgehen will.« Er schien die von Keats beschriebene »Fähigkeit zum Negativen« zu verkörpern – den Zustand des »Lebens mit Ungewissheiten«. Im weiteren Verlauf der Beziehung entwickelte auch Hava eine größere Toleranz gegenüber unangenehmen Emotionen. Sie ließ Gefühle zu, anstatt Wege zu suchen, sie sofort wieder loszuwerden.

Sie fing an, fast jeden Tag bei Tim zu übernachten. Als er einmal nach neun Stunden von der Arbeit kam und sie immer noch im Bett lag, deutete er vorsichtig an, dass sie morgen doch versuchen solle, auf die Couch umzuziehen. »Ich habe über meine persönlichen Probleme gesprochen und gesagt, dass ich mich selbst an Tagen, an denen ich überhaupt nichts tun will, wenigstens anziehe«, sagte er. »Oder mir etwas zu essen mache – es geht um diese winzig, winzig kleinen Dinge. Den einen großen Durchbruch wird's nicht geben. Aber viele kleine, und die summieren sich.«

Jahre zuvor hatte Hava in einer Phase, in der es einigermaßen bergauf ging, in ihr Tagebuch geschrieben, sie fühle sich wie die Schildkröte in *Früchte des Zorns*, die einen Highway zu überqueren versucht. Mit »alten, lustigen, besorgten Augen«[20] schleppt sich die Schildkröte über das heiße Pflaster, selbst nachdem ihr Panzer von einem rasenden Lastwagen erfasst wird, sie auf den Rücken kippt und von der Straße rollt. Die Schildkröte richtet sich auf und bewegt sich langsam vorwärts. »Wie gut wäre es, Regen oder wenigstens leichtes Nieseln abzubekommen«, schreibt Hava. »Aber fürs Erste reist sie weiter.«

Havas Familie und Freund:innen meinten, mit Tim wirke sie glücklicher als jemals zuvor. Die Eltern ihres Sohnes, mit denen sie oft telefonierte, führten ihren guten gesundheitlichen Zustand auf die Verbindung zurück, die sie und Tim durch die ihnen gemeinsame Verletzlichkeit aufgebaut hatten. »Wir streben alle danach, unsere Akkus selbst aufzuladen«, sagte Larry, »aber oft können wir das nicht.« Sie lebte von einer Erwerbsunfähigkeitsrente und arbeitete ehrenamtlich für eine Organisation, die obdachlosen Menschen eine Unterkunft bot, und »sie blühte auf«, sagte Ann. Die jahrzehntelange Krankheit hatte ihre Werte, ihre Vorstellung von einem guten Leben verändert. Tim erzählte mir: »Das Wort ›Genesung‹ ist nicht gefallen. Sie wollte keinen Fachbegriff verwenden, aber sie sagte: ›So gut wie jetzt ging es mir noch nie.‹«

In einem Essay mit dem Titel *Bemerkungen über die Philosophie der Geisteskrankheit* schreibt Fromm-Reichmann von einer Patientin, die kurz vor ihrer Entlassung aus der Lodge in ihrem Büro weinte, weil sie Angst hatte, sich wieder ihren Verwandten und Freund:innen anzuschließen. Fromm-Reichmann beruhigte ihre Patientin: »Sie haben in diesen Jahren eine ungeheure Menge menschlicher Erfahrung gesammelt und hatten die Gelegenheit, praktisch alle Arten von emotionalen Erfahrungen bei Ihren Mitpatienten und bei sich selbst zu beobachten. Und was sind diese emotionalen Erfahrungen der psychisch Erkrankten anderes als menschliche Erfahrungen, wie wir sie alle machen, nur unter einem Vergrößerungsglas betrachtet?«[21]

Am 11. April 2019 kochte Tim Kaffee, zog sich für die Arbeit an und kam dann, wie üblich, zurück ans Bett, um Hava einen Abschiedskuss zu geben. Sie reagierte nicht. Offenbar atmete sie nicht. Tim wählte den Notruf und versuchte eine Herz-Lungen-Wiederbelebung. Auch die Sanitäter:innen konnten sie nicht mehr zurückholen. Anscheinend hatte sie sich im Schlaf übergeben und war erstickt. Nach jahrelanger Bulimie waren die Muskeln ihrer Speiseröhre überdehnt. »Ich weiß, dass meine Essstörung ein ›Suizid auf Raten‹ ist«, hatte Hava einmal geschrieben. Aber in dieser Phase ihres Lebens hatte sie Pläne für die Zukunft gehabt. Sie und Tim hatten gerade einen Mietvertrag unterschrieben und wollten in zwei Wochen umziehen. Die Kisten waren bereits gepackt. Hava hatte Geld für eine Reise nach Neuseeland gespart, um zum ersten Mal ihren Sohn dort zu besuchen. Immer wenn sie am Monatsende etwas übrig hatte, steckte sie das Geld in eine Socke. »Sie hat jeden Tag über ihren Sohn gesprochen«, sagte Tim.

Als Tim und ich uns auf Zoom unterhielten, saß er im Keller seines Elternhauses, wo er nach Havas Tod hingezogen war. Die

Wände waren aus holzfarben gestrichenem Linoleum. Hinter ihm hingen ein Beatles-Poster und ein Stillleben mit einem Baseballschläger und Handschuh. Er war blass und attraktiv, hatte ein rechteckiges Gesicht und kurz geschorene Haare. Er nippte an einem roten Energydrink. Nach Havas Tod, so erzählte er mir, habe er die schlimmste Depression seines Lebens durchgemacht. »Wenn Sie jetzt mit mir reden, merken Sie mir das gar nicht an«, sagte er. »Ich gucke mir ihr Leiden an – die Art, wie sie ihr Leben gemeistert hat –, und das bringt mich durch den Tag.«

Nach seiner ersten depressiven Episode als Jugendlicher hatte Tim, der katholisch ist, angefangen, abends ein Gebet zu sprechen: »Bitte hilf mir, mein Leid zu nutzen, um anderen zu helfen. Bitte lass nicht zu, dass mein Leid umsonst ist.« Im letzten Jahr hatte er das Gebet seit über zwanzig Jahren zum ersten Mal abgewandelt: »Ich sage zu Gott: ›Bitte hilf mir, so stark wie Hava zu sein‹«, erzählte er. »›Bitte hilf mir, so versöhnlich wie Hava zu sein‹ – das ist der schwierigere Teil.« Obwohl es auf dem Papier so aussah, als hätte die Diagnose ihren Weg bestimmt, bewunderte er, wie sie sich gegen die Geschichte gewehrt hatte, die über ihr Leben erzählt worden war. Das Ende ihrer Geschichte war anders, als es von außen wahrgenommen wurde.

Ihm kamen die Tränen, und ich entschuldigte mich dafür, dass ich ihn darum gebeten hatte, von Erinnerungen zu erzählen, die noch so frisch waren. »Ich hoffe, es geht nie vorbei«, sagte er. »Oft hilft das eigene Leid – wie man mit seinem Leid umgeht – anderen Menschen. Mehr als einem jemals bewusst sein wird.«

In der Ecke des Zoom-Fensters sah ich mein quadratisches Abbild, und mir war es unangenehm, über einem Leben zu schweben, das nicht meines war. Mein Haar sah gewellt und ein bisschen wild aus, wie das von Hava, und ich fragte mich, ob er in mir ihre Schwester sah.

Anmerkungen und Nachweise

Hinweis des Verlags: In den Übersetzungen historischer Quellen und Dialoge wird mitunter rassistische und ableistische Sprache verwendet sowie auf gendergerechte Sprache verzichtet. Dies dient der Abbildung historischer und soziologischer Kontexte.

Die Übersetzungen der Quellen stammen, sofern nicht anders angegeben, von Claudia Voit.

Prolog: Rachel

1 Abigail Bray: »The Anorexic Body: Reading Disorders«, *Cultural Studies* 10, Nr. 3 (1996), S. 413.

2 Takayo Mukai: »A Call for Our Language: Anorexia from Within«, *Women's Studies International Forum* 12, Nr. 6 (1989), S. 613.

3 Elaine Showalter: *Hystorien. Hysterische Epidemien im Zeitalter der Medien.* Aus dem Amerikanischen von Anke Caroline Burger (Berlin: Berlin Verlag 1997), S. 35.

4 Hilde Bruch: *Der goldene Käfig. Das Rätsel der Magersucht.* Aus dem Amerikanischen von Willi Köhler (Frankfurt am Main: Fischer Taschenbuch 1982), S. 16.

5 Bruch, S. 18.

6 Havas Mutter hat mir über ein Dutzend handschriftliche Notizbücher von Hava zur Verfügung gestellt, die bis ins Jahr 1988 zurückreichen, und auch Havas Briefe und E-Mails, wovon sie Hunderte ausgedruckt in Ordnern aufbewahrt hatte. Havas Mutter hebt ihre alten Texte im Keller in Schachteln auf.

7 Mukai: »A Call for Our Language«, S. 634.

8 Nonja Peters: »The Ascetic Anorexic«, *Social Analysis: The International Journal of Social and Cultural Practice*, Nr. 37 (April 1995), S. 44–66.

9 Mukai: »A Call for Our Language«, S. 620.

10 Peters: »The Ascetic Anorexic«, S. 51–52.

11 Rudolph M. Bell: *Holy Anorexia* (Chicago: University of Chicago Press 1985), S. xii.

12 René Girard: »Hungerkünstler: Eßstörungen und mimetisches Begehren«, *Sinn und Form. Beiträge zur Literatur* (hrsg. von der Akademie der Künste), Jahrgang 57, Heft 3 (Berlin: Aufbau 2005), S. 358.

13 Girard, S. 351. Zu Anorexie und Heiligkeit: In einem Aufsatz in *Case Reports in Psychiatry* geht es um ein junges Mädchen, das in einem Vorort von Chicago aufgewachsen war und als Schülerin in einem katholischen Kloster hungerte, weil sie eine Heilige werden wollte. »Obwohl sich der Fall in der heutigen Zeit abspielt, ähneln die Beweggründe für das freiwillige Hungern und der kulturelle Kontext, in dem sie erzogen wurde, eher den Menschen in der Geschichte, die als an Anorexia mirabilis erkrankt galten«, so die Autorin und der Autor. Das Mädchen hatte keinen Zugang zu einem Ganzkörperspiegel – nur einen sehr kleinen, mit dem sie den Sitz ihres Habits prüfte. Sie hatte sich auch noch nie auf eine Waage gestellt. Als ihre Erzieherinnen im Kloster sie zu einem Psychiater schickten, »verstand sie nicht, warum sie das tun sollte, weil sie dachte, sie verhalte sich fromm, indem sie ihre Nahrungszufuhr einschränkte«. Siehe Amelia A. Davis und Mathew Nguyen: »A Case Study of Anorexia Nervosa Driven by Religious Sacrifice«, *Case Reports in Psychiatry* (2014), S. 512–764.

14 Rachel Aviv: »The Trauma of Facing Deportation«, *The New Yorker*, 17. März 2017.

15 Ian Hacking: *Was heißt »soziale Konstruktion«? Zur Konjunktur einer Kampfvokabel in den Wissenschaften* (Frankfurt am Main: Fischer Taschenbuch Verlag 1999), gekürzte deutsche Erstausgabe, S. 60.

16 Ian Hacking: »Making Up People«, in: *Reconstructing Individualism: Autonomy, Individuality and the Self in Western Thought*, hrsg. von Thomas C. Heller und Morton Sosna (Stanford: Stanford University Press 1987), S. 229.

17 Ian Hacking: »Kinds of People: Moving Targets«, *Proceedings of the British Academy* 151 (2007), S. 305.

18 Ian Hacking: »Pathological Withdrawal of Refugee Children Seeking Asylum in Sweden«, *Studies in History and Philosophy of Biological and Biomedical Sciences* 41 (Dezember 2010), S. 317.

19 Joan Jacobs Brumberg: *Todeshunger. Die Geschichte der* Anorexia nervosa *vom Mittelalter bis heute* (Frankfurt/New York: Campus Verlag 1994), S. 44.

20 Brumberg, S. 44.

21 Aubrey Lewis: »The Psychopathology of Insight«, *The British Journal of Medical Psychology* 14 (Dezember 1934), S. 332–348.

22 Laurence J. Kirmayer, Ellen Corin und G. Eric Jarvis: »Inside Knowledge: Cultural Constructions of Insight in Psychosis«, in: *Insight and Psychosis: Awareness of Illness in Schizophrenia and Related Disorders*, hrsg. von

Xavier F. Amador und Anthony S. David (Oxford/New York: Oxford University Press, Juli 2004), S. 197–232.

23 Department of Health and Human Services, *Mental Health: A Report of the Surgeon General*, National Institute of Mental Health (1999), S. 6.

24 David Satcher: »Statement at Release of the Mental Health Report«, 13. Dezember 1999. Siehe auch: Colleen L. Barry und Richard G. Frank: »Economic Grand Rounds: Economics and the Surgeon General's Report on Mental Health«, *Psychiatric Services* 53, Nr. 4 (1. April 2002), https://ps.psychiatryonline.org/doi/full/10.1176/appi.ps.53.4.409.

25 Amy Loughman und Nick Haslam: »Neuroscientific Explanations and the Stigma of Mental Disorder: A Meta-analytic Study«, *Cognitive Research: Principles and Implications* 3, Nr. 1 (November 2018), S. 43.

26 Elyn Saks: *The Center Cannot Hold: My Journey Through Madness* (New York: Hyperion 2007), S. 168.

27 Die Formulierung dieses Gedankens habe ich Tanya Luhrmann zu verdanken, die einen Entwurf des Prologs gelesen hat. Danke an Rachael Bedard, Anna Goldman und Alice Gregory, die mir ebenfalls geholfen haben, wesentlich klarer zu sehen, was ich in diesen Absätzen sagen wollte.

28 William James: »The Hidden Self«, in: *Essays in Psychology* (Cambridge: Harvard University Press 1984), S. 247. In dem Essay schreibt James außerdem: »Rund um die anerkannten und methodischen Fakten jeder Wissenschaft schwebt stets eine Art Staubwolke aus außergewöhnlichen Beobachtungen, aus winzigen, unregelmäßigen und selten angetroffenen Begebenheiten, die sich leichter ignorieren als beachten lassen.«

Ray

1 Als Quelle für dieses Kapitel dienen rund 250 Seiten umfassende Krankenakten, die mir Rays ehemaliger Anwalt Philip J. Hirschkop hat zukommen lassen. Er hatte sie in der Garage aufbewahrt. Ein kleiner Teil wurde mir auch von Joan Narad, Rays Psychiaterin im Silver Hill, zur Verfügung gestellt.

2 Dieses Kapitel schöpft zudem aus über 1500 Seiten des Manuskripts von Rays unveröffentlichten Memoiren sowie Hunderten Seiten von Briefen, E-Mails, Memos und Transkripten von Tonaufnahmen, in denen Ray mit sich selbst sprach. Manchmal diktierte Ray etwas auf Tonband und ließ es von einer Sekretärin abtippen. Einige Seiten habe ich von Hirschkop erhalten, andere von Rays Schulfreund Henry Kellerman, einem Psychoanalytiker in Manhattan. Auch Rays Freund Andy Seewald, der als Anwalt

in New Jersey tätig ist, hat mir Auszüge aus den Memoiren zur Verfügung gestellt.

3 Walter Freeman: *The Psychiatrist: Personalities and Patterns* (New York: Grune & Statton 1968), S. 243–252.

4 Zitiert in David McK. Rioch: »Dexter Bullard, Sr., and Chestnut Lodge«, *Psychiatry* 47 (Februar 1984), S. 2–3.

5 Freeman: *The Psychiatrist*, S. 243–252.

6 Dexter M. Bullard: »The Organization of Psychoanalytic Procedure in the Hospital«, *The Journal of Nervous and Mental Disease* 91, Nr. 6 (Juni 1940), S. 697–703.

7 Alfred H. Stanton und Morris S. Schwartz: *The Mental Hospital: A Study of Institutional Participation in Psychiatric Illness and Treatment* (New York: Basic Books 1954), S. 44.

8 Stanton und Schwartz, S. 194.

9 Stanton und Schwartz, S. 149.

10 Stanton und Schwartz, S. 193. Stanton und Schwartz beobachteten zudem, dass die Psychiater:innen in der Lodge nur der »›tieferen‹ Interpretation Beachtung« schenkten und die wörtliche Bedeutung oft außer Acht ließen – das geschah »so regelmäßig, dass man schon beinahe von einer Berufskrankheit sprechen kann«. Formale Regeln galten als »von den Anforderungen der Gesellschaft auferlegt, die den ›wahrhaft lebendigen Menschen‹ fürchtet und sich gegen ihn wehrt«.

11 Dexter M. Bullard, Interview von Robert Butler, 17. Januar 1963, Seite 23, Abschrift, American Psychiatric Association Foundation: Melvin Sabshin, M. D., Library and Archives.

12 Zitiert in Paul A. Offit: *Pandora's Lab: Seven Stories of Science Gone Wrong* (Washington: National Geographic 2017), S. 142.

13 Gail A. Hornstein: *To Redeem One Person Is to Redeem the World: The Life of Frieda Fromm-Reichmann* (New York: Other Press 2000), S. 278. Hornsteins Buch zeichnet ein lebendiges, präzises Bild von der Lodge zur Zeit von Fromm-Reichmann und darüber hinaus.

14 Frieda Fromm-Reichmann: »Über die Einsamkeit«, in: *Psychoanalyse und Psychotherapie. Eine Auswahl aus ihren Schriften.* Aus dem Englischen von Gertrude Kallner (Stuttgart: Klett-Cotta 1978), S. 392.

15 Fromm-Reichmann, S. 380.

16 Frieda Fromm-Reichmann: »Loneliness«, *Contemporary Psychoanalysis* 26 (1990), S. 310. Erstmals abgedruckt in *Psychiatry: Journal for the Study of Interpersonal Processes* 22 (1959).

17 Frieda Fromm-Reichmann, S. 130.

18 Ann-Louise S. Silver: »A Personal Response to Gail Hornstein's *To Redeem*

One Person Is to Redeem the World: The Life of Frieda Fromm-Reichmann«, Psychiatry 65, Nr. 1 (Frühjahr 2002), S. 9. Außerdem hat mir Silver in einem Gespräch nicht lange vor ihrem Tod von ihren Erinnerungen an die Lodge erzählt.

19 Ann-Louise S. Silver: »Thorns in the Rose Garden: Failures at Chestnut Lodge«, in: *Failures in Psychoanalytic Treatment*, hrsg. von Joseph Reppen und Martin A. Schulman (Madison: International Universities Press 2003), S. 37–63.

20 Zitiert in Richard M. Waugaman: »The Loss of an Institution: Mourning Chestnut Lodge«, in: *The Therapist in Mourning: From the Faraway Nearby*, hrsg. von Anne J. Adelman und Kerry L. Malawista (New York: Columbia University Press 2013), S. 162.

21 Zitiert in Ran Zwigenberg: »Healing a Sick World: Psychiatric Medicine and the Atomic Age«, *Medical History* 62, Nr. 1 (Januar 2018), S. 28.

22 Zitiert in Anne Harrington: *Mind Fixers: Psychiatry's Troubled Search for the Biology of Mental Illness* (New York: Norton 2019), S. 119.

23 Zitiert in Zwigenberg: »Healing a Sick World«, S. 28.

24 Peter D. Kramer: *Ordinarily Well: The Case for Antidepressants* (New York: Farrar, Straus and Giroux 2016), S. 46.

25 Zitiert in James L. Knoll IV: »The Humanities and Psychiatry: The Rebirth of Mind«, *Psychiatric Times* 30, Nr. 4 (April 2013), S. 29. Erstmals abgedruckt in M. Robertson: »Power and Knowledge in Psychiatry and the Troubling Case of Dr. Osheroff«, *Australasian Psychiatry* 13, Nr. 4 (2005), S. 343–350.

26 Dieses Zitat stammt aus Dotty Smiths Aussage bei Rays Anhörung vor dem State of Maryland Health Claims Arbitration Board. Die Anhörung wurde gefilmt und die Aufnahme wurde in der Kanzlei von David J. Fudala aufbewahrt, einem von Rays ehemaligen Anwälten. Für dieses Kapitel wurden über zwanzig Videokassetten mit Aufnahmen aus der zweiwöchigen Anhörung als Quelle verwendet, die mir Fudala zur Verfügung gestellt hat.

27 Nathan S. Kline: *From Sad to Glad: Kline on Depression* (New York: Ballantine Books 1974), S. 2.

28 Kline, S. 157.

29 Mark Caldwell: *The Last Crusade: The War on Consumption*, 1862–1954 (New York: Atheneum 1988), S. 242–247.

30 Zitiert in Maggie Scarf: »From Joy to Depression: New Insights into the Chemistry of Moods«, *The New York Times*, 24. April 1977.

31 Nathan Kline: »Clinical Experience with Iproniazid (Marsilid)«, *Journal of Clinical and Experimental Psychopathology & Quarterly Review of Psychiatry and Neurology* 19 (1958), S. 73.

32 Kline, S. 75.

33 Kline: *From Sad to Glad*, S. 57.

34 Solomon Snyder: *Brainstorming: The Science and Politics of Opiate Research* (Cambridge: Harvard University Press 1989), S. 10.

35 Zitiert in Kline: *From Sad to Glad*, vorangestelltes Zitat.

36 Zitiert in Meredith Platt: *Storming the Gates of Bedlam: How Dr. Nathan Kline Transformed the Treatment of Mental Illness* (New York: DePew Publishing 2012), S. 104.

37 Nathan S. Kline: »The Challenge of the Psychopharmaceuticals«, *Proceedings of the American Philosophical Society* 103, Nr. 3 (Juni 1959), S. 458.

38 Zitiert in Summary of Transcript of James L. Wellhouse Deposition, Raphael J. Osheroff, M. D., v. Chestnut Lodge, Inc., et al. (im Folgenden zitiert als *Osheroff v. Chestnut Lodge*), 490 A.2 d 720 (Circuit Court for Montgomery County, Maryland, 10. April 1985).

39 Aussage von Raphael Osheroff, *Osheroff v. Chestnut Lodge*, 26. November 1986. Sämtliche Zitate in den folgenden zwei Absätzen stammen von den Videoaufnahmen der Anhörung, die mir Rays ehemaliger Anwalt David J. Fudala zur Verfügung gestellt hat.

40 Hannah Green (Pseudonym von Joanne Greenberg): *Ich hab dir nie einen Rosengarten versprochen*. Aus dem Englischen von Jürgen und Elisabeth Hilke und Ekkehard und Ursula Pohlmann, (Reinbek bei Hamburg: Rowohlt Taschenbuch 1978), S. 213 f.

41 Aussage von Louis Bader, *Osheroff v. Chestnut Lodge*, 26. November 1986.

42 Protokoll einer Mitarbeiterversammlung, Chestnut Lodge, 12. März 1979, S. 14. Die Zitate in diesem Absatz stammen aus einer Mitarbeiterversammlung mit zwölf medizinischen Fachkräften des Lodge. Das Protokoll der Besprechung, die aufgezeichnet wurde, umfasst zweiundzwanzig Seiten mit einfachem Zeilenabstand.

43 Protokoll der Mitarbeiterversammlung, S. 11.

44 Morton M. Hunt: »A Report on the Private Mental Hospital: Survival Through Evolution«, *Trends in Psychiatry* (1964), S. 15.

45 Roland Kuhn: »The First Patient Treated with Imipramine«, in: *A History of the CINP*, hrsg. von Thomas A. Ban und Oakley S. Ray (Brentwood: J. M. Productions 1996), S. 436. Das Buch identifiziert Kuhns Notiz als »Fotokopie aus der Krankenakte Nr. 21502 des ›Kantonsspitals Münsterlingen‹, über die Patientin Paula F. J., geboren am 30. April 1907«. 2019 veröffentlichten Historikerinnen der Universität Zürich einen Bericht, dem zufolge Kuhn (der neben Imipramin auch mit vielen anderen Substanzen experimentiert hatte) sich nicht an die damals üblichen methodischen Anforderungen gehalten hatte. So wurden beispielsweise Patient:innen Testsubstanzen verabreicht, die nicht alle präklinischen

Phasen durchlaufen hatten. Außerdem hielt sich Kuhn nicht an die Start- und Endtermine für klinische Studien. Siehe Marietta Meier, Mario König und Magaly Tornay: *Testfall Münsterlingen: Klinische Versuche in der Psychiatrie, 1940–1980* (Zürich: Chronos 2019). Siehe auch Marietta Meier, Pressemitteilung, 23. September 2019, in: »Pierre Baumann and François Ferrero: An Official Inquiry on the Clinical Research Activities (1946–1972) of Roland Kuhn (1912–2005)«, Website des International Network for the History of Neuropsychopharmacology, https://inhn.org/fileadmin/user_upload/User_Uploads/INHN/Controversies/MEIER_Press_release__of_Kuhb_report.pdf.

46 David Healy: *The Antidepressant Era* (Cambridge: Harvard University Press 1997), S. 49–62. Siehe auch Kramer, *Ordinarily Well*, S. 3–6.

47 Roland Kuhn: »The Treatment of Depressive States with G-22355 (Imipramine Hydrochloride)«, *The American Journal of Psychiatry* 115 (1958), S. 459.

48 Zitiert in Kuhn, S. 460.

49 Roland Kuhn: »The Imipramine Story«, in: *Discoveries in Biological Psychiatry*, hrsg. von Frank J. Ayd und Barry Blackwell (Philadelphia: J. B. Lippincott 1970), S. 216.

50 Roland Kuhn: »On Existential Analysis« (Vortrag auf dem Philadelphia Psychiatric Society's Symposium on Psychiatric Therapies in Europe, 23. März 1959). Siehe auch Louis A. Sass: »Phenomenology as Description and as Explanation: The Case of Schizophrenia«, *Handbook of Phenomenology and Cognitive Science* (Dezember 2009), S. 635–654.

51 Zitiert in Nicholas Weiss: »No One Listened to Imipramine«, in: *Altering American Consciousness: The History of Alcohol and Drug Use in the United States, 1800–2000*, hrsg. von Sarah W. Tracy und Caroline J. Acker (Amherst: University of Massachusetts Press 2004), S. 329–352.

52 Roland Kuhn: »Artistic Imagination and the Discovery of Antidepressants«, *Journal of Psychopharmacology* 4, Nr. 3 (1990), S. 129.

53 Jane Kenyon: »Having It Out with Melancholy«, in: Constance: *Poems* (Minneapolis: Graywolf Press 1993).

54 Percy Knauth: *A Season in Hell* (New York: Pocket Books 1977), S. 118.

55 Knauth, S. 83.

56 Knauth, S. 120.

57 Joseph Schildkraut: »The Catecholamine Hypothesis of Affective Disorders: A Review of Supporting Evidence«, *The Journal of Neuropsychiatry and Clinical Neurosciences* 7, Nr. 4 (November 1995), S. 530. Erstmals veröffentlicht in *The American Journal of Psychiatry* 122, Nr. 5 (1965), S. 509–522.

58 Nikolas Rose: *The Politics of Life Itself: Biomedicine, Power, and Subjectivity in the Twenty-First Century* (Princeton, NJ: Princeton University Press 2007), S. 192.

59 Memorandum Opinion, Robert Greenspan, M. D., et al. v. Raphael J. Osheroff, M. D., et al. (im Folgenden zitiert als *Greenspan v. Osheroff*), 232 Va. 388 (Circuit Court for the City of Alexandria, Virginia, 8. Februar 1983).

60 Aussage von Margaret Hess, *Greenspan v. Osheroff*, S. 11.

61 *Diagnostic and Statistical Manual of Mental Disorders, Second Edition (DSM-II)* (Washington: American Psychiatric Association 1968), S. 300.

62 Zitiert in Rick Mayes und Allan V. Horwitz: »DSM-III and the Revolution in the Classification of Mental Illness«, *Journal of the History of the Behavioral Sciences* 41, Nr. 3 (Sommer 2005), S. 250.

63 Raphael Osheroff, E-Mail an Henry Kellerman, 2. Februar 2009.

64 Zitiert in Healy: *The Antidepressant Era*, S. 227.

65 Gerald L. Klerman: »Drugs and Social Values«, *International Journal of the Addictions* 5, Nr. 2 (1970), S. 316

66 Zitiert in Emily Martin: »Pharmaceutical Virtue«, *Culture, Medicine and Psychiatry* 30, Nr. 2 (Juni 2006), S. 157.

67 Zitiert in Robert Whitaker: *Anatomy of an Epidemic: Magic Bullets, Psychiatric Drugs, and the Astonishing Rise of Mental Illness in America* (New York: Broadway Paperbacks 2010), S. 64.

68 Zitiert in Aaron T. Beck: *Depression: Causes and Treatment* (Philadelphia: University of Pennsylvania Press 1967), S. 313. Der Pharmakonzern Merck, der Elavil produziert, kaufte fünfzigtausend Exemplare von Ayds Buch und verteilte sie an Ärzt:innen. Der Konzern beauftragte außerdem einen Musikwissenschaftler damit, ein Album mit Bluessongs zusammenzustellen – auf dessen Cover das Wort »Elavil« prangte –, das »herrlich zum Ausdruck« bringe, »wie das Leben und die Probleme des Lebens eine Depression verursachen«.

69 Aussage von Frank Ayd vor dem State of Maryland Health Claims Arbitration Board, 7. Dezember 1983.

70 1989 nahm Ray an der Tagung der American Psychiatric Association in San Francisco teil, und dieses Zitat stammt aus seinen Notizen. In Kapitel 27 einer späteren Fassung seines Memoiren-Manuskripts setzt er sich damit auseinander.

71 Thomas G. Gutheil, M. D.: »Preliminary Report on *Osheroff v. Chestnut Lodge et al.*«, undatiert, S. 1–2.

72 Gutheil: »Preliminary Report«, S. 4.

73 Aussage von Raphael Osheroff, *Osheroff v. Chestnut Lodge.*

74 Aussage von Raphael Osheroff.

75 Joel Paris: *The Fall of an Icon: Psychoanalysis and Academic Psychiatry* (Toronto: University of Toronto Press 2005), S. 96.

76 Miriam Shuchman und Michael S. Wilkes: »Dramatic Progress Against Depression«, *The New York Times*, 7. Oktober 1990, www.nytimes.com/1990/10/07/archives/dramatic-progress-against-depression.html.

77 Sifford D: »An Improper Diagnosis Case That Changed Psychiatry«, *Philadelphia Inquirer*, 24. März 1988, 4 E.

78 Gerald L. Klerman: »The Psychiatric Patient's Right to Effective Treatment: Implications of *Osheroff v. Chestnut Lodge*«, *The American Journal of Psychiatry* 147, Nr. 4 (April 1990), S. 409. Der ursprüngliche Artikel, auf den verwiesen wird, ist Sifford D: »An Improper Diagnosis Case That Changed Psychiatry«.

79 Michael Robertson und Garry Walter: *Ethics and Mental Health: The Patient, Profession and Community* (Boca Raton: CRC Press 2014), S. 180.

80 Zitiert in Abigail Zuger: »New Way of Doctoring: By the Book«, *The New York Times*, 16. Dezember 1997, www.nytimes.com/1997/12/16/science/new-way-of-doctoring-by-the-book.html.

81 Thomas H. McGlashan: »The Chestnut Lodge Follow-Up Study I. Follow-Up Methodology and Study Sample«, *Archives of General Psychiatry* 41, Nr. 6 (Juni 1984), S. 573–585. Siehe auch Thomas H. McGlashan: »The Chestnut Lodge Follow-Up Study II. Long-Term Outcome of Schizophrenia and the Affective Disorders«, *Archives of General Psychiatry* 41, Nr. 6 (Juni 1984), S. 586–601.

82 J. D. Hegarty et al.: »One Hundred Years of Schizophrenia: A Meta-Analysis of the Outcome Literature«, *The American Journal of Psychiatry* 151, Nr. 10 (Oktober 1994), S. 1409–1416.

83 Zitiert in Ann-Louise S. Silver: »Chestnut Lodge, Then and Now: Work with a Patient with Schizophrenia and Obsessive Compulsive Disorder«, *Contemporary Psychoanalysis* 33, Nr. 2 (April 1997), S. 230.

84 A. Donald: »The Wal-Marting of American Psychiatry: An Ethnography of Psychiatric Practice in the Late Twentieth Century«, *Culture, Medicine, and Psychiatry* 25 (2001), S. 435.

85 Donald, S. 433.

86 Zitiert in: »Money Woes May End Mission of Historic Hospital«, *Psychiatric News* 36, Nr. 8 (20. April 2001), S. 9.

87 Silver: »A Personal Response to Gail Hornstein«, S. 2.

88 Nesa Nourmohammadi: »A Year Later, Historic Chestnut Lodge Still Mourned«, *The Washington Post*, 17. Juni 2010, www.washingtonpost.com/wp-dyn/content/article/2010/06/16/AR2010061603175.html.

89 Sharon Packer: »A Belated Obituary: Raphael J. Osheroff, MD«, *Psychiatric*

Times, 28. Juni 2013, www.psychiatrictimes.com/view/belated-obituary-raphael-j-osheroff-md.

90 Klageschrift, Government Employees Insurance Co. et al. v. Prescott et al., Fallnr. 1:14-cv-00057-BMC (U.S. District Court for the Eastern District of New York, 6. Januar 2014).

91 Samuel Osherson: *Finding Our Fathers: How a Man's Life Is Shaped by His Relationship with His Father* (Chicago: Contemporary Books 2001), S. 1. (Osherson ist nicht mit Osheroff verwandt. Der ähnlich klingende Name ist Zufall.)

92 »Dr. Raphael J. Osheroff«, *The Star-Ledger*, 20. März 2012, obits.nj.com/us/obituaries/starledger/name/raphael-osheroff-obituary?id=22024016.

93 Sigmund Freud: »Dostojewski und die Vatertötung«, in: ders.: *Gesammelte Werke in achtzehn Bänden*, Bd. 14 (London: Imago Publihsing 1952), S. 397–418, hier: S. 413.

Bapu

1 Dieses Kapitel stützt sich auf über achthundert Seiten handgeschriebener Tagebücher, die größtenteils auf Tamil verfasst sind (gelegentlich mit Sanskrit eingestreut) und die Bapus Schwiegertochter nach deren Tod in Bapus Haus in einem Schrank gefunden hat. Zudem habe ich rund neunzig Seiten Briefe (sowie Bankdokumente, einen Polizeibericht und diversen anderen Schriftverkehr) gelesen, die Bhargavi nach dem Tod ihres Vaters in dessen Aktentasche gefunden hatte. Sowohl die Tagebücher als auch die Briefe wurden von Vidya Mohan, einer Dozentin für tamilische Sprache an der University of Michigan, und von Tyler Richard, einem Dozenten für Sanskrit und tamilische Sprachen an der Columbia University, übersetzt. Auch Sruthi Durai, eine Studentin in Berkeley, half bei der Übersetzung. Darüber hinaus lieferte Vidya, die etwa zur gleichen Zeit wie Bhargavi in einer Brahmanenfamilie in Chennai aufgewachsen war, überaus hilfreiche Hintergrundinformationen.

2 Vijaya Ramaswamy: *Walking Naked. Women, Society, Spirituality in South India* (Shimla: Indian Institute of Advanced Study 1997), S. 3.

3 Kumkum Sangari: »Mirabai and the Spiritual Economy of Bhakti«, *Economic and Political Weekly* 25, Nr. 27 (Juli 1990), S. 1464–1475.

4 Zitiert in Ramaswamy: *Walking Naked*, S. 33.

5 Aus Sri Nambudiris Vorwort in Bapus Buch *Red-Eyed One, Open Your Red Eyes* (Chennai: Madras Two 1970), S. 1. Vidya Mohan hat das Buch für mich übersetzt.

6 Brief von Rajamani an die Polizei in Madras, 9. Juni 1970.

7 Zitiert in V. K. Subramanian: *101 Mystics of India* (Neu-Delhi: Abhinav Publications 2001), S. 221.

8 The Mental Healthcare Act, Act Nr. 10, Ministry of Law and Justice, Neu-Delhi 2017.

9 Karl Jaspers: *Allgemeine Psychopathologie*, 6. unveränd. Auflage (Berlin, Göttingen, Heidelberg: Springer 1953), S. 173.

10 Jaspers, S. 483.

11 Zeno Van Duppen und Rob Sips: »Understanding the Blind Spots of Psychosis: A Wittgensteinian and First-Person Approach«, *Psychopathology* 51, Nr. 4 (2018), S. 4.

12 Louis A. Sass: *Madness and Modernism: Insanity in the Light of Modern Art, Literature, and Thought* (New York: Basic Books 1992), S. 44.

13 Waltraud Ernst: *Colonialism and Transnational Psychiatry: The Development of an Indian Mental Hospital in British India, c. 1925–1940* (London: Anthem Press 2013), S. xvii–xx.

14 Zitiert in Waltraud Ernst: »Crossing the Boundaries of ›Colonial Psychiatry‹: Reflections on the Development of Psychiatry in British India, c. 1870–1940«, *Culture, Medicine, and Psychiatry* 35 (August 2011), S. 539.

15 Zitiert in Ernst, S. 539.

16 George Devereux: »A Sociological Theory of Schizophrenia«, in *The Psychoanalytic Review* 26 (Januar 1939), S. 317.

17 Ernst: *Colonialism and Transnational Psychiatry*, S. 14. Siehe auch T. M. Luhrmann: *The Good Parsi. The Fate of a Colonial Elite in a Postcolonial Society* (Cambridge: Harvard University Press 1996).

18 Zitiert in Ernst: *Colonialism and Transnational Psychiatry*, S. 12.

19 Zitiert in Amit Ranjan Basu: »Emergence of a Marginal Science in a Colonial City: Reading Psychiatry in Bengali Periodicals«, *The Indian Economic and Social History Review* 41, Nr. 2 (2004), S. 131.

20 Zitiert in Christiane Hartnack: *Psychoanalysis in Colonial India* (Oxford/Neu-Delhi: Oxford University Press 2001), S. 1.

21 Zitiert in William B. Parsons: »The Oceanic Feeling Revisited«, *The Journal of Religion* 78, Nr. 4 (Oktober 1998), S. 503.

22 Sigmund Freud: *Unglaube auf der Akropolis: Ein Urtext und seine Geschichte*, hrsg. von Alexandre Métraux, (Göttingen: Wallstein 2021), S. 65.

23 Sudhir Kakar: *The Analyst and the Mystic: Psychoanalytic Reflections on Religion and Mysticism* (Neu-Delhi: Viking 1991), S. ix.

24 Kakar, S. x.

25 Zitiert in Kakar: *Analyst*, S. 25. Ursprünglich aus Paul C. Horton: »The

Mystical Experience: Substance of an Illusion«, *Journal of the American Psychoanalytic Association* 22 (1974), S. 364–380.

26 N. C. Surya und S. S. Jayaram: »Some Basic Considerations in the Practice of Psychotherapy in the Indian Setting«, *Indian Journal of Psychiatry* 38 (1996), S. 10.

27 Zitiert in N. N. Wig: »Dr. N. C. Surya – The Lone Rider«, *Indian Journal of Psychiatry* 38 (1996), S. 7.

28 Zitiert in Wig, S. 7.

29 Zitiert in Wig, S. 4.

30 Wig, S. 2.

31 Zitiert in Sudhir Kakar: »Reflections on Psychoanalysis, Indian Culture and Mysticism«, *Journal of Indian Philosophy* 10 (1982), S. 293.

32 Edward Shorter: *A Historical Dictionary of Psychiatry* (Oxford/New York: Oxford University Press 2005), S. 256.

33 W. K.: »Indian Drugs for Mental Diseases«, *The New York Times*, 31. Mai 1953.

34 Nathan S. Kline: »Use of *Rauwolfia serpentina* Benth. in Neuropsychiatric Conditions«, *Annals of the New York Academy of Sciences* 59, Nr. 1 (April 1954), S. 107–127.

35 Nathan S. Kline: *From Sad to Glad. Kline on Depression* (New York: Ballantine Books 1974), S. 66.

36 David Healy: *The Creation of Psychopharmacology* (Cambridge: Harvard University Press 2002), S. 105.

37 Elliot S. Valenstein: *Blaming the Brain: The Truth About Drugs and Mental Health* (New York: Free Press 1988), S. 70.

38 Kline: *From Sad to Glad*, S. 59.

39 Kline, S. 62.

40 Kline, S. 117.

41 »Chlorpromazine for Treating Schizophrenia«, Website der Lasker Foundation, laskerfoundation.org/winners/chlorpromazine-for-treating-schizophrenia/.

42 Zitiert in Alain Ehrenberg: *Das erschöpfte Selbst. Depression und Gesellschaft in der Gegenwart.* Aus dem Französischen von Manuela Lenzen und Martin Klaus (Frankfurt am Main: Suhrkamp 2008), S. 235.

43 Jonathan M. Metzl: *The Protest Psychosis: How Schizophrenia Became a Black Disease* (Boston: Beacon Press 2009), S. 103.

44 Zitiert in Mat Savelli und Melissa Ricci: »Disappearing Acts: Anguish, Isolation, and the Re-imagining of the Mentally Ill in Global Psychopharmaceutical Advertising (1953–2005)«, *Canadian Bulletin of Medical History* 35, Nr. 2 (Herbst 2018), S. 259.

45 Rajesh Govindarajulu: »The Chellammal Effect«, *The Hindu*, 1. August 2014, www.thehindu.com/features/metroplus/the-chellammal-effect/article6272190.ece.

46 Lakshmi Narayan: »The Kesavardhini ›Mami‹«, *Femina*, 23. Mai 1975, S. 15.

47 Zitiert in Andrew O. Fort: *Jīvanmukti in Transformation: Embodied Liberation in Advaita and Neo-Vedanta* (Albany: State University of New York Press 1998), S. 162.

48 Zitiert in Josef Parnas und Mads Gram Henriksen: »Mysticism and Schizophrenia: A Phenomenological Exploration of the Structure of Consciousness in the Schizophrenia Spectrum Disorders«, *Consciousness and Cognition* 43 (Mai 2016), S. 79.

49 Zitiert in David R. Kinsley: *The Divine Player: A Study of Kṛṣṇa Līlā* (Neu-Delhi: Motilal Banardidass 1979), S. 226.

50 Zitiert in David Kinsley: »›Through the Looking Glass‹: Divine Madness in the Hindu Religious Tradition«, *History of Religions* 13, Nr. 4 (Mai 1974), S. 293.

51 Zitiert in Vijaya Ramaswamy: »Rebels – Conformists? Women Saints in Medieval South India«, *Anthropos* 87, Nr. 1/3 (1992), S. 143.

52 Robert Bly und Jane Hirshfield: *Mirabai. Ecstatic Poems* (Boston: Beacon Press 2004), S. 25.

53 Miranda Fricker: *Epistemic Injustice. Power and the Ethics of Knowing* (Oxford/New York: Oxford University Press 2007), S. 1.

54 Chittaranjan Andrade: »The Practice of Electroconvulsive Therapy in India: Considerable Room for Improvement«, *Indian Journal of Psychological Medicine* 15, Nr. 2 (Juli 1992), S. 1–4. Siehe auch Chittaranjan Andrade: »ECT in India: Historical Snippets«, *Convulsive Therapy* 11, Nr. 3 (1995), S. 225–227.

55 Zitiert in Sisir Kumar Das: *A History of Indian Literature, 500–1399: From the Courtly to the Popular* (Neu-Delhi: Sahitya Akademi 2005), S. 50.

56 Bhargavi V. Davar: »The Fugitive«. Das Drama wurde nicht veröffentlicht. Als ich Bhargavi in ihrer Wohnung in Pune besuchte, zeigte sie mir einen dicken Stapel alter Ausdrucke ihrer Texte, darunter Geschichten und Gedichte, die sie vorwiegend als Teenager und in ihren Zwanzigern verfasst hatte.

57 Bhargavi V. Davar und Parameshwar R. Bhat: *Psychoanalysis as a Human Science. Beyond Foundationalism* (Neu-Delhi: Sage Publications 1995), S. 20.

58 Der phänomenologische Ansatz der Schizophrenie hat in den letzten Jahren eine leichte Renaissance erlebt. Siehe Louis Sass, Josef Parnas und Dan Zahavi: »Phenomenological Psychopathology and Schizophrenia:

Contemporary Approaches and Misunderstandings«, *Philosophy, Psychiatry, and Psychology* 18, Nr. 1 (März 2011), S. 1–23.

59 Bhargavi V. Davar: »Writing Phenomenology of Mental Illness: Extending the Universe of Ordinary Discourse«, in *Existence, Experience, and Ethics*, hrsg. von A. Raghuramaraju (Neu-Delhi: DK Printworld 2000), S. 61–62.

60 Davar, S. 75.

61 Bhargavi V. Davar: »From Mental Illness to Disability: Choices for Women Users/Survivors of Psychiatry in Self and Identity Constructions«, *Indian Journal of Gender Studies* 15, Nr. 2 (Mai 2008), S. 270.

62 J. Moussaieff Masson: *The Oceanic Feeling: The Origins of Religious Sentiment in Ancient India* (Dordrecht: Reidel 1980), S. 6.

63 Gananath Obeyesekere: »Depression, Buddhism, and the Work of Culture in Sri Lanka«, in *Culture and Depression: Studies in the Anthropology and Cross-Cultural Psychiatry of Affect and Disorder*, hrsg. von Arthur Kleinman und Byron Good (Berkeley: University of California Press 1985), S. 144–145.

64 Barry Bearak: »25 Inmates Die, Tied to Poles, in Fire in India in Mental Home«, *The New York Times*, 7. August 2001, www.nytimes.com/2001/08/07/world/25-inmates-die-tied-to-poles-in-fire-in-india-in-mental-home.html.

65 »SC Orders Inspection of Mental Asylums«, *Times of India*, 6. Februar 2002, timesofindia.indiatimes.com/india/sc-orders-inspection-of-mental-asylums/articleshow/12409583.cms.

66 Asha Krishnakumar: »Beyond Erwadi«, *Frontline*, 20. Juli 2002, frontline.thehindu.com/other/article30245597.ece.

67 Ramanathan Raguram et al.: »Traditional Community Resources for Mental Health: A Report of Temple Healing from India«, *British Medical Journal* 325, Nr. 7354 (Juli 2002), S. 38.

68 Ramanathan Raguram et al.: »Rapid Response: Author's Response«, Website des British Medical Journals, 12. August 2002, www.bmj.com/rapid-response/2011/10/29/authors-response-0.

69 Santhosh Rajagopal: »Rapid Response: Misleading Study«, Website des British Medical Journals, 19. Juli 2002, www.bmj.com/rapid-response/2011/10/29/misleading-study.

70 Davar: »Writing Phenomenology«, S. 62.

71 Über dieses Dilemma schreibt Patel auch sprachgewandt in »Rethinking Mental Health Care: Bridging the Credibility Gap«, *Intervention* 12, Nr. 1 (2014), S. 15–20.

72 Bhargavi V. Davar und Madhura Lohokare: »Recovering from Psycho-

social Traumas: The Place of Dargahs in Maharashtra«, *Economic and Political Weekly* 44, Nr. 16 (April 2009), S. 63.

73 Bhargavi Davar: unveröffentlichter Bericht über Geistheilung (den ich mir bei meinem Besuch der Bapu-Trust-Bibliothek in Pune kopiert habe), S. 120.

74 T. V. Padma: »Developing Countries: The Outcomes Paradox«, *Nature* 508 (April 2014), S. 14–15. Siehe auch G. Harrison et al.: »Recovery from Psychotic Illness: A 15- and 25-Year International Follow-Up Study«, *The British Journal of Psychiatry* 178 (Juni 2001), S. 506–517.

75 Zitiert in Kim Hopper: »Outcomes Elsewhere. Course of Psychosis in ›Other Cultures‹«, in *Society and Psychosis*, hrsg. von Craig Morgan, Kwame McKenzie und Paul Fearon (Cambridge: Cambridge University Press 2008). Überlegungen zu den WHO-Studien und ihre Bedeutung finden sich in Ethan Watters: *Crazy Like Us. The Globalization of the American Psyche* (New York: Free Press 2010).

76 Laut einer anderen Theorie zu den Untersuchungsergebnissen der WHO wird in westlichen Kulturen ein desorganisiertes oder zerstreutes Selbstgefühl womöglich als beunruhigender und pathologischer wahrgenommen als in Kulturen, in denen die individuelle Autonomie einen geringeren Stellenwert hat. Tanya Luhrmann, medizinische Anthropologin in Stanford, untersuchte in drei Städten – Chennai; Accra, Ghana; und San Mateo, Kalifornien – Menschen, die Stimmen hören. Die Amerikaner:innen nahmen die Stimmen als störendes Eindringen wahr. Den Afrikaner:innen und Inder:innen fiel es leichter, sich »Geist und Selbst als mit anderen verwoben« vorzustellen, stellte Luhrmann fest. Sie beschrieben ihre Stimmen eher als positive Kraft, die nützliche Orientierung bietet. Sie »interpretierten sie quasi als Menschen, die nicht kontrolliert werden können«, schreibt sie. Siehe T. M. Luhrmann et al.: »Differences in Voice-Hearing Experiences of People with Psychosis in the U.S.A., India and Ghana: Interview-Based Study«, *The British Journal of Psychiatry* 206, Nr. 1 (Januar 2015), S. 41–44.

77 Zitiert in Fort: *Jīvanmukti in Transformation*, S. 145.

78 Paul Brunton: *A Search in Secret India* (London: Rider 1934), S. 141.

79 Zitiert in Ramaswamy: *Walking Naked*, S. 8.

80 Bly und Hirshfield: *Mirabai*, S. 38.

Naomi

1 Milton William Cooper: *Die Apokalyptischen Reiter* (Paiting: Edition Pandora, Michaels Verlag 1996), S. 213.

2 Cooper, S. 212.

3 Saul Williams: »Amethyst Rocks«, in: *The Dead Emcee Scrolls: The Lost Teachings of Hip-Hop* (New York: Pocket Books 2006), S. 54.

4 Polizeibericht, Saint Paul Police Department, 4. Juli 2003.

5 Protokoll der Vernehmung von Naomi Gaines durch Officer Sheila Lambie, 4. Juli 2003. Außerdem habe ich für die Ereignisse vor der Vernehmung über hundert Seiten Polizei- und Krankenakten als Quelle verwendet.

6 Audrey Petty: *High Rise Stories: Voices from Chicago Public Housing* (San Francisco: McSweeney's Books 2013), S. 19.

7 D. Bradford Hunt: »What Went Wrong with Public Housing in Chicago? A History of the Robert Taylor Homes«, *Journal of the Illinois State Historical Society* (1998–) 94, Nr. 1 (2001), S. 96.

8 William Julius Wilson: »The Urban Underclass«, in: *The Urban Reality*, hrsg. von Paul E. Peterson (Washington: Brookings Institution 1985), S. 137.

9 Wilson, S. 138.

10 Zitiert in Devereux Bowly Jr.: *The Poorhouse: Subsidized Housing in Chicago* (Carbondale: Southern Illinois University Press 1978), S. 109.

11 Prentiss Taylor: »Research for Liberation: Shaping a New Black Identity in America«, *Black World* (Mai 1973), S. 13.

12 Frances E. Kuo: »Coping with Poverty: Impacts of Environment and Attention in the Inner City«, *Environment and Behavior* 33, Nr. 1 (Januar 2001), S. 28.

13 »Taylor Homes: The Demo of the ›Hole‹«, *South Street Journal* 5, Nr. 3, (Sommer 1998), S. 1.

14 Linnet Myers: »Hell in the Hole«, *Chicago Tribune*, 12. April 1998.

15 Pam Belluck: »End of a Ghetto: A Special Report; Razing the Slums to Rescue the Residents«, *The New York Times*, 6. September 1998.

16 Zitiert in Belluck, S. 26.

17 George Papajohn und William Recktenwald: »Living in a War Zone Called Taylor Holmes«, *Chicago Tribune*, 10. März 1993.

18 Arthur Horton: »Disproportionality in Illinois Child Welfare: The Need for Improved Substance Abuse Services«, *Journal of Alcoholism and Drug Dependence* 2, Nr. 1 (2013), S. 145.

19 Naomi Gaines: »Victory: A Memoir«, S. 49. Naomis Manuskript umfasst 264 Seiten und ist ihren Zwillingssöhnen gewidmet. Den Großteil hat sie im Strafvollzug geschrieben.

20 bell hooks: *Rock My Soul: Black People and Self-Esteem* (New York: Atria Books 2002), S. 205. hooks schreibt außerdem: »Schon mehrfach habe ich gesagt, dass psychische Gesundheit ein revolutionäres, antirassistisches Grenzgebiet ist, das afroamerikanische Menschen gemeinsam erkunden müssen.«

21 John Head: *Standing in the Shadows: Understanding and Overcoming Depression in Black Men* (New York: Broadway Books 2004), S. 3.

22 hooks, S. 23.

23 Kelly M. Hoffman et al.: »Racial Bias in Pain Assessment and Treatment Recommendations, and False Beliefs About Biological Differences Between Blacks and Whites«, *Proceedings of the National Academy of Sciences* 113, Nr. 16 (April 2016), S. 4296.

24 Christopher D. E. Willoughby: »Running Away from Drapetomania: Samuel A. Cartwright, Medicine, and Race in the Antebellum South«, *Journal of Southern History* 84, Nr. 3 (August 2018), S. 579.

25 Zitiert in Cathy McDaniels-Wilson: »The Psychological Aftereffects of Racialized Sexual Violence«, in: *Gendered Resistance: Women, Slavery, and the Legacy of Margaret Garner*, hrsg. von Mary E. Frederickson und Delores M. Walters (Urbana: University of Illinois Press 2013), S. 195. Cartwright prägte noch eine weitere psychische Störung, die »Drapetomanie oder die Krankheit, wegen der Sklaven davonlaufen« hieß. Für weitere Informationen zu Cartwright siehe Jonathan Metzls *The Protest Psychosis*, worin sich eine bahnbrechende Diskussion zu Rassismus in der Psychiatrie zur Zeit der Bürgerrechtsbewegung befindet.

26 Zitiert in Bob Myers: »›Drapetomania‹: Rebellion, Defiance and Free Black Insanity in the Antebellum United States« (Doktorarbeit, UCLA Electronic Theses and Dissertations 2014), S. 7. Siehe auch Samuel A. Cartwright: »Report on the Diseases and Physical Peculiarities of the N***o Race«, *New Orleans Medical and Surgical Journal* (1851).

27 John Biewen: »Moving Up: Part Two«, ausgestrahlt von Minnesota Public Radio, 7. August 1997.

28 Simone Schwarz-Bart und André Schwarz-Bart: *In Praise of Black Women: Ancient African Queens* (Houston: Modus Vivendi Publications 2001), S. vii.

29 James Allen et al.: *Without Sanctuary: Lynching Photography in America* (Santa Fe: Twin Palms Publishers 1999).

30 »Death by Lynching«, *The New York Times*, 16. März 2000, https://www.nytimes.com/2000/03/16/opinion/death-by-lynching.html.

31 Joseph R. Winters: *Hope Draped in Black: Race, Melancholy, and the Agony of Progress* (Durham: Duke University Press 2016), S. 18.

32 Zitiert in Winters, S. 19–20. Winters paraphrasiert ein Argument von Anne A. Cheng in *The Melancholy of Race: Psychoanalysis, Assimilation and Hidden Grief* (New York/Oxford: Oxford University Press 2000).

33 Genaueres über »*racial melancholy*« in José Esteban Muñoz: *Disidentifications: Queers of Color and the Performance of Politics* (Minneapolis: University of Minnesota Press 1999), S. 74; David L. Eng und Shinhee Han: »A Dialogue on Racial Melancholia«, *Psychoanalytic Dialogues* 10, Nr. 4 (2000), S. 667–700; Cheng: *The Melancholy of Race*.

34 Margaret Mead und James Baldwin: *Rassenkampf – Klassenkampf. Ein Streitgespräch.* Aus dem Englischen von Monika Kulow (Reinbek bei Hamburg: Rowohlt Taschenbuch Verlag 1973), S. 6.

35 Dieses Kapitel schöpft aus Tausenden Seiten von Naomis Akten: von Notaufnahmen und Krankenhäusern, von dem Ramsey County Jail, der Shakopee Correctional Facility und dem Minnesota Security Hospital. Viele dieser Dokumente wurden mir als Antwort auf Anfragen an das Ramsey County Attorney's Office im Rahmen des Freedom of Information Acts (Gesetz zur Informationsfreiheit, das jeden berechtigt, Zugang zu Dokumenten staatlicher Behörden zu verlangen, Anm. d. Ü.) zur Verfügung gestellt. Ein halbes Jahr lang arbeitete der zuständige Pressereferent Dennis Gerhardstein daran, diese Seiten zu sammeln und mir mit Naomis Erlaubnis zukommen zu lassen.

36 Martin Summers: »›Suitable Care of the African When Afflicted with Insanity‹: Race, Madness, and Social Order in Comparative Perspective«, *Bulletin of the History of Medicine* 84, Nr. 1 (2010), S. 68. Es wird auf die Originalstudie Bezug genommen: »Exemption of the Cherokee Indians and Africans from Insanity«, *The American Journal of Insanity* 1 (1845), S. 288.

37 George M. Beard: *American Nervousness: Its Causes and Consequences* (New York: G. P. Putnam's Sons 1881), S. 164.

38 Zitiert in John S. Hughes: »Labeling and Treating Black Mental Illness in Alabama, 1861–1910«, *The Journal of Southern History* 58, Nr. 3 (August 1993), S. 437.

39 Zitiert in Albert Deutsch: »The First U. S. Census of the Insane (1840) and Its Uses as Pro-Slavery Propaganda«, *Bulletin of the History of Medicine* 15, Nr. 5 (Mai 1944), S. 471. Siehe auch Calvin Warren: »Black Interiority, Freedom, and the Impossibility of Living«, *Nineteenth-Century Contexts* 38, Nr. 2 (2016), S. 113.

40 Zitiert in Warren, S. 113.

41 »Reflections on the Census of 1840«, *Southern Literary Messenger* 9, Nr. 6 (Juni 1843), S. 350.

42 »Reflections on the Census of 1840«, S. 350.

43 Warren: »Black Interiority«, S. 114.

44 Deutsch: »The First U. S. Census«, S. 475.

45 Arrah B. Evarts: »Dementia Precox in the Colored Race«, *The Psychoanalytic Review* 1 (Januar 1913), S. 393.

46 Arrah B. Evarts: »The Ontogenetic Against the Phylogenetic Elements in the Psychoses of the Colored Race«, *The Psychoanalytic Review* 3 (Januar 1916), S. 287.

47 Evarts: »Dementia Precox«, S. 394. Hinweis des Verlags: In diesem Zitat wird rassistische Sprache verwendet, um den historischen Kontext abzubilden. Der Begriff »Rasse« steht für eine lange Geschichte rassistischer Vernichtung und für ein gesellschaftliches Konstrukt, das jeder wissenschaftlichen Basis entbehrt und unermessliches Leid verursacht hat.

48 Waltraud Ernst: *Colonialism and Transnational Psychiatry: The Development of an Indian Mental Hospital in British India, c. 1925–1940* (London: Anthem Press 2013).

49 Mary O'Malley: »Psychoses in the Colored Race«, *The American Journal of Psychiatry* 71 (Oktober 1914), S. 314.

50 O'Malley, S. 327.

51 Warren Breed: »The N***o and Fatalistic Suicide«, *Pacific Sociological Review* 13, Nr. 3 (September 1970), S. 156–162. Siehe auch James A. Weed: »Suicide in the United States: 1958–1982«, in *Mental Health, United States 1985*, hrsg. von Carl A. Taube und Sally A. Barrett (Washington: National Institute of Mental Health 1985), S. 135–145; Judith M. Stillion und Eugene E. McDowell: *Suicide Across the Life Span: Premature Exits* (New York: Taylor & Francis 1996), S. 18–20; »Racial and Ethnic Disparities«, Website des Suicide Prevention Resource Centers, sprc.org/scope/racial-ethnic-disparities; Ronald W. Maris, Alan L. Berman und Morton M. Silverman: *Comprehensive Textbook of Suicidology* (New York: Guilford Press 2000), S. 75; Centers for Disease Control and Prevention, National Center for Health Statistics, National Vital Statistics System, *National Vital Statistics Reports* 52, Nr. 3 (September 2003), S. 10; Deborah M. Stone, Christopher M. Jones und Karin A. Mack: »Changes in Suicide Rates – United States, 2018–2019«, *Morbidity and Mortality Weekly Report* 70 (2021), S. 261–268.

52 Head: *Standing in the Shadows*, S. 30.

53 Kevin E. Early und Ronald L. Akers: »›It's a White Thing‹: An Exploration of Beliefs About Suicide in the African-American Community«, *Deviant Behavior* 14, Nr. 4 (1993), S. 277.

54 Arthur J. Prange und M. M. Vitols: »Cultural Aspects of the Relatively Low

Incidence of Depression in Southern N*****s«, *International Journal of Social Psychiatry* 8, Nr. 2 (1962), S. 105.

55 Zitiert in Kevin E. Early: *Religion and Suicide in the African-American Community* (Westport: Greenwood Press 1992), S. 42.

56 Early, S. 81.

57 Zitiert in Early, S. 43.

58 Abram Kardiner und Lionel Ovesey: *The Mark of Oppression: Explorations in the Personality of the American N***o* (New York: Norton 1951), S. 387.

59 Kardiner und Ovesey, S. 387.

60 Richard Wright: »Psychiatry Comes to Harlem«, *Free World* 12, Nr. 2 (September 1946), S. 51.

61 Wright, S. 49.

62 Dennis A. Doyle: *Psychiatry and Racial Liberalism in Harlem, 1936–1968* (Rochester: University of Rochester Press 2016), S. 108.

63 Wright: »Psychiatry Comes to Harlem«, S. 49.

64 Wright, S. 51.

65 Gabriel N. Mendes: *Under the Strain of Color: Harlem's Lafargue Clinic and the Promise of an Antiracist Psychiatry* (Ithaca: Cornell University Press 2015), S. 160.

66 Zitiert in George Ritzer und Jeffrey Stepnisky: *Sociological Theory: Tenth Edition* (Thousand Oaks: Sage 2018), S. 562.

67 Frantz Fanon: *Schwarze Haut, weiße Masken*. Aus dem Französischen von Eva Moldenhauer (Frankfurt am Main: Syndikat 1980), S. 113.

68 Zitiert in Rey Chow: »The Politics of Admittance: Female Sexual Agency, Miscegenation, and the Formation of Community in Frantz Fanon«, in *Frantz Fanon: Critical Perspectives*, hrsg. von Anthony C. Allessandrini (London: Routledge 1999), S. 39.

69 Felicia M. Miyakawa: *Five Percenter Rap: God Hop's Music, Message, and Black Muslim Mission* (Bloomington: Indiana University Press 2005), S. 68.

70 Iris Marion Young: *On Female Body Experience: »Throwing Like a Girl« and Other Essays* (Oxford/New York: Oxford University Press 2005), S. 49.

71 Young, S. 48.

72 Sudhir Venkatesh: »Midst the Handguns' Red Glare«, *Whole Earth* 97 (Sommer 1999), S. 41.

73 Dirk Johnson: »6 Children Found Strangled After Mother Confesses to 911«, *The New York Times*, 5. September 1998, www.nytimes.com/1998/09/05/us/6-children-found-strangled-after-mother-confesses-to-911.html.

74 Zitiert in Lourdes Medrano Leslie, Curt Brown und Team: »A Young Mother Accused of Murder«, *Star Tribune*, 15. November 1998.

75 »Choice, Place and Opportunity: An Equity Assessment of the Twin Cities

Region«, Website des Twin Cities Metropolitan Councils, metrocouncil.org/Planning/Projects/Thrive-2040/Choice-Place-and-Opportunity/FHEA/CPO-Sect-5.aspx.

76 Bruce T. Downing et al.: »The Hmong Resettlement Study: Site Report, Minneapolis–St. Paul, Minnesota« (Washington: U.S. Department of Health and Human Services, Office of Refugee Resettlement, Oktober 1984), S. 3.

77 »Most to Least Segregated Cities«, Website des Othering & Belonging Institutes, belonging.berkeley.edu/most-least-segregated-cities.

78 Sophie J. Baker et al.: »The Ethnic Density Effect in Psychosis: A Systematic Review and Multilevel Meta-Analysis«, *The British Journal of Psychiatry* (2021), S. 1–12.

79 T.M. Luhrmann: »Social Defeat and the Culture of Chronicity: Or, Why Schizophrenia Does So Well Over There and So Badly Here«, *Culture, Medicine, and Psychiatry* 31 (Mai 2007), S. 135–172.

80 Sophie Mbugua: »Wangari Maathai: The Outspoken Conservationist«, Website der Deutschen Welle, 6. März 2020, www.dw.com/en/wangari-maathai-the-outspoken-conservationist/a-52448394.

81 Lorna A. Rhodes: *Emptying Beds: The Work of an Emergency Psychiatric Unit* (Berkeley: University of California Press 1995), S. 40.

82 Rhodes, S. 14.

83 Rhodes, S. 31.

84 D. W. Winnicott kritisiert eine starre Herangehensweise: »Es hilft dem Patienten nichts, wenn der Analytiker sagt, ›Ihre Mutter war nicht gut genug‹ … ›Ihr Vater hat Sie wirklich verführt‹ … ›Ihre Tante hat Sie fallen lassen‹. Veränderungen kommen in der Analyse zustande, wenn die traumatischen Faktoren auf die dem Patienten eigene Weise in das psychoanalytische Material eingehen und innerhalb der Omnipotenz des Patienten.« Siehe D. W. Winnicott: *Reifungsprozesse und fördernde Umwelt.* Aus dem Englischen von Gudrun Theusner-Stampa (Gießen: Psychosozial-Verlag 2020), S. 47.

85 Zitiert in »Insanity Defense«, Website des Legal Information Institutes, www.law.cornell.edu/wex/insanity_defense.

86 Zitiert in Benjamin F. Hall: *The Trial of William Freeman for the Murder of John G. Van Nest, Including the Evidence and the Arguments of Counsel, with the Decision of the Supreme Court Granting a New Trial, and an Account of the Death of the Prisoner, and of the Post-mortem Examination of His Body by Amariah Brigham, M. D., and Others* (Auburn: Derby, Miller & Co. 1848), S. 502.

87 Kenneth J. Weiss und Neha Gupta: »America's First M'Naghten Defense

and the Origin of the Black Rage Syndrome«, *The Journal of the American Academy of Psychiatry and the Law* 46, Nr. 4 (Dezember 2018), S. 509.

88 William H. Seward: *Argument of William H. Seward, in Defence of William Freeman, on His Trial for Murder, at Auburn, July 21st and 22 d, 1846* (Auburn: H. Oliphant 1846), S. 4.

89 Seward, S. 8.

90 Zitiert in Hall: *The Trial of William Freeman*, S. 501.

91 Rule-20-Gutachten, erstellt von Gregory A. Hanson, stellvertretender Direktor der psychologischen Abteilung, und Jennifer Service, ärztliche Direktorin des Minnesota Security Hospitals, 7. Oktober 2003, S. 1–29.

92 Dieses Kapitel stützt sich auf über sechshundert Seiten Notizen und Beurteilungen von psychologischem Fachpersonal im Shakopee, die mir (mit Naomis Einverständnis) auf Anfrage auf Akteneinsicht von dem Minnesota Department of Corrections und dem Minnesota Department of Human Services zur Verfügung gestellt wurden.

93 Susan Bartlett Foote: *The Crusade for Forgotten Souls: Reforming Minnesota's Mental Institutions, 1946–1954* (Minneapolis: University of Minnesota Press 2018), S. xiii.

94 Albert Q. Maisel: »Scandal Results in Real Reforms«, *Life*, 12. November 1951, S. 152.

95 Luther W. Youngdahl: »The New Frontier in Mental Health«, Rede bei der Tagung der American Psychiatric Association, Detroit, Michigan, 4. Mai 1950, mn.gov/mnddc/past/pdf/50s/50/50-NFM-LWY.pdf.

96 Luther W. Youngdahl: »Statement by Governor Luther W. Youngdahl at the Burning of Restraints« (Rede), Anoka, Minnesota, 31. Oktober 1949, mn.gov/mnddc/past/pdf/40s/49/49-SGL-Youngdahl.pdf.

97 Youngdahl: »The New Frontier«, S. 6.

98 John F. Kennedy: *Message from the President of the United States Relative to Mental Illness and Mental Retardation*, 88. Cong., 1963, H. Doc., Seriennummer 12565, S. 3.

99 D. G. Langsley: »The Community Mental Health Center: Does It Treat Patients?«, *Hospital and Community Psychiatry* 12 (Dezember 1980), S. 815.

100 E. Fuller Torrey: *American Psychosis: How the Federal Government Destroyed the Mental Illness Treatment System* (Oxford/New York: Oxford University Press 2014), S. 78.

101 Torrey, S. 93.

102 Jennifer Bronson und Marcus Berzofsky: »Indicators of Mental Health Problems Reported by Prisoners and Jail Inmates, 2011–12«, Sonderbericht des Justizministeriums der Vereinigten Staaten. Bericht frei zugänglich unter www.themarshallproject.org/documents/3872819-Indicators-of-

Mental-Health-Problems-Reported-by. Einen guten Überblick über den Zusammenhang zwischen psychiatrischer Gesundheitsversorgung und Strafrecht bietet Alisa Roth: *Insane: America's Criminal Treatment of Mental Illness* (New York: Basic Books 2018).

103 »Incarceration Trends in Minnesota«, Website des Vera Institutes of Justice, www.vera.org/downloads/pdfdownloads/state-incarceration-trends-minnesota.pdf.

104 Zitiert in Thomas M. Daly: *For the Good of the Women: A Short History of the Minnesota Correctional Facility Shakopee* (Daly Pub.: 2004), S. 7.

105 Daly, S. 7.

106 »Minnesota Correctional Facility: Shakopee Inmate Profile«, Website der Strafvollzugsbehörde in Minnesota, coms.doc.state.mn.us/tourreport/04FacilityInmateProfile.pdf.

107 Dieser Satz stammt aus einem 120 Seiten langen Notizbuch, dem Naomi den Titel »Mein Tagebuch« gegeben hat. Naomi entrümpelte regelmäßig ihre Zelle im Shakopee und schickte Briefe, Notizbücher, Zeichnungen und Bücher an ihre Schwester Toma, die alles in ihrem Haus in Chicago für sie verwahrte. Vor Naomis Freilassung hatte Toma sämtliche Briefe und andere Texte in drei riesige Müllsäcke gepackt. Dieses Kapitel nutzt den Inhalt zweier dieser drei Müllsäcke als Quelle – der dritte befand sich unter anderen eingelagerten Gegenständen und war daher für Toma schwer zu erreichen. Als ich mich im Februar 2021 in Chicago mit Naomi traf, erlaubte sie mir, diese Texte zu lesen.

108 Khoua Her: »Khoua Her's Story: Part IV«, *Hmong Times*, 1. Januar 2001, S. 13.

109 Her, S. 9.

110 Khoua Her: »Khoua Her's Story: Part I«, *Hmong Times*, 16. November 2000, S. 1.

111 Christopher Thao Vang: *Hmong Refugees in the New World Culture, Community and Opportunity* (Jefferson: McFarland 2016), S. 168. Siehe auch Youhung Her-Xiong und Tracy Schroepfer: »Walking in Two Worlds: Hmong End-of-Life Beliefs and Rituals«, *Journal of Social Work in End-of-Life and Palliative Care* 14, Nr. 4 (2018), S. 291–314.

112 Mara H. Gottfried: »›This Can Never Happen Again‹: 1998 Slayings of Six Children in St. Paul by Their Mother Led to Changes in Mental Health Assistance«, *Bemidji Pioneer*, 1. September 2018.

113 Toni Morrison: *Menschenkind*. Aus dem Englischen von Helga Pfetsch (Reinbek bei Hamburg: Rowohlt Taschenbuch Verlag 2016), S. 18.

114 Bowly Jr.: *The Poorhouse*, S. 24.

115 Arthur Blank: »Apocalypse Terminable and Interminable: An Interview

with Arthur S. Blank Jr.«, in: *Listening to Trauma: Conversations with Leaders in the Theory and Treatment of Catastrophic Experience*, hrsg. von Cathy Caruth (Baltimore: Johns Hopkins University Press 2014), S. 288.

116 Blank, S. 284.

117 William H. Grier und Price M. Cobbs: *Black Rage: Two Black Psychiatrists Reveal the Full Dimensions of the Inner Conflicts and the Desperation of Black Life in the United States* (New York: Basic Books 1968), S. 156.

118 Zitiert in Rollo May: *The Discovery of Being* (New York: Norton 1983), S. 158.

119 Elizabeth Hawes: »Incarcerated Women Are Punished for Their Trauma with Solitary Confinement«, Website von Solitary Watch, 24. Dezember 2020, solitarywatch.org/2020/12/24/incarcerated-women-are-punished-for-their-trauma-with-solitary-confinement/.

120 Zitiert in Hawes, S. 7.

121 Zitiert in Elizabeth Hawes: »Women's Segregation: 51 Interviews in 2019« (unveröffentlicht), Solitary Confinement Reporting Project, S. 9.

122 Zitiert in Hawes, S. 9.

123 Brief von Carl an Naomi, 29. April 2004. Diesen Brief habe ich (zusammen mit weiterem Schriftverkehr mit Carl und anderen) in den großen Mülltüten gefunden, in denen Toma Naomis Habseligkeiten aus dem Strafvollzug aufbewahrte. Mehr Informationen dazu in Quelle 107.

124 Anhörungsprotokoll »Fall Naomi Gaines: Tatsachenfeststellung und Empfehlung«, Department of Human Services, Sonderprüfungsausschuss, Saint Paul, Minnesota, 17. September 2015.

125 Zitiert in Andy Steiner: »Her Sentence Complete, Naomi Gaines-Young Wants to Talk About Mental Illness«, *MinnPost*, 3. September 2019, www.minnpost.com/mental-health-addiction/2019/09/her-sentence-complete-naomi-gaines-young-wants-to-talk-about-mental-illness/.

126 Einzelheiten über das Minnesota Security Hospital habe ich aus über zweitausend Seiten umfassenden Akten, die mir (mit Naomis Erlaubnis) vom Minnesota Department of Human Services zur Akteneinsicht zugeschickt wurden.

127 Falk W. Lohoff: »Overview of the Genetics of Major Depressive Disorder«, *Current Psychiatry Reports* 12, Nr. 6 (Dezember 2010), S. 539–546. Siehe auch Elsevier: »Largest Twin Study Pins Nearly 80 % of Schizophrenia Risk on Heritability«, *ScienceDaily*, www.sciencedaily.com/releases/2017/10/171005103313.htm.

Laura

1 Dieses Kapitel stützt sich auf rund dreihundert Seiten umfassende Krankenakten von 1996 bis 2010, die mir von Laura zur Verfügung gestellt wurden. Eine Version dieser Geschichte wurde am 1. April 2019 unter dem Titel »The Challenge of Going Off Psychiatric Drugs« in *The New Yorker* veröffentlicht.

2 Joseph Biederman: »The Evolving Face of Pediatric Mania«, *Biological Psychiatry* 60, Nr. 9 (November 2006), S. 901–902.

3 Carmen Moreno et al.: »National Trends in the Outpatient Diagnosis and Treatment of Bipolar Disorder in Youth«, *Archives of General Psychiatry* 64, Nr. 9 (September 2007), S. 1032.

4 Laura Delano im Interview mit Charles Eisenstein: »Laura Delano: Sanity in an Insane World«, *A New and Ancient Story*, Podcast, charleseisenstein.org/podcasts/new-and-ancient-story-podcast/laura-delano-sanity-in-an-insane-world-e28/.

5 Für dieses Kapitel dient ein Tagebuch als Quelle, das Laura 2004 während ihres Outward-Bound-Trips führte. Zudem werden Dutzende E-Mails und Briefe zitiert, die mir Laura zur Verfügung gestellt hat.

6 »Eleanor Roosevelt Facts«, Website von Franklin D. Roosevelt Presidential Library and Museum, www.fdrlibrary.org/er-facts.

7 Zitiert in Alex Beam, *Gracefully Insane: The Rise and Fall of America's Premier Mental Hospital* (New York: PublicAffairs 2001), S. 152.

8 Zitiert in Ernest Samuels, *Henry Adams* (Cambridge: Harvard University Press 1989), S. 200.

9 A. John Rush et al.: »Acute and Longer-Term Outcomes in Depressed Outpatients Requiring One or Several Treatment Steps: A STAR*D Report«, *The American Journal of Psychiatry* 163, Nr. 11 (November 2006), S. 1905–1917.

10 Elizabeth Jing und Kristyn Straw-Wilson: »Sexual Dysfunction in Selective Serotonin Reuptake Inhibitors (SSRIs) and Potential Solutions: A Narrative Literature Review«, *Mental Health Clinician* 6, Nr. 4 (Juli 2016), S. 191–196. Siehe auch Tierney Lorenz, Jordan Rullo und Stephanie Faubion: »Antidepressant-Induced Female Sexual Dysfunction«, *Mayo Clinic Proceedings* 91, Nr. 9 (September 2016), S. 1280–1286.

11 Miranda Fricker: *Epistemic Injustice: Power and the Ethics of Knowing* (Oxford/New York: Oxford University Press 2007), S. 1.

12 Walker Percy: *Liebe in Ruinen. Die Abenteuer eines schlechten Katholiken kurz vor dem Ende der Welt*. Aus dem Englischen von Hanna Muschg (Frankfurt am Main: Suhrkamp 1980), S. 42–44.

13 Sylvia Plath: *Die Tagebücher*. Aus dem Englischen von Alissa Walser, hrsg. von Frances McCullough (Frankfurt am Main: Frankfurter Verlagsanstalt 1997), S. 59.
14 Plath, S. 92.
15 Harold F. Searles: *My Work with Borderline Patients* (Lanham: Rowman & Littlefield 1986), S. 59.
16 *Diagnostisches und Statistisches Manual Psychischer Störungen DSM III*, übersetzt nach der dritten Auflage des *Diagnostic and Statistical Manual of Mental Disorders* der American Psychiatric Association, deutsche Bearbeitung und Einführung von K. Koehler und H. Saß (Weinheim und Basel: Beltz Verlag 1984), S. 335.
17 Janet Wirth-Cauchon: *Women and Borderline Personality Disorder: Symptoms and Stories* (New Brunswick: Rutgers University Press 2000), S. 2.
18 Robert Whitaker: *The Anatomy of an Epidemic: Magic Bullets, Psychiatric Drugs, and the Astonishing Rise of Mental Illness in America* (New York: Broadway Paperbacks 2010).
19 Helena Hansen, Philippe Bourgois und Ernest Drucker: »Pathologizing Poverty: New Forms of Diagnosis, Disability, and Structural Stigma Under Welfare Reform«, *Social Science & Medicine* (Februar 2014), S. 76–83. Siehe auch Sandra Steingard: »A Conversation with Nev Jones«, *Mad in America: Science, Psychiatry, and Social Justice*, 22. September 2020, www.madinamerica.com/2020/09/a-conversation-with-nev-jones/.
20 Joseph Schildkraut: »The Catecholamine Hypothesis of Affective Disorders: A Review of Supporting Evidence«, *The Journal of Neuropsychiatry and Clinical Neurosciences* 7, Nr. 4 (November 1995), S. 530. Erstmals erschienen ist der Artikel in *The American Journal of Psychiatry* 122, Nr. 5 (1965), S. 509–522.
21 Nathan S. Kline: *From Sad to Glad: Kline on Depression* (New York: Ballantine Books 1974), S. 37.
22 Brett J. Deacon: »The Biomedical Model of Mental Disorder: A Critical Analysis of Its Validity, Utility, and Effects on Psychotherapy Research«, *Clinical Psychology Review* 33 (2013). Siehe auch Falk W. Lohoff: »Overview of the Genetics of Major Depressive Disorder«, *Current Psychiatry Reports* 12, Nr. 6 (Dezember 2010).
23 Thomas Insel: *Healing: Our Path from Mental Illness to Mental Health* (New York: Penguin Press 2022), S. xvi.
24 Laura Delano: E-Mail an Robert Whitaker, 28. September 2010.
25 Anonymer Kommentar in einem Forum: »Narcissus: just another Effexor story«, Website von Surviving Antidepressants, 28. September 2012, www.

survivingantidepressants.org/topic/3027-narcissus-just-another-effexor-story/?tab=comments#comment-33092.

26 Anonymer Kommentar in einem Forum als Antwort auf »Identity crisis«, Website von Surviving Antidepressants, www.survivingantidepressants.org/topic/7497-identity-crisis/.

27 Amir Raz: »Perspectives on the Efficacy of Antidepressants for Child and Adolescent Depression«, *PLOS Medicine* 3, Nr. 1 (2006), e9.

28 Nathan S. Kline: »The Practical Management of Depression«, *The Journal of the American Medical Association* 190, Nr. 8 (1964), S. 738.

29 Zitiert in Jonathan Metzl: *Prozac on the Couch: Prescribing Gender in the Era of Wonder Drugs* (Durham: Duke University Press 2003), S. 147. Metzl hat überzeugend darüber geschrieben, dass »psychotrope Medikamente oft den gesamten kulturellen und sozialen Ballast der psychoanalytischen Paradigmen verlagern«, insbesondere Normen rund um Gender, Sexualität und *race*. Siehe auch Jonathan Metzl: »Selling Sanity Through Gender: Psychiatry and the Dynamics of Pharmaceutical Advertising«, *Journal of Medical Humanities* 24, Nr. 1 (2003), S. 79–103; Jonathan Metzl: »Prozac and the Pharmacokinetics of Narrative Form«, *Signs: Journal of Women in Culture and Society* 27, Nr. 2 (Winter 2002), S. 347–380; Jonathan M. Metzl, Sara I. McClelland und Erin Bergner, »Conflations of Marital Status and Sanity: Implicit Heterosexist Bias in Psychiatric Diagnosis in Physician-Dictated Charts at a Midwestern Medical Center«, *Yale Journal of Biology and Medicine* 89, Nr. 2 (Juni 2016), S. 247–254.

30 Lara Magro, Marco Faccini und Roberto Leone: »Lormetazepam Addiction«, in *Neuropathology of Drug Addictions and Substance Misuse Volume 3: General Processes and Mechanisms, Prescription Medications, Caffeine and Areca, Polydrug Misuse, Emerging Addictions and Non-Drug Addictions*, Hrsg. von Victor R. Preedy (London: Academic Press 2016), S. 273.

31 Zitiert in Alain Ehrenberg: *Das erschöpfte Selbst. Depression und Gesellschaft in der Gegenwart.* Aus dem Französischen von Manuela Lenzen und Martin Klaus (Frankfurt am Main: Suhrkamp 2008), S. 266.

32 Todd M. Hillhouse und Joseph H. Porter: »A Brief History of the Development of Antidepressant Drugs: From Monoamines to Glutamate«, *Experimental and Clinical Psychopharmacology* 23, Nr. 1 (Februar 2015), S. 1–21.

33 Debra J. Brody und Qiuping Gu: »Antidepressant Use Among Adults: United States, 2015–2018«, *Centers for Disease Control and Prevention: National Center for Health Statistics Data Brief* Nr. 277 (September 2020), S. 2.

34 Zitiert in Metzl, *Prozac on the Couch*, S. 61.

35 Zitiert in Metzl, S. 154.

36 Der Titel von Lauras Blog war *Recovering from Psychiatry*. Die URL lautete recoveringfrompsychiatry.com, aber inzwischen existiert die Website nicht mehr.

37 Giovanni A. Fava, Professor für Psychiatrie an der University of Buffalo, ist einer der wenigen Psychiater:innen die sich eingehend mit den Komplikationen beim Absetzen von SSRIs beschäftigt haben. Vor Kurzem hat er zu diesem Thema ein Buch veröffentlicht: *Discontinuing Antidepressant Medications* (New York: Oxford University Press 2021).

38 L. Pacheco et al.: »More Cases of Paroxetine Withdrawal Syndrome«, *The British Journal of Psychiatry* 169, Nr. 3 (1996), S. 384.

39 Andrea L. Lazowick und Gary M. Levin: »Potential Withdrawal Syndrome Associated with SSRI Discontinuation«, *Annals of Pharmacotherapy* 29 (Dezember 1995), S. 1285.

40 E. Szabadi: »Fluvoxamine Withdrawal Syndrome«, *The British Journal of Psychiatry* 160, Nr. 2 (Februar 1992), S. 284.

41 John Keats an George und Tom Keats, Brief, 21.–27. Dezember 1817, Website der British Library, www.bl.uk/romantics-and-victorians/articles/john-keats-and-negative-capability.

42 Peter Kramer: *Listening to Prozac: A Psychiatrist Explores Antidepressant Drugs and the Remaking of Self* (New York: Penguin Books 1993), S. 270–271.

43 Nathan S. Kline: »Clinical Experience with Iproniazid (Marsilid)«, *Journal of Clinical and Experimental Psychopathology & Quarterly Review of Psychiatry and Neurology* 19 (1958), S. 79.

44 Carl Elliott: »Pursued by Happiness and Beaten Senseless: Prozac and the American Dream«, *Hastings Center Report* 30, Nr. 2 (2000), S. 9.

45 Elliott, S. 11.

46 Ehrenberg: *Das erschöpfte Selbst*, S. 267.

47 Carl Elliott, Vorwort zu *Prozac as a Way of Life*, hrsg. von Carl Elliott und Tod Chambers (Chapel Hill: University of North Carolina Press 2004), S. 3.

48 Kramer: *Listening to Prozac*, S. xv.

49 Adam Phillips: »The Art of Nonfiction No. 7«, Interview mit Paul Holdengräber, *The Paris Review*, Nr. 208 (Frühjahr 2014), www.theparisreview.org/interviews/6286/the-art-of-nonfiction-no-7-adam-phillips.

50 In *Listening to Prozac* schreibt Peter Kramer, dass Prozac »die Voraussetzung für eine Tragödie katalysiert, nämlich Teilhabe«, S. 258.

51 Roland Kuhn: »The Imipramine Story«, in *Discoveries in Biological Psychiatry*, hrsg. von Frank J. Ayd und Barry Blackwell (Philadelphia: J. B. Lippincott 1970), S. 215.

52 Adrienne Einarson, Peter Selby und Gideon Koren: »Abrupt Discontinua-

tion of Psychotropic Drugs During Pregnancy: Fear of Teratogenic Risk and Impact of Counselling«, *Journal of Psychiatry & Neuroscience* 26, Nr. 1 (2001), S. 46.

53 Kramer: *Listening to Prozac*. Siehe auch Peter Kramer: »Incidental Enhancement«, *Human Nature and Self Design* (Januar 2011), S. 155–163.

54 Ann-Louise S. Silver: »A Personal Response to Gail Hornstein's *To Redeem One Person Is to Redeem the World: The Life of Frieda Fromm-Reichmann*«, *Psychiatry* 65, Nr. 1 (Frühjahr 2002), S. 2.

55 Frieda Fromm-Reichmann: »Loneliness«, *Contemporary Psychoanalysis* 26 (1990), S. 306. Erstmals abgedruckt in *Psychiatry: Journal for the Study of Interpersonal Processes* 22 (1959).

56 Sigmund Freud: »Bruchstück einer Hysterie-Analyse«, in: ders.: *Gesammelte Werke in achtzehn Bänden*, Bd. 5 (London: Imago Publishing 1952), S. 161–286, hier: S. 286.

57 Sigmund Freud: »Studien über Hysterie«, in: ders.: *Gesammelte Werke in achtzehn Bänden*, Bd. 1 (London: Imago Publishing 1952), S. 75–311, hier: S. 226.

Epilog: Hava

1 Arthur L. Robin und Patricia T. Siegel: »Family Therapy with Eating-Disordered Adolescence«, in: *Handbook of Psychotherapies with Children and Families*, hrsg. von Sandra W. Russ und Thomas H. Ollendick (New York: Kluwer Academic/Plenum Publishers 1999), S. 301.

2 Danke an Nev Jones, die diesen Punkt nach dem Lesen des Manuskripts in Worte gefasst hat. Ihre Veröffentlichungen über das Wesen von Psychose und Identität waren eine Quelle der Inspiration. Siehe Awais Aftab: »Phenomenology, Power, Polarization, and the Discourse on Psychosis: Nev Jones, PhD«, *Psychiatric Times*, 8. Oktober 2020, www.psychiatrictimes.com/view/phenomenology-power-polarization-psychosis. Siehe auch Nev Jones et al.: »›Did I Push Myself Over the Edge?‹: Complications of Agency in Psychosis Onset and Development«, *Psychosis: Psychological, Social and Integrative Approaches* 8, Nr. 4 (Januar 2016), S. 324–335.

3 David Milne: »Michigan Continues to Cut Public Psychiatry Beds«, *Psychiatric News*, 7. Februar 2003, psychnews.psychiatryonline.org/doi/full/10.1176/pn.38.3.0008.

4 Jon Arcelus et al.: »Mortality Rates in Patients with Anorexia Nervosa and Other Eating Disorders: A Meta-analysis of 36 Studies«, *Archives of General Psychiatry* 68, Nr. 7 (2011), S. 729.

5 Rebecca J. Lester: *Famished: Eating Disorders and Failed Care in America* (Oakland: University of California Press 2019), S. 16.

6 »Facts About Eating Disorders: What the Research Shows«, Website von Eating Disorders Coalition for Research, Policy & Action (EDC), eatingdisorderscoalition.org.s208556.gridserver.com/couch/uploads/file/Eating%20Disorders%20Fact%20Sheet.pdf.

7 »Facts About Eating Disorders«.

8 Lester, *Famished*, S. 16.

9 Ancel Keys, Josef Brozek und Austin Henschel: *The Biology of Human Starvation* (Minneapolis: University of Minnesota Press 1950), S. 908.

10 Nonja Peters: »The Ascetic Anorexic«, *Social Analysis: The International Journal of Social and Cultural Practice*, Nr. 37 (April 1995), S. 49. Siehe auch Ancel Keys, *The Biology of Human Starvation* (Saint Paul: University of Minnesota Press 1950).

11 Zitiert in Liza Mundy: »Open (Secret)«, *The Washington Post*, 6. Mai 2007, W18. Freundlicherweise hat sich Liza Mundy mit mir auch über ihre Begegnungen mit Hava und ihrer Familie ausgetauscht.

12 Louise Glück: *Proofs and Theories: Essays on Poetry* (Hopewell: Ecco Press 1994), S. 10.

13 William James: *Essays in Psychology* (Cambridge: Harvard University Press 1984), S. 247–268.

14 Rachel Aviv: »Which Way Madness Lies: Can Psychosis Be Prevented?«, *Harper's Magazine* (Dezember 2010), S. 41.

15 Zitiert in Patricia E. Deegan: »Recovery as a Self-Directed Process of Healing and Transformation«, *Occupational Therapy in Mental Health* 17 (2002), S. 18.

16 Deegan, S. 19.

17 Patricia E. Deegan: »Recovery: The Lived Experience of Rehabilitation«, *Psychosocial Rehabilitation Journal* 11, Nr. 4 (1988), S. 14.

18 Deegan: »Recovery as a Self-Directed Process«, S. 18.

19 Deegan: »Recovery: The Lived Experience of Rehabilitation«, S. 14.

20 John Steinbeck: *Früchte des Zorns.* Aus dem Englischen von Klaus Lambrecht (München: dtv 2014), S. 21.

21 Frieda Fromm-Reichmann: »Remarks on the Philosophy of Mental Disorder«, *Psychiatry: Interpersonal and Biological Processes* 9 (1946), S. 294.

Danksagung

Danke an Bhargavi, Karthik, Naomi, Laura und Havas Familie für euer Bewusstsein, dass eure Erfahrungen anderen helfen, sich weniger allein zu fühlen, und dafür, dass ihr mir aufgrund dieser Hoffnung so viel mitgeteilt habt.

An Eric Chinski, der irgendwie immer genau gewusst hat, was ich als Ideal im Hinterkopf behalten sollte; an PJ Mark, der so geduldig und verlässlich war, dass ich vor langer Zeit meine Angst vergessen habe, von ihm verurteilt zu werden; an David Remnick für seine Großzügigkeit und vertrauensvolle Art in den letzten zehn Jahren; und an Willing Davidson, dessen Perspektive so sehr mit meiner Vorstellung von gutem Schreiben verbunden ist, dass ich mir gar nicht so richtig vorstellen kann, dass mein Schreiben überhaupt existiert, bevor er es gelesen hat.

Rachael Bedard, Anna Goldman, Alice Gregory und Tanya Luhrmann danke ich dafür, die Kapitel so genau gelesen zu haben, dass sie wesentlich früher als ich erfasst haben, was ich auszudrücken versuchte. Außerdem bin ich dankbar für das unglaubliche Feedback und die Einblicke (zum Manuskript und darüber hinaus) von Yelena Akhtiorskaya, Kate Axelrod, Carla Blumenkranz, Gareth Cook, Emily Cooke, Chloe Cooper-Jones, Jiayang Fan, Sarah Goldstein, Brian Goldstone, zakia henderson-brown, Amy Herzog, Patrick Radden Keefe, Gideon Lewis-Kraus, Rose Lichter-Marck, George Makari und die Cornell's Arbeitsgruppe für Psychiatrie, Psychoanalyse und Gesellschaft, Cleuci de Oliveria (die die kluge Idee hatte, über Naomi zu schreiben), Ed Park, Kate Rodemann, Christine Smallwood und – ein Geschenk des Erwachsenseins – meiner Schwestern Sari, Stephanie und Lizzie (und Alex Kane). Meine Gespräche mit Nev Jones vor über zehn Jahren gaben den Anstoß für viele der in diesem Buch untersuchten Fragen.

An New America, das mir geholfen hat, mit diesem Buch zu beginnen, und an die Whiting Foundation, die mir geholfen hat, es fertigzustellen. David Kortava, Teresa Matthews und Alejandra Dechet waren die idealen Gefährt:innen beim Überprüfen der Fakten; Vidya Mohan und Tyler Richard halfen bei der Übersetzung von Bapus Briefen und gaben der sozialen Welt, in der sie sich bewegte, eine neue Bedeutung. Bei FSG gilt mein Dank unter anderem Tara Sharma und ihrem geheimen Talent für Untertitel sowie Carrie Hsieh und Brian Gittis. Eugene Lancaric hat mir seine leere Wohnung zur Verfügung gestellt – das erste Mal, dass ich ein eigenes »Büro« hatte.

An Alex für die Inspiration (selbst wenn ich daran scheitere), den Mut für neue Erfahrungen aufzubringen, einschließlich dieses Buch zu schreiben. Die Arbeit daran hat mir eine neue Art von Respekt für meine Mutter, meinen Vater, Linda und David verliehen, weil sie so vieles ermöglicht haben. Ich hoffe, dass unsere Kinder Rafael und Sonia eines Tages das Gleiche sagen können.